LUZIFER
VERLAG

DOMINIK FISCHER

VERLUST

KRIMINALROMAN

LUZIFER
VERLAG

Deutsche Erstausgabe

www.luzifer-verlag.de

Umschlaggestaltung: Michael Schubert | Luzifer-Verlag

ISBN: 978-3-95835-758-7

Dieses Buch wurde nach Dudenempfehlung (Stand 2023) lektoriert.

Bibliografische Information der Deutschen Nationalbibliothek:
Die Deutsche Nationalbibliothek verzeichnet diese Publikation
in der Deutschen Nationalbibliografie; detaillierte bibliografische Daten
sind im Internet über *http://dnb.d-nb.de* abrufbar.

PROLOG

Das Leben zieht an dir vorbei. Schnell. Ohne anzuhalten. Es schaut nicht zu dir zurück. Es wartet auch nicht auf dich, nur, weil du dir gerade mal die Schuhe zubinden musstest oder weil du zu faul warst, an dem einen, alles entscheidenden Morgen aufzustehen. Eine zweite Chance gibt es nicht. Es gibt nie eine zweite Chance. Das Leben ist unsere einzige Chance, die wir haben. Es ist unsere einzige Chance, etwas richtig zu machen. Das Leben ist endlich. Verlieren wir es, ist alles vorbei. Endgültig. Unwiderruflich. Für einen selbst gibt es kein Happy End. Es gibt nur das abrupte Ende.

Egal, was uns eingetrichtert wird. Egal, was man uns weiszumachen versucht. Wir sind eine Nichtigkeit unter vielen. Der eine mehr, der andere weniger. Und doch liegt es an uns, etwas zu verändern. Wir entscheiden uns, wie wir den Weg hin zu unserem eigenen Tod gestalten. Wir entscheiden, was wir hinterlassen. Wir handeln. Nichts und niemand kann uns zu etwas zwingen. Es gibt immer eine Wahl. Doch es wäre illusorisch zu glauben, dies sei einfach. Es wird nie einfach sein. Nur selten ist es eine Entscheidung zwischen richtig oder falsch. Das Leben ist komplexer als das. Wir müssen mit den Konsequenzen unseres Handelns leben. Und manchmal ist es genau dieses Leben, gegen das wir uns entscheiden müssen, um zu beschützen, was uns lieb und wichtig ist. Dessen war ich mir bewusst.

TEIL 1

Wird ein Mensch vermisst,
von dem niemand weiß, dass es ihn gab?

LAUF WEITER

Kirkenes, Norwegen. 06. Januar, 20:45 Uhr

Der Lichtschein der Stirnlampe, die ich trug, leuchtete den Weg vor mir ausreichend – nicht sonderlich gut – aber ausreichend aus. Zumindest konnte ich den Boden gut genug sehen. Konnte auf die vielen Unebenheiten reagieren. Mal mit kurzen, mal mit langen Schritten. Mal sprang ich gar über die ein oder andere Pfütze hinüber, wenn sie mir zu tief erschien.

Das klappte jedoch nicht immer. *Mist! Schon wieder.*

Meine Lungen füllten sich mit Luft. Fühlten sich an, als würden sie zerreißen. Mit jedem Atemzug. Das Atmen fiel mir schwer. Ich keuchte. Meine Stirn, überzogen von kleinen, winzigen Schweißperlen, glühte, als würde ich Fieber haben. Hatte ich aber nicht. Konzentriert setzte ich einen Fuß vor den anderen. Das Wasser, das den Boden bedeckte, schien einem jeden meiner Schritte ausweichen zu wollen. Die einzelnen Wassertropfen sprangen hoch, als wären es kleine Fische auf der Flucht vor einem erbarmungslosen Jäger. Hefteten sich samt unzähliger, feiner Schlammpartikel an meine Schuhe, meine Waden, meine Oberschenkel und letztendlich auch an meinen Hintern. Der Moment, an dem der anhaltende Nieselregen meine Klamotten vollkommen durchnässt hatte, lag nun schon einige Zeit zurück. Ein jede Stelle meines Körpers hatte dieses kühle Nass bereits erreicht. Kein Zentimeter meiner Haut schien verschont geblieben zu sein. Dem Gefühl nach waren meine Lippen blaugefroren. Sehen konnte ich es natürlich nicht. Aber spüren. Mir war kalt. Sehr kalt. Doch störte ich mich nicht daran. Nicht wirklich. Hoffte insgeheim, dadurch sogar schneller abkühlen zu können. Nicht äußerlich. Nicht physisch. Sondern innerlich. Hoffte, meine Gedanken zähmen zu können. Ich war wütend. Hatte mich dermaßen über Thor, meinen Mann, geärgert. Über einen unkritischen Kommentar. Eigentlich. Er hatte mir wieder einmal dazwischengeredet. Unsere Tochter, Alva, in Schutz genommen, die zum wiederholten Male, ohne Hausaufgaben gemacht zu haben, in die Schule gegangen war. Nicht, weil sie es nicht besser wusste. Nein. Sie war klug. Sehr klug. Klüger als ich jedenfalls. Aber sie spielte ein Spiel. Es war eine Art Machtdemonstration. Sie versuchte ihre Grenzen auszuloten. Verstand es zudem, Thor und mich gegeneinander auszuspielen, wie Kinder es nun mal machten, um sich kleine Vorteile zu ergaunern. Wie gesagt, eigentlich war der Grund meiner Wut nicht der Rede wert. Eigentlich. Hätte ein jeder sich unter Kontrolle, würde es keine Morde geben.

Aber immerhin habe ich ihn nicht ermordet.

Kann der auch nicht einfach mal seine Klappe halten? Der kennt mich und dennoch … Mist.

Ich schaute auf die Uhr an meinem Handgelenk. Eine Smart-Watch, die er mir vor ein paar Wochen zum Geburtstag geschenkt hatte. Es war mein 34. Geburtstag gewesen. Puls 136. Gut. Aber nicht gut genug. Da geht noch was. Lauf weiter.

Ich hatte es fast geschafft. Ich atmete tief durch. Schritt langsam über den Kies unserer Einfahrt. Ich war wieder zu Hause.

DIE DREI BAHNHÖFE

Moskau, Russland. 07. Januar, 16:10 Uhr

Menschen verschwanden.

Manchmal wurde es bemerkt und ein Großaufgebot an Polizisten oder auch freiwilligen Helfern tauchte auf. Allesamt wollten sie helfen. Wollten den Menschen finden, der schmerzlichst vermisst wurde. Doch es gab auch Menschen, leider viel zu oft, deren Verschwinden keine Sau interessierte. Keiner bemerkte es. Keiner suchte nach ihnen. Keiner war da, um sie zu vermissen.

Moskaus Winter waren kalt. Die Nächte lang. Nichts Außergewöhnliches für die russische Hauptstadt. Die Menschen waren Kälte gewohnt. Ein jeder versuchte, sich darauf einzustellen. Jeder so, wie er es konnte. Entsprechend seiner Möglichkeiten. Der eine mehr, der andere weniger. Nicht selten zu wenig. Und es waren viele. Viele, die der Kälte zu wenig entgegenzusetzen hatten. Viele Menschen, die sich Nacht für Nacht auf die Suche nach einem Schlafplatz machen mussten. Nicht freiwillig, sondern in der Hoffnung, der Kälte entfliehen zu können. Um dem Tod entfliehen zu können.

Jedes Jahr starben allein in Russland Abertausende von ihnen. Die, die zu schwach waren, um den Wettlauf mit dem Tod gewinnen zu können. In manchen Jahren überstieg die Zahl der Todesopfer die Marke von zehntausend.

Deutlich.

Dabei ging der Erfrierungstod stets heimtückisch vor. Manche seiner Opfer holte er im Schlaf. Eigentlich gut für sie. Sie hatten Glück. Zumindest im Vergleich zu denen, die der Tod bei vollem Bewusstsein traf. Diese armen Schweine überfiel er ohne Vorwarnung. Spielte mit ihnen. Er war barbarisch. Brachte seine Opfer in den letzten Sekunden ihres Lebens dazu, höhnisch lachend, sich sämtliche Kleider vom Leib zu reißen. Ein bizarrer Anblick, bei Temperaturen von weit unter 0 Grad. Doch nicht minder plausibel. Ein jedes seiner Opfer versuchte schlicht und ergreifend den Schmerzen zu entkommen, die sie überkamen. Allesamt hatten sie das Gefühl, als würden sie verbrennen. Von innen heraus. Doch in Wirklichkeit war es nur ein letztes Aufbäumen ihres Körpers. Es waren fatale Gefühlsstörungen. Gefühlsstörungen, die es dem Tod in letzter Konsequenz noch einfacher machten.

So schlug die Kälte zu. Jahr für Jahr.

Niemand fragte, wenn im Winter Menschen von Moskaus Straßen verschwanden. Von den meisten hatte zuvor eh niemand Kenntnis genommen.

Die Drei Bahnhöfe, das Ensemble bestehend aus Jaroslawer, Kasaner und Leningrader Bahnhof, trugen den immer noch ungebrochenen Stolz der Nation zur Schau. Es handelte sich hierbei um Prestigebauten. Statements, die in Form unzähliger, architektonischer Raffinessen, laut in die Welt geschrien wurden. Das Viertel, in das sie sich dieser Tage einfügen mussten, war beliebt unter Moskaus Elite. Mit seinen edlen Restaurants, Einkaufszentren und äußerst luxuriös anmutenden Hotels. Unweit des historischen Stadtkerns. Oft waren es aber nur Äußerlichkeiten. Fassaden. Dahinter sah die Welt anders aus. Doch nur selten schaute jemand hinter die Kulissen. Kaum einer wollte sich seiner Illusionen berauben lassen.

Vor der Fußball-Weltmeisterschaft, die 2018 in Moskau und den umliegenden Stadien ausgetragen worden war, hatte die Regierung sogar einst eine rigorose Säuberung der Straßen vornehmen lassen. Nicht, weil sich Müllberge auf diesen auftürmten. Nein. Dies wäre gar vorbildlich gewesen. So war es aber nicht. Die Regierung entledigte sich der Menschen, die nicht in das Bild des aufstrebenden Russlands passen wollten. Die Menschen, vor deren Elend man nur zu gerne die Augen verschloss.

Bereits damals galt der Platz zwischen den Drei Bahnhöfen, als Anlaufstelle für diejenigen, die das System vergessen hatte. Obdachlose. Menschen ohne Heimat. Menschen, deren Schicksale unterschiedlicher nicht sein konnten. Frauen, die vor den Vergewaltigungen ihrer Männer geflohen waren. Jugendliche, die die Schläge ihrer Eltern nicht mehr aushalten konnten. Drogensüchtige. Menschen, die bei Unfällen ihre gesamte Familie verloren hatten. Banker, die zu hoch spekuliert und schließlich alles verloren hatten. Wie gesagt, unterschiedlichste Schicksale. Doch einte diese Menschen die Tatsache, dass niemand mehr etwas mit ihnen zu tun haben wollte. Niemand. Sie störten, wie eine Rattenplage. Vielleicht sogar noch mehr. Sie mussten weg. Mit Bussen hatte man sie abtransportiert. Die Menschen, die nicht ins Bild der Regierung haben passen wollen.

Wohin?

Das wusste kaum einer. Viele waren seither verschwunden. Waren nicht wieder zurückgekehrt. Nach der Austragung der WM war es noch einige Zeit ruhig um den einst so beliebten Ort rund um die Drei Bahnhöfe. Es dauerte. Jahre. Doch waren schließlich einige von ihnen zurückgekehrt.

So auch Polina.

Es dämmerte bereits. Die Laternen hüllten die Straßen der Stadt in ihr diffuses, gelbliches Licht. Die Luft war kalt. Minus 12 Grad. Der Himmel war bedeckt und es war stickig. Der Smog hatte die Stadt fest in seinem Griff.

Irgendwann ersticken wir hier noch alle. Ach ja. So wird es enden. Mit einem jeden von uns. Und dann ist es mir auch egal.

Polina, auch sie lebte seit geraumer Zeit auf den Straßen Moskaus, hüllte sich in ihren langen, dick gefütterten Mantel. Er war löchrig. Dennoch bot er ihr Schutz vor der Kälte. Zumindest, solange der Wind nicht aufpeitschte und solange der Schnee sie verschonte. Schlimmer noch war Schneeregen. Perfide hatte er Polina bereits mehrere Male überrascht. Sich durch ihren Mantel gezwängt und auf ihre Haut gelegt. Für Tage.

Über ihre grauen, langen Haare, die sie mit einem alten Gummiband aus dem Supermarkt zu bändigen versuchte, trug sie eine Wollmütze. Im Vergleich zu ihrem Mantel zierten diese nur wenige Löcher. Ein flüchtiger Blick hätte nicht vermuten lassen, dass dies alles war, was Polina besaß. Ihr Begleiter, einer der schätzungsweise 35.000 Straßenhunde der Stadt, stark abgemagert und verwahrlost, schmiegte sich fest an ihr linkes Bein. Er humpelte. Ging in geduckter Haltung neben Polina her. Wisch nicht von ihrer Seite. Er wirkte verängstigt, was auch seine weit nach hinten gelegten Ohren zeigten.

»Na mein Lieber. Alles gut. Nur ruhig. Vertrau mir.«

Mit ihrer Hand streichelte sie über seinen Kopf. Kraulte seine Ohren. In Teilen war sein Fell bereits stark verfilzt. »Wir werden nicht länger bleiben als notwendig. Versprochen. Aber jetzt habe ich Hunger. Und ich glaube, dir würde es auch guttun, mal wieder etwas Fleisch zwischen die Zähne zu bekommen.«

Der Hund sah sie bei dem Wort Fleisch an, als würde er sie verstehen. Zaghaft wedelte er mit dem Schwanz.

Langsam kamen die beiden ihrem Ziel näher: der langen Tischreihe, an der dampfende Fleischsuppe, aus großen Töpfen, in Plastikschalen umgefüllt wurde.

»Komm mit. Wir sind die Nächsten«, flüsterte Polina ihrem Hund zu.

Vor ihnen wartete noch ein Mann auf den warmen Gaumenschmaus. Wie Polina, war er deutlich älter als die meisten anderen, die hinter ihr in der Schlange warteten. Mit schlürfenden Schritten ging Polina vorwärts.

Dann war es geschafft. Endlich. Polina griff eine der bereitstehenden Schalen. Nahm sie an sich. Das weiße Plastik war dünn und sie musste aufpassen es nicht gleich zu zerbrechen. Es fiel ihr schwer, hatte sie doch kaum noch Gefühl in ihren Fingern, die von Kälte und Gicht gezeichnet waren.

Der junge Mann, der auf der anderen Seite der Tische stand, lächelte sie an. »Hey«, begrüßte er sie. »Schön, dich wiederzusehen. Ich hatte befürchtet, es wäre etwas passiert. Warst du die letzten Tage unterwegs?«

»Ja.«

»Wie geht es dir?«

»Gut.« Polina schaute zu Boden. Wich seinem Blick bewusst aus.

»Möchtest du etwas mehr als die übliche Portion? Hast du viel Hunger?«

»Ja.«

»Wo ist dein Freund?«, fragte er, während er die Metallkelle ein weiteres Mal in den großen Topf eintauchen ließ. »Ihr seid doch normalerweise gemeinsam unterwegs.«

»Der kommt nicht mehr«, antwortete Polina schroff.

»Wo ist er hin?«

»Keine Ahnung.« Sie wollte nicht darüber reden. Nicht mit ihm und auch nicht mit einem anderen. Mit niemandem.

»Oh. Verstehe«, entgegnete er. »Wenn du etwas brauchst, dann lass es mich wissen.«

»Danke.« Polina drehte sich um. »Hey. Lass uns gehen«, rief sie ihrem Hund zu, der seine Nase noch immer den Töpfen mit der Fleischsuppe entgegenstreckte und nur zu gerne mit einem großen Satz auf den Tisch gesprungen wäre, um dieser näherzukommen. Polina bemerkte dies. Wurde energischer und senkte ihre Stimme. »Los. Komm her. Mach schon.«

Dann riss ihr Hund sich los. Lief ihr hinterher. Gemeinsam verschwanden die beiden in einer dunklen Ecke zwischen zwei Lastwagen, die auf dem Platz abgestellt worden waren. Polina setzte sich auf eine der Trittstufen der Fahrerkabine.

»Guter Junge. Wir bleiben zusammen. Okay?« Mit ihren Fingern fischte sie ein wenig Fleisch aus der Suppe.

Ihr vierbeiniger Freund jaulte freudig auf und gab ein kurzes Bellen von sich. Konnte es kaum abwarten. Mit der flachen Hand streckte sie ihm seine Ration entgegen.

»Teil es dir gut ein. Viel mehr wird es für dich heute nicht geben.«

Es war wenig. Aber davon, es sich einzuteilen, hielt er nichts. Dennoch. Er dankte es ihr. Kaute genüsslich auf den Stücken in seinem Maul herum und schleckte anschließend auch noch den letzten Rest der Soße von ihrer Hand.

»Los komm. Wir gehen«, sagte sie, nachdem von dem Essen nichts mehr übriggeblieben war. Ihr Hund hatte selbst die Plastikschale ausgeleckt. Auch er schien zufrieden zu sein. Polina griff die Schale und stand auf. Sie lächelte. Es war das erste Mal, dass sie wieder lächelte, seitdem es passiert war.

POLINAS ERINNERUNGEN

02. Januar, 23:54 Uhr

Es war kalt und deutlich später geworden, hatten Ole, sie und ihr Hund doch warten müssen, bis das Bahnhofsgebäude leer war. Die Zeit bis zum nächsten Morgen, die Zeit in der die Ein- und Ausgänge für den Publikumsverkehr geschlossen bleiben sollten, war kurz. Doch nirgends anders hätten sie einen solch erholsamen Schlaf finden können, wie hier. Wie üblich hatten sie für die Übernachtung zahlen müssen. Je nach Lust und Laune der Typen, die hier drinnen für Ordnung sorgen sollten. Normalerweise waren es 100 Rubel. 100 Rubel pro Nacht. 100 Rubel pro Person. Selbst der Hund wurde von dieser Regel nicht ausgenommen. Manchmal, und dies kam zuletzt immer häufiger vor, verlangten die Sicherheitsbeamten 300 Rubel. 300 Rubel von Ole. Noch einmal 300 Rubel von Polina und noch einmal 300 Rubel für den Hund. Seither waren sie immer seltener hierhergekommen. Konnten sie es sich schlicht nicht leisten.

»Hey du«, raunzte Polina ihren Freund Ole an. »Das war mein Platz.« Ernst meinte sie es nicht, war der Mann, den sie, ohne seinen richtigen Namen zu kennen Ole nannte, ihr über die vergangenen Monate sehr ans Herz gewachsen. Das Lächeln, das über ihre spröden, von der kalten Luft aufgeplatzten Lippen huschte, verriet dies. Deutlich sogar.

Ob auch Ole es in jenem Moment richtig verstanden hatte, konnte sie nicht erkennen. Vermutlich hatte er es jedoch immer noch nicht drauf, ihren kecken Blick richtig zu deuten. Wie so oft gab er einfach klein bei.

»Gut, gut. Ich geh ja schon.« Eine Diskussion über den Schlafplatz wollte er zu dieser späten Stunde nicht mehr führen. Ob aus Spaß oder nicht. Er war müde und erschöpft.

»Du weißt doch, dass mir immer kalt ist«, bat sie ihn um Verständnis. »Darum möchte ich neben der Wand liegen.« Ihre Stimme klang besänftigend, sorgte sie sich in diesen Sekunden, er könnte sie falsch verstanden haben.

»Ich weiß.« Dann stützte er sich ab und stand auf.

Der Platz, den er mit Kartons ausgelegt hatte, war für die beiden groß genug. Und ihm war es egal, ob er an der Wand schlafen würde oder nicht.

Polina setzte sich. Lehnte sich mit dem Rücken an die Wand und streichelte ihren Hund, der es sich binnen eines einzigen Wimpernschlags, direkt neben ihr gemütlich gemacht hatte. Er spendete Wärme. Das Kostbarste, was Polina besaß.

Zufrieden schaute sie hinauf zu Ole. Sie lächelte. Es war kein Lächeln, das nach den Maßstäben der Werbung, die ihren Schlafplatz umgab, als schön empfunden worden wäre. Faule Zähne. Wenn überhaupt. Dazu ein Atem, der dem Geruch einer Kloake glich. Doch war es ein Lächeln voller Herzlichkeit. Sie liebte Ole, was sie aber nicht zu sagen wagte.

Sie warf ihre langen, grauen Haare zurück. Gleichzeitig zeigte sie mit einer beiläufigen Bewegung ihrer Hand, dass Ole sich doch endlich wieder zu ihr gesellen sollte.

»Dass wir heute Nacht hier sein können, haben wir uns verdient.« Ole setzte sich neben sie. Seinen Mantel legte er über ihrer beiden Beine.

»Ja. So wird es wohl sein. Aber lange reicht das Geld nicht mehr.« Polina schaute ihn an. Gerne würde sie daran glauben, noch einen Wert, einen Platz in der Gesellschaft zu haben. Doch war der Glaube daran nicht mehr als der Rest einer einsam vor sich hinlodernden Flamme, deren Docht drohte alsbald im flüssigen Wachs zu ersticken. Sie seufzte. »Das Wetter da draußen bringt uns die nächsten Nächte noch um. Und dann werden wir auf einer Müllhalde entsorgt und der nächste nimmt unseren Platz ein. So ist es doch.«

Ole atmete genervt aus. »Rede doch nicht so einen Stuss.« Dann legte er seinen Arm um sie und zog sie näher an sich ran. »Wir werden uns etwas einfallen lassen. Ich habe da auch schon eine Idee.« Seine Augen funkelten, wie die eines kleinen Jungen.

»Echt?«, fragte Polina. Sie klang überrascht. »Was denn für eine Idee?« Plötzlich schien die kleine Flamme in ihrem Inneren wieder an Energie zu schöpfen. Ihre Augen, das Funkeln in diesen, verriet es. Deutlich sogar.

»Erinnerst du dich noch an die Baustelle hinter dem Einkaufszentrum, vor dem wir letzte Woche saßen?«

»Ja. Daran erinnere ich mich.«

»Gefiel es dir dort?«

»Ähm. Was meinst du? Jetzt mach es mal nicht so spannend. Ich bin müde.«

»Schon gut. Ich erzähle es dir.«

»Ich bitte darum.« Sie lachte.

»Die sind gerade dabei, dort ein neues Hotel aufzubauen.«

»Das habe ich gesehen. Und weiter?«

»Ich war vor ein paar Tagen noch einmal auf der Baustelle. Habe mir das alles aus der Nähe angesehen.«

»Hast du vor uns dort ein Zimmer zu mieten, sobald das Hotel fertig ist?«, fragte Polina mit einem schelmischen Grinsen auf den Lippen.

Auch Ole grinste, was die vielen Lücken zwischen seinen Zähnen offenbarte. Sein Lächeln glich in diesem Punkt dem seiner Freundin. »Ich denke, dass wir es uns in einem der Container, die sie dort aufgebaut haben, gemütlich machen können. Jetzt im Winter wird auf der Baustelle nicht mehr viel passieren und wir kämen …«

»Das klingt gut.« Polina lachte. Herzlich. »Es wäre schön, mal wieder zu wissen, wo man abends bleiben soll. Einen wirklichen Platz, ein zu Hause zu haben.«

Polina lehnte ihren Kopf an Oles Schulter. Ole streichelte ihr Gesicht. Beide waren müde. Schnell schliefen sie ein. Sitzend. Arm in Arm.

Es war mitten in der Nacht. Ein schwarzer Wagen fuhr am seitlich gelegenen Eingang des Bahnhofsgebäudes vor. Es war einer dieser schweren Geländewagen. Eine G-Klasse mit bollerndem V8-Motor. AMG-Ausführung. Spätestens seit Veröffentlichung des stümperhaften Abschlussvideos des 2016er FSB-Jahrgangs, war weltweit bekannt, welch Beliebtheit dieses Gefährt in den Riegen der russischen Geheimdienstler hatte.

Drei Männer stiegen aus. Schauten sich um. Schwiegen. Rauchwolken stiegen mit jedem ihrer Atemzüge gen Himmel empor. Einer von ihnen lehnte sich an den Wagen. Er war der Fahrer. Die anderen beiden schauten sich an. Kurz. Nickten einander zu. Dann gingen sie geradewegs auf das vor ihnen liegende Gebäude zu. Die Tür, die sie nutzten, um ins Innere zu gelangen, war nicht verschlossen. Sie wussten es.

Ihre Schuhe, es waren Turnschuhe, die ebenso dunkel waren, wie die Kleidung und die Sturmhauben, die sie trugen, quietschten auf dem glatten Boden der weitläufigen Bahnhofshalle. Dennoch schien niemand ihre Anwesenheit bemerkt zu haben. Vielleicht, weil sich niemand in ihrer Nähe befand. Vielleicht aber auch, weil es niemand bemerken wollte.

Zielsicher, die Männer wussten genau, wo sie suchen mussten, gingen sie durch die opulente Halle des Gebäudes, das, konzipiert von Alexei Schtchussew, zu einem Denkmal der frühsowjetischen Architektur gehörte. Das zarte Grün der Wände und die ebenso zart gelblich strahlenden Bögen, die dessen Dachkonstruktion stützten, zeugten von Eleganz. Von Eleganz längst vergangener Tage. Ebenso die schweren Kronleuchter, die sich in zwei Reihen über die gesamte Länge der Halle verteilten. Doch war es eine Eleganz, die keinen der Männer interessierte.

»Da drüben sind die beiden«, sagte einer von ihnen. Er schien bedacht darauf, nicht unnötig laut zu reden. »Ich will, dass es schnell geht. Also. Ich kümmere mich um die Frau. Du schnappst dir ihren Macker.«

»In Ordnung«, stimmte der andere zu. Er schien zu zögern. Innerlich. War deutlich jünger als sein Kumpan, der die Befehle gab.

Wie in einer einstudierten Choreografie griffen die beiden zeitgleich in ihre Jackentaschen. Sie trugen Handschuhe. Solche, wie sie in Krankenhäusern, oder aber auch bei Sanitätern üblich waren. Als ihre Hände wieder zum Vorschein kamen, hielten sie dicke Stofftücher in ebendiesen. Noch bevor sie aus ihrem Wagen ausgestiegen waren, hatten sie die Tücher in eine klare, leicht süßlich duftende Flüssigkeit getränkt. Хлороформ, klassische K.o.-Tropfen, wie das kleine Fläschen verriet, das anschließend wieder im Handschuhfach verstaut worden war.

Dann ging alles schnell. Der jüngere, im gleichen Maße unsicher wirkende Mann, stürzte sich auf Ole. Ließ sich mit seinem gesamten Gewicht auf dessen Körper fallen. Presste im selben Moment feste das Tuch in dessen Gesicht. Brutal. Ohne auch nur irgendwie Rücksicht zu nehmen.

Ole schrie auf. Kurz. Für den Bruchteil einer Sekunde. Seine Gliedmaßen erschlafften und sein Kopf fiel zur Seite. Bewusstlos. Regungslos.

Aufgeschreckt von dem Lärm schoss Polinas Hund in die Höhe. Bellte. Fletschte die Zähne. Sein Atem, wie der seiner beiden Begleiter, verströmte den Duft vergammelnden Zahnfleischs. Gespickt mit dem Duft seiner letzten Mahlzeit, die er zwischen den Mülltonnen einer nahegelegenen Restaurantkette entdeckt hatte: Thunfischpizza.

»Scheiße«, fluchte der andere, als er gerade versuchte, sich Polina zu schnappen. Er wich einen Schritt zurück. »Was macht dieser verfickte Köter hier?«

Er hatte den Hund zuvor nicht bemerkt. Auch hatte vorab niemand von diesem berichtet. Während er nervös unter seine Jacke packte, ergriff der Hund seine Chance. Setzte mit zitternden Lefzen zum Sprung an. Schützend zog der Mann seinen Arm nach oben. Vor sein Gesicht. Der Hund verbiss sich in diesen. Rang sein überraschtes Opfer zu Boden. Löste seinen Biss. Nicht, um von diesem abzulassen, sondern um es ein weiteres Mal zu versuchen. Abgesehen hatte er es auf die Kehle des Mannes. Immer wieder und wieder biss er zu.

»Lass ihn sofort los, du verdammtes Mistvieh«, brüllte der junge Kerl daneben und begann auf den Hund einzutreten. Die Tritte hallten laut durch die ungewohnt leere Halle des Bahnhofs. Ebenso das jämmerliche Heulen des Hundes, das die Wände entlang zu kriechen schien, als suchte es einen Ausgang. Einen Weg, um entkommen zu können.

All das hatte nur Sekunden gedauert. Polina riss ihre Augen auf. Atmete flach. Schnell. Panisch. Stand kurz davor, zu hyperventilieren.

»W … w … was wollt ihr?«, schrie sie den maskierten Männern entgegen.

Sie sah ihren Hund. Den Mann am Boden. Und den anderen, der ihren Hund packte und zu sich riss. Dann sah sie Ole. Ihren Freund. Regungslos. Auf dem Boden. Auf dem abgewetzten Stück Pappe, das ihm Schutz vor der Kälte hatte spenden sollen.

»Was … was habt ihr mit ihm gemacht?«

Sie dachte, er sei tot. Innerlich kochte ihre Wut. Dann explodierte sie. Schlagartig. Sie stürmte auf den Mann zu. Auf den, der vor ihr stand. Auf den, der gerade versuchte, ihrem Hund das Fell von den Knochen zu reißen. Wie eine von Dämonen besessene Furie sprang sie ihn an. Riss ihren Mund auf. Rammte ihm ihre Zähne in den Hals.

Der Mann schrie. Auch damit hatte niemand gerechnet.

Polinas Lippen. Rot. Vom Blut des Angreifers überzogen. Es schmeckte bitter. Metallisch. Wie in Trance warf sie ihren Kopf in den Nacken. Mit diesem riss sie ein Stück Fleisch aus dem Hals des Mannes. Sie ließ von ihm ab. Spuckte das blutige Stück Fleisch auf den Boden. Angewidert. Voller ekel. Dann drehte sie sich um. Rannte. So schnell sie konnte. Einfach nur weg.

Der noch immer am Boden liegende Mann hatte Glück. Der Hund hatte von ihm abgelassen. Folgte Polina.

»Fuck, fuck, fuck.« Vorsichtig richtete er sich wieder auf. Er war kaum verletzt. Die Jacke, die er trug, hatte die Bisse des Hundes größtenteils abgefangen. Seinem Kumpan hingegen, war es deutlich schlechter ergangen. Vor Schmerzen jammernd, gar schreiend, wie ein kleines Kind, lief dieser orientierungslos durch die leere Bahnhofshalle. Presste seine flache Hand auf das Loch, das an seinem Hals klaffte. Blut quoll an den Rändern der Wunde hervor. Deutlich zu sehen die Abdrücke der Zähne, durch welche diese verursacht worden war. Eindeutig die Bissspuren eines Menschen.

EIN TREFFEN UNTER FREUNDEN

Moskau, Russland. 12. Januar, 18:32 Uhr

Dimitrij saß auf einem der Barhocker, die entlang der Theke aufgereiht waren. Seinen schweren Mantel hatte er neben sich abgelegt. Über dem Hemd trug er einen Pullunder. Dazu einen dünnen Schal, der seinen Hals bedeckte. Diesen legte er, trotz der wohligen Temperaturen, die im Raum herrschten, nicht ab.

Er wartete. Hatte sich bereits einen ersten Wodka gegönnt.

An der ihm gegenüberliegenden Wand, direkt hinter der Theke, stand ein Regal. Dunkles Holz. Teils mit verglasten Fronten und Messingbeschlägen. Dort wurden die Spirituosen des Lokals aufbewahrt. Waren nach Inhalt und Preis sortiert. Griffbereit stets das billige Zeug. Die einzelnen Fächer des Regals waren beleuchtet, was die Flaschen, ungeachtet ihres Inhalts, gekonnt in Szene setzte. Allesamt warteten sie darauf, getrunken zu werden. Dimitrij grinste bei dem Gedanken daran. Dann schaute er auf die Uhr an seinem Handgelenk. Ein Geschenk seiner Eltern. Er hatte die Uhr mit bestandener Abschlussprüfung erhalten, die bereits einige Jahre zurücklag. Seine Eltern waren noch immer stolz auf ihn. Auch er war es. Irgendwie. Doch begann er daran zu zweifeln. Manchmal brach das Unheil über ihn herüber, während er versuchte einzuschlafen. Manchmal. Noch schaffte er es ein jedes Mal, diese Zweifel tief in seiner Seele zu begraben. Doch waren sie damit nicht aus der Welt geräumt. Sie warteten lediglich auf den einen, auf den richtigen Moment. Wie ein Wolf. Lagen auf der Lauer. Würden irgendwann über ihn herfallen. Dann, wenn er es nicht mehr erwartete.

21:32 Uhr? Wo bleibt Sascha nur?

Er drehte sich um. Ließ seinen Blick durch den gut gefüllten Raum, mit all seinen Tischen wandern. Sie wirkten antiquiert, was aber den eigentlichen Charme des ansonsten kühl eingerichteten und recht dunklen Lokals ausmachte. Um Dimitrij herum wurde ausgiebig gelacht, gefeiert und getrunken.

»Ts.« Dimitrij schüttelte den Kopf. Verdrehte die Augen und wandte sich wieder seinem Glas zu. Er wurde nachdenklich. *Frei von Sorgen. Frei von Kummer. Frei von irgendeiner Schuld. Wieso? Wieso musste ich … ach, scheiß drauf. Es ist, wie es ist. Und es ist richtig so.*

Er hob sein Glas. Nahm einen Schluck. Dann noch einen. Der Wodka, den er trank, schmeckte scharf. Wie Medizin. Dimitrij verzog das Gesicht. Dann leerte er das Glas.

»Noch einen?«, fragte der Barkeeper, der vor ihm stand.

Dimitrij nickte. »Ja. Noch einen.«

»Den gleichen?«

»Nein.«

»Was bevorzugst du? Mal etwas Runderes ausprobieren?«

»Klingt gut. Ich mag einfach kein Gemüse.« Dimitrij grinste.

Der Barkeeper antwortete prompt: »Kommt sofort«, drehte sich um und griff ins Regal.

Dimitrij beobachtete, was vor ihm geschah. *Das sieht doch um einiges besser aus*, dachte er beim Anblick der Flasche, die ihm der Typ entgegenstreckte, damit er das Label besser sehen konnte. Dimitrij nickte. »Gut. Den probiere ich.«

Der Barkeeper öffnete den Schraubverschluss. Wenig später füllte sich das auf der Theke stehende Glas.

»Lass mich wissen, wenn du noch etwas brauchst.«

»Lass die Flasche direkt da. Und bring noch ein zweites Glas.«

»In Ordnung.«

»Danke.«

Dimitrij ließ den ersten Tropfen des Wodkas seine Zunge bedecken, als würde er einen guten Whiskey probieren. *Definitiv besser.* Wieder verzog er seine Mundwinkel. Er starrte geradeaus. Dann leerte er das Glas. Betrachtete die Lichtspiegelung. Drehte dabei das Glas in seiner Hand von einer Seite zur anderen.

Verdammt. Es geht einfach nicht. Was ist das nur für ein Mist?, fragte er sich. *Ist es vielleicht …* Er führte seinen Gedanken nicht zu Ende.

Zuckte zusammen.

»Hey Alter.«

Es war Sascha. Dimitrij erkannte seine Stimme. Dieser klopfte ihm sogleich kräftig auf die Schulter.

Dimitrij drehte sich um. »Hey. Schön, dass du es geschafft hast.« Er lächelte.

»Klar doch.« Auch Sascha war die Freude über das Treffen deutlich anzusehen. »Wenn mein bester Freund ruft, bin ich da. Das war immer so und wird auch immer so bleiben.«

Daraufhin erhoben beide ihre Hände und ballten sie sogleich zu einer Faust. Es folgte ein kumpelhafter Faustcheck, der die Begrüßung abschloss. Sie lachten. Fügten sich harmonisch in das von Leichtigkeit geschwängerte Bild ein, das sie umgab.

»Setz dich.« Dimitrij zeigte auf den leeren Hocker neben sich und schenkte seinem Freund etwas von dem Wodka in das bereitstehende Glas.

Sascha zögerte keine Sekunde. Setzte sich. »Wie sieht es bei dir aus?«

»Gut«, entgegnete Dimitrij. »Könnte wohl kaum besser sein. Und selbst?«

»Kennst mich doch, Alter. Schlechten Menschen geht es immer gut.«

Dimitrij hob sein Glas. *»Sa náschu drúschbu.«*

»Auf die Freundschaft.« Auch Sascha hob sein Glas und nickte Dimitrij grinsend zu. »Auf dass die Freundschaft all das überdauert.«

Dann tranken beide. Leerten die Gläser mit einem kräftigen Schluck und ließen sie anschließend mit Schwung auf die Theke zurückschnellen. Paff!

»Nicht schlecht. Du hast Geschmack.«

»Das will ich doch wohl auch meinen. Jedenfalls ist die Flasche noch fast voll und gehört uns.«

»Genau so habe ich mir den Abend vorgestellt.«

Beide lachten.

Zunächst waren es nur Belanglosigkeiten, welche sie austauschten. Hatten sie sich schließlich einige Zeit weder gesehen noch gesprochen. Doch mit jedem Glas wurden die Gespräche ernster. Tiefgründiger. Gewannen an Gewicht.

»Es ist echt lange her, Mann. Wir haben uns irgendwie voneinander entfernt. Scheiße. Das ist scheiße«, stellte Sascha lallend fest.

»Ja. Das ist es«, stimmte Dimitrij leise zu.

»Wie läuft denn der Job? Ist es ...?«

»Gut. Es ist gut.«

»Gut?«, hallte Saschas Stimme nach. »Sonst gibt es dazu nichts zu sagen?«

Dimitrij hob ermahnend den Zeigefinger. Legte ihn auf seine Lippen. »Du weißt doch ... müsste dich töten, wenn ich dir etwas davon erzählen würde.«

»Hey Alter. Du bist und bleibst total bedeppert.«

Dimitrij wusste nicht, was er darauf hätte erwidern sollen. Er schwieg. Stützte sich mit den Ellenbogen ab und vergrub sein Gesicht zwischen seinen Handflächen. Als er wieder aufblickte, fiel sein Blick auf die vor ihm stehende Flasche. Sie war leer. Auch Sascha konnte kaum noch geradeaus blicken. Ein zufriedenes Grinsen schoss Dimitrij ins Gesicht.

»Sollen ... also sollen ... Mann ... Alter ... sollen wir weiterziehen?«

»Wohin?«

»Keine Ahnung. Lass doch ... lass sehen, was wir finden.«

»Gut.«

Dimitrij zahlte. Dann verließen die beiden das Lokal. Traten auf Moskaus nächtliche Straßen. Diese waren weder voll noch waren sie gänzlich leer. Der Abend war noch jung. Lachend folgten die beiden dem Verlauf des Gehwegs. Ließen sich treiben. Alberten herum. Schubsten sich immer wieder hin und her. Dimitrij schien ausgeglichener als zuvor.

Dann blieb er stehen.

Es war sein Handy. Es klingelte.

»Hey Sascha. Warte mal eben. Da ...« Er holte tief Luft. Versuchte das Lallen in seiner Stimme zu unterdrücken. »Da muss ich drangehen, Alter. Ist wichtig.« Dimitrij nahm das Gespräch entgegen. »Ja?«

Er hörte zu, was der Anrufer zu sagen hatte.

»Okay. Ich bin dabei. Natürlich.«

Dann legte er auf und verstaute das Handy wieder in seiner Jackentasche.

»Was ist los, Mann?«, wollte Sascha wissen.

»Das war mein Boss ...«

Sascha schaute seinen Freund überrascht an. »Sag jetzt nicht ...«

»Doch. Ich muss ... hey Mann. Ich muss gehen.«

»Wie jetzt? Hast du sie noch alle?«

»Hab's total verpennt. Aber ich muss da noch etwas erledigen. Tut mir leid, Sascha. Aber ich muss.«

»Echt jetzt?«

»Ja.« Damit drehte er sich um. Ließ seinen Kumpel stehen. Kurz darauf verschwand Dimitrij in einer Seitenstraße.

Sascha sollte ihn nie wieder sehen.

RUNTER VON DER STRASSE

Moskau, Russland. 12. Januar, 19:05 Uhr

Polina saß in ihrem Container. Es war einer der Container, von denen Ole gesprochen hatte. Einer der Container, die er für sie beide hatte herrichten wollen, um die kalten Tage besser überstehen zu können. In dieser einen Nacht, die alles verändert hatte, hatte er ihr davon erzählt.

Sie weinte, als die Erinnerung an diesen Plan wieder in ihr Bewusstsein drang. Sie dachte darüber nach, was mit Ole passiert sein mochte. Fragte sich eines jeden Tages: *Warum Ole? Wo ist er?*

Eine Antwort hatte sie noch nicht finden können. Nicht einmal in den Zeitungen, die sie eigens auf der Suche danach aus den Mülleimern gefischt hatte. Keiner außer ihr schien Interesse an seinem Schicksal zu haben.

»Jetzt machen wir uns noch einmal auf die Suche nach ihm, mein Guter.« Sie kraulte ihren vierbeinigen Freund zwischen den Ohren.

Dieser hob seinen Kopf. Leckte ihre, von den löchrigen Handschuhen bedeckten Finger ab. Schaute zu ihr hinauf. Mit seinen treuen, tiefbraunen Augen. Polina lächelte. Dann trat sie vor das Tor. Sie lehnte sich mit der Schulter dagegen. Das Tor knarzte. Schrie kurz auf. Bewegte sich.

Blockierte.

Offensichtlich machte die Kälte nicht nur Polinas steifen Knochen zu schaffen, sondern auch dem rostigen Eisen des Containers. Polina nahm etwas Schwung. Stürzte sich mit ihrem gesamten Körpergewicht dagegen. Wieder und wieder. Lautes Hämmern.

Dann war es geschafft. Ein kurzes Knacken signalisierte ihr, dass sie die Blockade gelöst hatte. Unter lautstarkem Quietschen öffnete sie schließlich das Tor.

Kälte.

Sie zuckte zusammen. Der kalte Wind wehte ihr entgegen. Schmerzte auf der trockenen, rissigen Haut, die ihr Gesicht und ihre Lippen überzog, als wäre es nicht die ihre. Sie hielt kurz inne. Rieb sich mit einer Hand über den Bauch. Dieser krampfte seit gestern. Unaufhörlich. Was wohl nur daran lag, dass die Magensäure untätig hin und her schwappte. Die Essensausgabe zwischen den Drei Bahnhöfen war seit ein paar Tagen nicht mehr besetzt. Polina sehnte sich nach einem guten Essen. Doch war ihr das Geld nun endgültig ausgegangen.

»Komm, Großer. Wir werden uns beeilen.«

Ihr Hund freute sich. Schmiegte sich fest an ihr Bein, als er sie nach draußen begleitete.

Die Dunkelheit hatte ihren Schleier längst wieder über die Stadt gelegt. Doch war es eine helle Nacht. Der Mond leuchtete in seiner vollen Pracht. Der unschuldig wirkende Schnee, der Straßen und Dächer bedeckte, reflektierte dessen Licht. Der letzte Schneefall lag ein paar Tage zurück. Auf der gefrorenen Schneedecke knarzte ein jeder Schritt.

Schnell ließen die beiden die Baustelle mit ihrer spartanischen Unterkunft hinter sich. Traten auf Moskaus Straßen. Ihre Suche wirkte unstrukturiert. Immer wieder kreuzten sie die gleichen Stellen. Doch Polina hatte sich im Vorhinein sorgfältig überlegt, wo sie nach Ole suchen wollte. Immer noch hoffte sie, ihn finden zu können.

Ihr war es unangenehm, anderen Menschen zu nahe zu kommen. So drängte sie sich dicht an den kühlen Wänden der Häuser entlang. Schaute zu Boden, wenn ihr jemand entgegenkam. Lachende Paare auf ihrem Weg nach Hause oder ins nächstbeste Hotel. Betrunkene Männer. Prostituierte. Verlorene Seelen, wie sie selbst eine war. Die Menschen waren so facettenreich wie Moskau selbst.

Der Weg, dem sie und ihr Begleiter folgten, führte sie vorbei an bekannten Schlafplätzen und diversen Restaurants.

Von Ole jedoch keine Spur.

In einem der unzähligen Hinterhöfe blieb sie stehen. Der große Müllcontainer, er befand sich direkt vor der etwa drei Meter hohen Backsteinmauer, stand offen. Er qualmte. Nicht viel. Doch war es genug gewesen, um ihre Aufmerksamkeit auf sich zu ziehen.

Essen? »Ich glaube, heute ist unser Glückstag. Komm. Das sehen wir uns einmal genauer an.«

Polina stapfte hinüber zu dem Container. Schaute sich kurz um. Außer ihr war niemand zu sehen. Zudem waren alle Türen der umliegenden Häuser geschlossen. Die trügerische Stille der Nacht hatte alles unter ihre Fittiche genommen.

»Dann mal schauen, was hier auf uns wartet.« Polina war aufgeregt. Freute sich. Es dauerte nicht lange und sie hielt ein gut belegtes Stück Pizza in der Hand. Angesichts dessen funkelten ihre Augen vor Freude. Sie riss ein Stück ab und hielt es ihrem Hund vor die Schnauze. Dieser beschnüffelte es. Nur kurz. Dann öffnete er sein Maul und nahm den unverhofften Leckerbissen entgegen. Den Rest verspeiste Polina selbst.

»Dann mal weiter«, forderte sie ihren Hund anschließend auf und machte sich sogleich wieder auf den Weg.

Unweit des Hinterhofs befand sich eine kleine Praxis, die ein renommierter Moskauer Arzt betrieb. Schon lange pflegte er einen guten Kontakt zu den Menschen auf der Straße. Half denjenigen, die sich eine medizinische Versorgung anderswo nicht hätten leisten können.

Polina stand vor dem Hintereingang der Praxis. Die schwere Limousine, es handelte sich dabei um ein schwarzes Auto aus Deutschland mit potentem V10-Motor, stand auf ihrem gewohnten Platz. Also war auch der Doc, wie alle ihn zu nennen pflegten, dort. Im Inneren der Praxis brannte zudem Licht.

»Du wartest hier, mein Guter. Hunde dürfen nicht mit rein.« Sie zeigte auf einen Platz neben dem Wagen. »Los. Ab nach da drüben und warte schön brav auf mich.«

Ihr Hund gehorchte. Lief hinüber zu dem Wagen und schnüffelte aufgeregt umher. Dann hob er sein Bein und pinkelte auf die strahlenden Felgen. 20 Zöller. Ihn interessierte es nicht. Ebenso wenig Polina. Sie schmunzelte. Dann wandte sie sich der Tür zu und klopfte.

Kurz darauf hörte sie, wie der Schließmechanismus von innen betätigt wurde. Die Tür öffnete sich und eine junge Frau sah heraus. Sie trug Mundschutz und einen weißen Kittel, wie er auch in OP-Sälen üblich war.

»Ja bitte?«, fragte sie mit sanft klingender Stimme. Ihre Augen wirkten aufgeweckt, wie Polina in diesem Moment feststellte.

»Ich muss den Doc sprechen. Hat er Zeit?«

»Was haben Sie denn für Beschwerden?«

»Keine.«

Die junge Frau schaute Polina überrascht an. »Und was möchten Sie dann von ihm?«

»Ich bin auf der Suche nach einem Freund und …«

»Okay. Verstehe«, entgegnete die Arzthelferin. »Ich bin gleich wieder hier. Einen Moment bitte.«

Daraufhin schloss sie die Tür und verschwand wieder. Nichts Ungewöhnliches, wie Polina wusste. Also wartete sie.

Wie lange es gedauert hatte, bis die junge Frau sie hereinbat, konnte Polina in Ermangelung einer Uhr nicht sagen. Aber mehr als fünf oder zehn Minuten hatte sie nicht warten müssen. Polina betrat das kleine Büro, den Untersuchungsraum, in dem sie das letzte Mal vor ein paar Wochen gewesen war. Der Doc saß hinter seinem Schreibtisch. Einem alten, barocken Teil aus dunklem Holz.

»Setzen Sie sich doch bitte«, sagte er, noch bevor Polina die Tür hinter sich zugezogen hatte. Auch er trug einen Mundschutz, was seine Stimme deutlich dämpfte.

Polina rückte sich den kleinen Hocker zurecht, der neben der schwarzen Untersuchungsliege stand.

»Sie wollten mich sprechen?«

Polina nickte. »Ja. Es geht um einen Freund. Er war mit mir hier …«

Der Doc schaute sie an. Wirkte nachdenklich. Doch dann schien der Groschen gefallen zu sein. »Sie waren doch mit ihm bei mir, weil sie ein Hund gebissen hatte. Stimmt es?«

»Ja.«

»Genau. Ich erinnere mich. Und ich habe ihnen beiden noch die Tetanus-Impfung gegeben.«

»Ja. So war es«, stimmte Polina zu. Noch immer zuckte sie innerlich zusammen, wenn sie an die Spritze dachte. Sie hasste Spritzen. Schon als Kind hatte sie Angst vor diesen Dingern gehabt. Wieso, wusste sie nicht.

»Wie geht es Ihnen? Ist die Wunde gut verheilt.«

»Ja. Danke.« Polina zögerte. Dann fragte sie: »War er noch einmal hier?«

»Wer?«

»Ole.«

»Sie meinen Ihren Freund?«

»Ja. Wir haben uns aus den Augen verloren als …«

Er unterbrach sie. »Was ist passiert?«

Polina, plötzlich schwand die Hoffnung aus ihren Augen und an dessen

Stelle trat ein gläserner Blick, schaute hinüber zu dem Mann, den sie eigentlich kaum kannte. Sie schluchzte. Dann sagte sie: »Wir wurden überfallen. Sie haben ... sie haben ... er ... ich habe ihn seither nicht mehr gesehen.«

»Tut mir leid, das zu hören.« Der Doc schaute sie nicht direkt an. Schien stattdessen etwas in seinem Handy zu suchen.

»Haben Sie ihn gesehen?«

»Nein. Bei mir war er nicht.« Er schüttelte den Kopf. »Zumindest noch nicht. Manchmal dauert es nach solch einem Ereignis einige Zeit, bis ich um ärztlichen Rat gebeten werde. Meist kommen die Opfer erst, wenn sie merken, dass ihre Verletzungen ernster sind, als sie vermutet hatten.«

»Ich verstehe ... dennoch. Danke.« Polina stand enttäuscht auf. Ging hinüber zur Tür.

»Wo finde ich Sie?«

»Wie bitte?«

»Falls ich etwas von Ihrem Freund hören sollte?«

»Auf der Baustelle. Zwischen den Drei Bahnhöfen. Dort, wo das neue Hotel gebaut wird.«

»In Ordnung. Ich werde mich einmal bei meinen Kollegen erkundigen. Bis dahin wünsche ich Ihnen alles Gute.«

»Danke.«

Polina verließ die Arztpraxis.

Langsam ging sie mit ihrem Hund die Straße entlang. Die Baustelle, ihr Container, lag unmittelbar vor ihnen. Die Laternen spendeten in dieser Ecke der Stadt nur wenig Licht. Ein Auto nach dem anderen fuhr an ihr vorbei. Immer wieder blieb eines am Straßenrand stehen. Mal stiegen Personen aus und verschwanden alsbald im Dunkeln der Nacht. Mal traten andere an die Beifahrerseite. Das Fenster öffnete sich. Geld wurde hinausgereicht. Unscheinbar wirkende Plastikbeutel wanderten ins Fahrzeuginnere. Mal waren es Frauen, die hinzu stiegen. Meist junge Frauen.

Wieder kam ein Wagen nur wenige Meter vor Polina zum Stehen. Seine Bremslichter blendeten sie. Das Licht tauchte die neben ihr liegende Häuserfront, in ein zartes Rot, das kurz davor war, in ein Rosa zu kippen. Polina blieb stehen. Sie spürte, dass etwas nicht stimmte. Was genau es war, vermochte sie nicht zu sagen. Der Motor des Wagens lief noch. Das leise Bollern dessen, konnte sie deutlich hören. Auch sah sie den Qualm, der seitlich am Wagen emporstieg. Sie wunderte sich, hatten die Autos, die sie kannte, doch normalerweise die Auspuffrohre hinten. Hier schien es anders zu sein.

Dann ging alles schnell. Die Türen öffneten sich. Schlagartig. Zwei Männer sprangen heraus. Sie waren groß. Trugen Masken. Schwarze Masken. Masken, wie Polina sie bereits zuvor einmal gesehen hatte. In der einen Nacht. Im Bahnhof.

Polina erstarrte.

Die Männer zögerten nicht. Kamen direkt auf sie zu. Nicht langsam. Sie rannten. Polinas Hund knurrte. Zog seine Lefzen nach oben. Zeigte seine Zähne. Dann bellte er lautstark los und versuchte die Männer zur Flucht zu bewegen.

Einer von ihnen hielt etwas in der Hand. Polina schreckte zurück. Es war eine Pistole. Der Mann schoss. Rauch presste aus dem Lauf. Der Schuss selbst war nicht zu hören. Nur das Klacken des zurückschnellenden Schlittens. Es wirkte metallisch. Wirkte, als sei es einem Spielzeug entsprungen.

Ein Jaulen.

»Nein! Ihr verdammten Schweine! Nein!« Polina war entsetzt.

Ihr Hund lag direkt vor ihr. Jaulte. Jämmerlich. Sie beugte sich zu ihm hinunter. Fasste in sein Fell. Sogleich spürte sie das warme Blut, das über dessen Brust lief. Die Männer standen nun genau vor ihr. Sie sah zu ihnen hinauf. Wieder blickte sie in den Lauf der Pistole. Wieder löste sich ein Schuss. Sie kniff erschrocken die Augen zusammen.

Das Jaulen hörte schlagartig auf.

Polinas Ohren hingegen klingelten. Rauschten. Sie spürte, wie jemand sie packte. Sie schrie. Laut. Jedoch nur für einen kurzen Augenblick. Ihren Schrei erstickte das dicke Tuch, das ihr mit Gewalt vor Mund und Nase gedrückt wurde. Für den Bruchteil einer Sekunde konnte sie dessen merkwürdigen, wenn auch nicht unangenehmen Geruch wahrnehmen. Sie versuchte noch den Griff ihres Angreifers zu lösen. Hob ihre Arme. Packte dessen Hände. Doch dann erschlafften ihre Muskeln und sie sackte in sich zusammen.

Seither wurde sie auf Moskaus Straßen nicht wieder gesehen. Ihren Hund entsorgte die städtische Müllabfuhr am nächsten Morgen auf einer der vielen Deponien.

Einige Tage später

Häufig waren es Hirntote, die hier, in der Klinik, wie alle sie nannten, eingeliefert wurden. Schlaganfallpatienten, deren Prognosen mehr als schlecht waren. Aber fanden auch andere Menschen ihren Weg dorthin. Nicht freiwillig. Nicht, weil sie krank waren. Nicht selten verfügte die Klinik über freie Kapazitäten, welche recht kurzfristig aufgefüllt wurden. Die Liste der möglichen Probanden war lang. War gefüllt mit Namen von Menschen, deren Verschwinden kein Aufsehen erregte.

Kein Aufsehen!

So wie im Fall von Polina. Auch sie hatte man in die Klinik gebracht. Auch ihr Freund Ole war hier. Nur wenige Meter von ihr entfernt. Erfahren sollte sie dies nicht. Er lebte. Noch. So auch Polina. Und sie beide teilten das gleiche Schicksal.

Sie war gefesselt. Gefesselt an ein Bett. Dieses stand in einem Raum. In einem recht großen Raum. Fast opulent. Ein Eindruck, der zusätzlich durch das Abhandensein jeglicher Einrichtungsgegenstände verstärkt wurde, die dazu hätten dienen können, den Raum wohnlich zu gestalten.

Doch nichts. Nur das Bett, auf dem sie lag, und medizinische Gerätschaften, wie Tropf und Vitaldatenmonitor. Die Wände kühl. Weiß. Mit einer abwaschbaren Farbe gestrichen, die es vermochte, organische Substanzen abzutöten. Die Schimmelbildung oder gar das Anhaften virologischer und bakteriologischer Materialien war damit nahezu unmöglich. Die, dem Bett gegenüberliegende Wand, war hingegen aus Glas. Aus einem speziellen Sicherheitsglas. Der Blick in die Zimmer und somit auf die Patienten war möglich, ohne das Zimmer betreten zu müssen. Jederzeit. All diese Zimmer waren Teil einer klinischen Anlage, die sich zentral im Herzen Moskaus befand. Doch verfügte die Klinik nicht über eine Notaufnahme, wie man es von einem Krankenhaus hätte erwarten können. Allgemeinmedizinische Fachabteilungen suchte man ebenfalls vergebens.

Immerhin. Jeder Patient, der hier aufgenommen wurde, bekam ein Einzelzimmer. Doppelbelegung war strikt untersagt.

Ein gleichmäßiges Piepen war das Erste, was Polina wahrnahm, als sie wieder zu sich kam. Zunächst konzentrierte sie sich auf ihre Atmung. Atmete ein. Füllte ihre Lungen vorsichtig mit Luft. Dann atmete sie wieder aus. Das Piepen, das sie hörte, blieb unverändert. Monoton. Nicht zu laut. Es wirkte beruhigend auf sie. Ihre Augenlider zitterten, als sie diese anzuheben versuchte. Es gelang ihr nicht. Sie versuchte sich zu bewegen. Doch auch das schien unmöglich zu sein.

»Sie ist wach«, hörte sie eine Frauenstimme.

Wer ist das? Woher … ich kenne die Stimme. Woher? Woher kenne ich diese Stimme?

»Geben Sie ihr mehr Morphium«, sagte eine andere Stimme.

Was? Morphium? Wofür? Bin ich verletzt?

Sie spürte das Brennen unter ihrer Haut. Es war ein warmes, nicht wirklich unangenehmes Gefühl. Ohne zu verstehen, was um sie herum geschah, spürte sie, wie ihre Gedanken begannen zu verschwimmen. *Ole. Nein. Ich muss meinen Hund finden … wo ist er. Wo ist Ole? Ist mir kalt? Ich weiß es nicht. Es ist nicht kalt. Oder doch?* Sie fühlte sich schwach. Müde. Ihre Muskeln lockerten sich. Erschlafften. Dann schlief sie wieder ein.

Die beiden Frauen, die neben ihrem Bett standen, hüllten sich in weiße Schutzanzüge und gingen routiniert ihrer Arbeit nach. Eine von ihnen hielt ein digitales Schreibbrett in der Hand. Einen eReader. Dünn. Leicht. Ohne Hintergrundbeleuchtung, was eine lange Akkulaufzeit versprach, und ausgestattet mit einem einfachen Display. Auf diesem waren Informationen über die Patientin vermerkt.

Nachdem die Krankenschwester die letzten Aktualisierungen vorgenommen hatte, befestigte sie das Gerät wieder an der dafür vorgesehenen Halterung. Direkt am Fußende des Bettes. Die Angaben waren deutlich zu lesen:

Patienten_ID: 202401/#36
Aufnahmezeitpunkt: 01/12 23:12 Uhr
Zustand: gut (01/12) deutliche Verschlechterung (01/23)
Ernährung: enteral durch Bauchdecke (01/12)
Katheterisierung: erfolgt (01/12)
Maschinelle Beatmung: erfolgt (01/23)
DNA-Extraktion: abgeschlossen (01/14)
DNA-spezifische Medikation: erfolgt (01/17)
Symptome: Hautreaktion (01/20), Atemaussetzer (01/23)

Weitere Tage danach

Wieder waren es die beiden Frauen, die an Polinas Bett standen. Wieder waren ihre Körper gehüllt in diese sterilen Schutzanzüge. Eine von ihnen griff das Schild an Polinas Bett. Nahm es an sich. Schaltete es aus. Der Bildschirm wurde schwarz.

Der Blick der Frauen wanderte noch ein letztes Mal über Polinas Körper. Aufgeplatzte Hautstellen. Offene Wunden. Rohes Fleisch. Teils hatte sich dieses so stark zurückgebildet, dass die darunterliegenden Knochen freigelegt waren. Blank. Fast sauber, als hätte sie jemand poliert. So auch im Bereich ihrer Wangen. Dort klaffte ein tiefes Loch. Legte die Mundhöhle, Kiefer und Zahnhälse frei. Es wirkte, als wäre ihr Körper bereits zu großen Teilen verwest. Dabei hatte ihr Herz noch bis vor wenigen Minuten geschlagen. Und das selbstständig. Nicht wie ihre Lungen, die nur unter Zuhilfenahme technischer Apparaturen funktioniert hatten. Medizinische Details, die kaum von Interesse waren. Es zählte nur der Erfolg der Arbeit. Und von diesem konnte bereits jetzt ausgegangen werden.

Wie alle, die hier eingeliefert wurden, fand auch Polina wieder einen Weg nach draußen. Nicht lebend, sondern tot. Auch nahm sie nicht den Weg, den sie gekommen war, sondern zwängte sich durch den Kaminschacht der hauseigenen Verbrennungsanlage.

TEIL 2

Existieren Träume, wenn niemand da ist,
der sie träumen kann?

EIN TEURES ABENDESSEN

Moskau, Russland. 02. Juni, 19:33 Uhr

Das *WhiteRabbit* zählte zu einer der besten Adressen in Moskau. Und nicht nur das. Das Restaurant wurde zur weltweiten Spitzengastronomie gezählt und genoss ein hohes Ansehen in den entsprechenden Kreisen. Zu beeindrucken wusste das Restaurant allein durch seine schiere Präsenz. Eine Kuppel aus Glas. Getragen von einem filigranen Metallskelett. So thronte das Restaurant über Moskaus Straßen. Dunkles Parkett. Verlegt in Form kunstvoll gestalteter Rauten. In der Mitte eine Bar, die es vermochte, den länglichen Raum, nahezu in Gänze zu füllen. Dunkles Mahagoni zierte diese Bar. Eine glänzende, metallisch anmutende Natursteinplatte sorgte für den nötigen Kontrast. Ohne dabei zu aufdringlich zu erscheinen. Weitere, frei im Raum emporsteigende Ebenen. Kronleuchter. Lüstern, die Eleganz und gleichzeitig industriell anmutende Schönheit verströmten. Entlang der Fenster positioniert, runde Tische. Weiße Tischdecken. Eingedeckt, mit auserlesenem Porzellan. Eben ein Ort, der geschaffen worden war, um die Reichen zu beeindrucken. Ein Ort der Superlative. Der Blick, den man von dort aus auf das imposant in die Höhe schießende Gebäude des russischen Außenministeriums hatte, wurde dadurch zur Nebensache degradiert.

An diesem Abend ließen sich die Gäste in drei unterschiedliche Kategorien einteilen. Wie fast an jedem Abend. An einigen der Tische, hier war es mitunter am lautesten und es wurde auch deutlich mehr Alkohol getrunken als an den anderen, saßen überwiegend Männer. Zumindest waren es diese Männer an den Tischen, die die Gespräche führten. Ihre Begleiterinnen, wenn sie denn welche bei sich hatten, wirkten wie

Accessoires. Allesamt waren sie deutlich jünger als die Männer selbst. Durchaus hübsch anzusehen. Daran bestand kein Zweifel. Doch wirkten die Frauen an den besagten Tischen wie Marionetten. Mehr als das waren sie auch nicht. Sie waren Marionetten. Nette und unkomplizierte Accessoires für ihre Begleiter. Luxusnutten oder zumindest nah an dieser Kategorie dran. Geld dominierte hier das Handeln. Auch eine Form der Liebe. Ausnahmen gab es sicherlich. Aber bestimmt nur wenige.

An anderen Tischen war das Bild ein ähnliches. Zwar waren es hier augenscheinlich Paare, doch wirkten die durchweg viel jüngeren Frauen auch hier wieder wie Gespielinnen ihrer reichen Verehrer. Nicht auszuschließen, dass unter diesen vermeintlichen Paaren auch der ein oder andere Vater war, der seiner geliebten Tochter mit dem Abend im *White-Rabbit* eine besondere Freude machen wollte. Dies war vielleicht an ein oder zwei Tischen der Fall. Hier hatten die jungen Damen ihre Handys gezückt und machten Fotos. Lachten und waren mit absoluter Sicherheit der Mittelpunkt des Geschehens um sie herum.

Dann gab es noch die Tische, an denen die Paare gleichen Alters waren. Aber auch diese ließen sich an einer Hand abzählen.

Eine Frau betrat das Lokal. Sie war nicht allein. War in Begleitung eines Mannes. Sie war hübsch. Elegant gekleidet. Ihr Erscheinungsbild, war in gleichen Maßen dezent, wie auch einnehmend. Nichts Außergewöhnliches. Nicht hier. Dennoch. Männer und Frauen drehten sich zu ihr um. Schauten ihr nach, während der Kellner die junge Frau gemeinsam mit ihrem Begleiter zu einem Tisch führte, der in unmittelbarer Nähe zu dem mittig im Raum emporragenden Podest stand. Die beiden setzten sich. Versanken in ein angeregtes Gespräch. Ihre Hände waren ineinander verschlungen, als seien sie eins.

Auch dem Mann, dessen Tisch sich auf besagtem Podest befand, war die Ankunft des Pärchens nicht entgangen. Auch er hatte die Frau aufmerksam betrachtet. Angeregt gemustert. Mit lüsternen Blicken. Doch schnell, unmittelbar nachdem sie Platz genommen hatte und er nicht mehr als das Antlitz ihres entzückenden, weit ausgeschnittenen Rückens sehen konnte, verlor er das Interesse an ihr. Er selbst war ohne Begleitung. Noch jedenfalls. Eingedeckt war auch der Tisch, an dem er saß, für zwei Personen.

Der Mann selbst, sein Name war Boris Bogdanow, war nicht sonderlich groß. Etwas untersetzt. Er trug einen schwarzen Anzug. Ein weißes

Hemd. Maßkonfektion. Eine unaufgeregte Kombination. Er schien genervt zu sein. Er rückte das Besteck zurecht, das bereits zuvor vom Personal sorgfältigst auf der weißen, aus feinem Stoff gewebten Tischdecke, platziert worden war. Er schaute auf seine Uhr. Eine Rolex Daytona. Platin. Unverkennbar mit seinem babyblauen Ziffernblatt. Rolex selbst bezeichnete diese Farbe als eisblau. So oder so kostete die Uhr weit mehr als ein Standard-911er Porsche.

Plötzlich schoss sein Blick nach oben. Jemand kam die Treppe zu ihm hinauf.

»Endlich. Da bist du ja, mein Guter. Der Doc höchstpersönlich«, begrüßte Boris seinen Besuch.

Er erhob sich von seinem Platz. Nicht sonderlich schnell. Eher behäbig. Bewusst langsam, sodass sein Besuch einige Sekunden vor dem Tisch warten musste. Mit weit geöffneten Armen ging Boris um den Tisch herum. Umarmte den Mann und küsste ihn auf die Wange. Brüderlich und distanziert. Aufgesetzt. Als sei es Teil eines einstudierten Theaterstücks.

»Komm, setz dich, mein Freund. Ich dachte schon, du kommst nicht mehr.«

»Mein lieber Boris. Schön, dich mal wieder in der Stadt zu sehen. Lange ist es her. Seit diesem ...«

»Manchmal muss es dann eben doch sein. Aber glaub mir. Die Ruhe zu Hause ziehe ich dem hier doch alle Male vor.«

Juri, so hieß der andere Mann, nickte zustimmend. Wartete, bis Boris wieder seinen Platz eingenommen hatte. Dann setzte auch er sich. Er saß mit dem Rücken zum Gang. Boris saß ihm gegenüber. Hatte alles im Blick.

»Wie geht es Frau und Kindern?«, fragte Boris. Dabei klang sein Interesse weniger gespielt als zuvor die Begrüßung. Wirkte gar aufrichtig.

»Gut. Denen geht es gut. Danke der Nachfrage.«

Der Kellner, der Juri zu dem Tisch begleitetet hatte, wartete in einiger Entfernung. Boris nickte diesem zu, nachdem er die Begrüßung seines alten Freundes, als den er den Mann vor sich bezeichnete, als abgeschlossen ansah.

»Darf ich den Herren etwas zu trinken bringen?«

»Wir nehmen eine Flasche Wein.«

»Gerne der Herr. Haben Sie bereits einen Blick in die Weinkarte werfen können?«

»Ja. Wir nehmen den Chateau Petrus Pomerol«, sagte Boris, ohne zu zögern, wobei er sich hiermit für eine Flasche Wein entschieden hatte, die an die 600.000 Rubel kostete. Ihm war es egal. Er würde die Kosten des Abends ohnehin seiner Sekretärin übergeben, die diesen wiederum zur Erstattung einreichen würde. Insgeheim wünschte er sich vielmehr einmal in den Genuss einer der wenigen Flaschen kommen zu können, die man für vierzehn Monate auf der ISS im Weltall gelagert hatte. Leider war ihm bei der Auktion von Christie's 2021 jemand zuvorgekommen. Noch immer ärgerte ihn dieser Umstand.

»Gerne«, entgegnete der Kellner. Auch für ihn nichts Besonderes. Keine Seltenheit. Zumindest was das Entgegennehmen einer solchen Bestellung anging. Probiert hatte er den Wein selbst bisher nicht. »Dazu noch ein Wasser?«

»Nein.«

Kurz darauf erschien der Kellner mit der bestellten Flasche Wein. Boris bestand darauf, dass dieser sein Glas umgehend füllte. Probieren wollte er den Wein vorab nicht. Die beiden Männer gaben den Rest ihrer Bestellung auf und versanken alsbald wieder in ihrem Gespräch. Oberflächlicher Small Talk. Ohne persönlich zu werden.

»Unser Essen kommt, mein lieber Juri«, merkte Boris an, der den Kellner hatte kommen sehen.

Dieser jonglierte gekonnt drei Teller in den Händen. Er brachte die Vorspeisen. Noch während es nur in Ansätzen zu erahnen war, dass es sich bei dem ersten Teller, um den für Boris hatte handeln sollen, stoppte dieser ihn. Mit einem dezenten Blick und einer kaum sichtbaren Bewegung seiner Hand. Doch reichte dies, um zu signalisieren, dass Juri, Boris Gast, Vorrang bekommen sollte. Unüblich für ihn. Der Kellner reagierte sofort. Wandte sich Juri zu. Stellte dessen Vorspeise sorgsam ausgerichtet vor ihm auf die weiße Tischdecke.

»Geriebener Räucheraal in zu Schaum geschlagenem Malz.«

»Das sieht gut aus. Danke.« Juri nickte wohlwollend.

»Und für Sie. Die Kumamoto-Austern und den Kaviar auf Salzgebäck. Natürlich wie gewünscht den Beluga.«

Mit dieser kurzen Ankündigung platzierte er zunächst die Schale mit den Austern mittig auf dem Tisch. Den deutlich kleineren Teller mit dem Kaviar stellte er anschließend an den freien Platz zwischen dem Besteck. Direkt vor Boris. Dieser nahm es schweigend zur Kenntnis. Nickte lediglich.

Nachdem der Kellner den beiden den Rücken zugewandt hatte und in Richtung der Treppe verschwunden war, nahm Boris das Gespräch wieder auf. Sein Tonfall veränderte sich.

Schlagartig.

Er wurde sachlich. Redete deutlich ruhiger als zuvor, aber nicht minder dominant. »Juri. Bevor wir zum Essen, dem angenehmen Teil des Abends übergehen, lass uns doch noch eben das Geschäftliche klären.«

»Gerne«, stimmte Juri zu. Dafür waren sie schließlich an diesem Abend zusammengekommen.

»Erzähl. Wie läuft es mit der Arbeit?«

»Gut. Es läuft gut.«

»Einfach nur gut?« Boris griff das Weinglas und lehnte sich zurück. »Du glaubst doch nicht, dass ich mich damit zufriedengebe. Oder etwa doch?«

»Nein. Natürlich nicht. Ich wollte damit nur sagen, dass …«

»Also los. Ein bisschen genauer bitte.«

»Ähm … ja. Ich denke, wir sind bald so weit.«

»Gut. Also läuft es mit der Arbeit tatsächlich gut.«

»Aber …«

Boris unterbrach ihn. »Nur damit es nicht zu Missverständnissen zwischen uns kommt. Wir müssen kurzfristig handeln. Klar?«

»Ja. Das ist …«

»Und es darf kein Aufsehen erregen.«

»Natürlich nicht.«

»Ansonsten fangen sie an, nach Gründen zu suchen und stellen alles auf den Kopf. Nowitschok ist keine Alternative mehr. Nicht im Ausland. Die Amerikaner sind recht wachsam, was das Zeug angeht. Wir können es so schnell nicht wieder in irgendwelchen Unterhosen auftauchen lassen.« Er lachte. Lehnte sich zurück. »Es war ein guter Einfall. Doch. Ehrlich. Auf die Idee hätte ich selbst kommen können. Aber egal. Selbst den Europäern kann man nicht mehr lange mit Ausflüchten kommen. Die einzigen, die wir wieder unter Kontrolle bekommen haben, und die jetzt brav die Klappe halten, bleiben diese Deutschen.« Er lachte. Wieder. Dieses Mal gehässig. Grell. »Nord Stream 2 hat eben doch wahre Wunder bewirkt. Wie schön es doch ist, wenn man ein potentes Druckmittel in den Händen hält.« Wieder machte er eine Pause. »Und ich will jetzt hören, dass dieses Zeug funktioniert. Wenn es schiefgeht, dann bleibt uns immer noch die konventionelle Art. Aber ich will es jetzt sehen. Will wissen, dass es funktioniert.« Stille. Boris schwieg. Schaute seinem Gegenüber tief in die Augen. Dann fragte er mit zischenden Worten: »Was wäre besser, als solch ein Nichts, um zu sehen, wie es sich im echten Leben schlägt?«

»Aber …«, versuchte Juri das Gespräch fortzuführen.

Erfolglos.

Boris ließ ihn nicht zu Wort kommen. »Ich dachte, ich könnte mich auf dich verlassen, mein Freund. Wäre schade, wenn unsere Wege sich hier, heute Abend, trennen würden.« Boris nahm einen kräftigen Schluck und stellte das Weinglas wieder ab. Stützte sich anschließend mit den Ellenbogen auf den Tisch und lehnte sich zu seinem Gesprächspartner hinüber. Sein warmer Atem ließ diesen kurz zusammenzucken. »Gab es denn irgendwelche unerwarteten Probleme, mein Guter?«

Juris Blick verriet, was er dachte. *Ja. Die gab es. Und sogar mehr als nur das.* Doch traute er sich nicht, diesen Gedanken auszusprechen. Stattdessen antwortete er kurz und knapp mit einem »Nein.« So wie sein Gegenüber es erwartet hatte. All das hatte einen bitteren Beigeschmack. Der Abend, einschließlich des Essens, kam Juri vor wie eine Art Henkersmahlzeit.

Boris hingegen war zufrieden. »Gut. Das ist wirklich gut. Dann werden wir wie geplant vorgehen.«

»In Ordnung, Boris.«

»Die Daten über die Zielperson liegen dir und dem Einsatzteam vor?«

»Ja.«

»Sehr schön. Dann weißt du, was zu tun ist.«

»Ja.«

»Ich wusste von Anfang an, dass du es schaffen wirst, mein guter Juri.«

»Danke, Boris. Ich werde nun alles Weitere in die Wege leiten.«

»Sa udátschu!«, stieß Boris mit einem breiten Grinsen auf den Lippen aus.

RAUS AUS DEM KAFF

Babajewo, Russland. 02. Juni, 18:12 Uhr

In dem kleinen russischen Ort Babajewo, der im Westen Russlands lag, schien die Zeit stillzustehen.

Der großstädtische Trubel.

Abwesend.

Es war Sommer. Die Temperaturen verrieten es. Darja ging in die neunte Klasse, war erst vor wenigen Tagen vierzehn geworden, und stand kurz vor der staatlichen Prüfung. An diesem Abend lag sie auf dem Bett in ihrem Zimmer. Telefonierte. Mit Anna. Mit ihrer besten Freundin.

»Und? Hast du die Hausaufgaben für morgen fertig?«

»Ja. War doch auch nicht wild«, antwortete Darja.

»Nicht wild?« Ihre Freundin klang entsetzt.

»Etwa doch?« Sie kicherte.

»Und wie! Fand es voll krass. Mathe bringt mich noch um.« Anna lachte. »Kannst du mir die Lösungen schicken?«

»Anna!«, rief Darja mit gespieltem Entsetzen ins Telefon.

»Was denn? Hab dich mal nicht so, Darja.«

»Mach deine Hausaufgaben mal gefälligst alleine. Du weißt es doch: Ein kleiner Verzicht jeden Tag …«

Anna unterbrach ihre Freundin: »Ja, ja. Schon klar.« Wie auswendig gelernt lallte sie schließlich ins Telefon, was Darja hatte sagen wollen. »Ein kleiner Verzicht jeden Tag, kostet dich weniger Kraft als die Trauer eines verlorenen Traums.«

Die Mädchen lachten. Beide zusammen.

»Darja. Eines musst du mir mal verraten.«

»Und was?«

»Woher hat dein Alter all diesen Blödsinn? Der ist voll krass drauf. Echt.«

»Na ja«, begann Darja auszuweichen. »Meinst du den einen oder meinst du so grundsätzlich?« Darja kicherte. Auch wenn sie es nie zugeben würde, hatte sie sich die Sprüche ihres Vaters und den damit verbundenen Ehrgeiz längst zu eigen gemacht. Darjas Vater wollte, dass sie nach den Prüfungen weiter zur Schule ging. Noch einmal zwei Jahre. Ihm war es wichtig. Für sie, wie er immer wieder sagte. Er wollte, dass sie, seine Kleine, wie er immer sagte, den mittleren Bildungsabschluss erreichte. Sie sollte etwas lernen. Nur dadurch würde sie ihre Träume verwirklichen können, pflegte er zu predigen. Und so war es auch. Darja wusste, wie sehr es stimmte, was er ihr immerzu sagte.

»Also ich werde jedenfalls nach den Prüfungen nicht hierbleiben«, wandte Anna ein, als würde Darja ihr ihre Gedanken in Form eines offenen Buches präsentieren.

»Anna«, begann Darja hingegen einzuwenden. Zaghaft. Dabei klang sie traurig, wusste sie doch, was ihre beste Freundin vorhatte. »Willst du es dir nicht noch einmal überlegen?«

»Nee! Auf keinen Fall«, antwortete Anna, ohne auch nur einen Wimpernschlag lang darüber nachzudenken. »Ich werde sehen, dass ich mir in Moskau nen Job suche. Und zwar so schnell ich kann. Irgend ne Modelagentur wird sich doch bestimmt finden lassen.«

»Ich weiß nicht, ob das wirklich so einfach ist.«

»Ohne es versucht zu haben, wirst du es nie wissen. Komm mit. Zusammen werden wir sicherlich megamäßigen Spaß haben.«

»Mein Vater würde mich umbringen.« Darja wusste, dass es nicht so kommen würde. Dennoch. Glücklich wäre ihr Vater sicherlich nicht damit, wenn sie alles hinschmeißen und nach Moskau gehen würde.

»Mensch Darja. Dein Vater ist Mechaniker. Der kommt doch nur aus diesem Kaff, wenn er mal zum Schrotthändler fährt. Du redest doch immer von Moskau oder dem ganzen Rest der Welt. Dann musst du auch den Mumm haben, etwas dafür zu tun. Mach den ersten Schritt und der Rest wird sich ergeben.«

»Ich will studieren. Nicht in irgendeiner Agentur verkümmern.«

»Ts.« Innerlich beneidete Anna ihre Freundin sogar ein wenig. Sie selbst hätte gerne so klare Vorstellungen vom Leben, wie Darja sie hatte.

Themenwechsel.

»Und wie läuft es sonst?«
»Was meinst du?«
»Du weißt genau, was ich meine.«
Kichern.

Am nächsten Abend. 03. Juni, 17:55 Uhr

Darja freute sich auf den bevorstehenden Abend mit ihrer Freundin. Geplant war es, mit Anna ihre Geburtstagsfeier nachzuholen. Gemeinsam wollten sie in Babajewo etwas essen gehen. Die letzte Stunde hatte Darja damit verbracht, ihre Make-up-Künste zu verbessern. Mit ihrem Handy in der linken Hand und dem kleinen Spiegel in der anderen, begutachtete sie das Ergebnis.

Nicht perfekt. Aber so kann ich mich sehen lassen. Sie warf ihrem Spiegelbild einen Kuss zu. Neckisch.

Ihrem Vater, auch wenn er stolz auf sein kleines Mädchen war, missfiel solch ein Gehabe. Das wusste sie. Doch wusste sie auch, dass er nichts sagen würde. Als Darja schließlich aus ihrem Zimmer kam und die Treppe hinunterging, wo sie ihm begegnete, lächelte sie ihn freudestrahlend an und gab ihm einen Kuss auf die Wange.

»Gehst du noch weg?«, wollte er wissen und schaute fast beiläufig, doch es war nicht beiläufig, auf seine Uhr.

Darja wusste genau, was dies zu bedeuten hatte. »Ich bin mit Anna verabredet. Du weißt doch. Wegen meines Geburtstags. Wir wollten heute Pizza essen gehen.«

»Stimmt. Hatte ich doch fast vergessen.«

»Also darf ich?«

»Klar doch. Soll ich euch fahren?«

»Nein. Nicht nötig. Ich nehme das Fahrrad.«

»Wohin wollt ihr beiden denn? In den Laden, drüben hinter dem Supermarkt?«

»Ja Papa.«

»Gut.« Er wirkte nachdenklich. Doch dann lächelte er. »Weißt du Darja? Dorthin sind wir früher immer zusammen gegangen. Als du noch klein warst. Und jetzt? Jetzt gehst du lieber mit deinen Freundinnen dorthin. Nicht mehr mit deinem alten Vater.«

»Du und Mama könnt Anna und mich gerne jederzeit dorthin einladen«, scherzte Darja und lachte. »Nur nicht heute.«

»Macht euch einen schönen Abend, ihr beiden.« Er drückte seine Tochter fest an sich, was er immer wieder zu machen pflegte. »Hast du genug Geld dabei?«

Mit großen Augen schaute Darja ihren Vater an. »Also, etwas mehr Taschengeld, würde sicher nicht schaden.«

Daraufhin zog er zwei Geldscheine aus der Hosentasche. 1000 russische Rubel. Mehr als genug für den Abend.

»Und der Rest kommt in dein Sparschwein.«

»Danke Papa.« Mit einem weiteren Kuss auf die Wange verabschiedete sie sich.

Etwa 10 Minuten später

»Hey Darja. Da bist du ja endlich«, rief Anna ihrer Freundin zu, als sie diese mit dem Fahrrad auf sich zukommen sah.

Darja hob eine Hand vom Lenker, um Anna zu winken. Doch das war keine sonderlich gute Idee, wie sie schnell feststellen musste. »Oh oh«, schrie sie erschrocken auf.

Das Fahrrad schlackerte wild von einer Seite zur anderen. Schnell schlang sie wieder beide Hände fest um die rosafarbenen Griffe des Lenkers. Mit weit aufgerissenen Augen versuchte sie das Fahrrad wieder auszubalancieren.

»Puh!«

Es war geschafft.

»Das war knapp«, sagte sie mit einem kindlichen Lächeln auf den Lippen, als sie wenig später genau neben ihrer Freundin zum Stehen kam und abstieg. Mit dem Fahrrad in der Hand beugte sie sich zu Anna hinüber und begrüßte diese mit einer herzlichen Umarmung und einem Küsschen auf beide Wangen.

»Du bist spät. Ich warte seit fast dreißig Minuten«, warf Anna ihr vor. Sie wirkte eingeschnappt. Doch war all das nur gespielt.

Dennoch entschuldigte Darja sich. »Ich weiß, ich bin zu spät. Aber du kennst doch meine Eltern.«

»Gab es Stress zu Hause?«

»Wie die nun eben so sind«, antwortete sie schulterzuckend. »Ich musste meine Hausaufgaben fertig machen und dann natürlich noch den Abwasch erledigen, bevor ich endlich gehen durfte.« Darja selbst wusste, dass dies nicht stimmte, doch wollte sie ihrer Freundin nicht gestehen, dass sie die Zeit vor dem Spiegel einfach nur vergessen hatte.

»Echt blöd. Aber jetzt bist du ja hier.«

»So ist es.«

Darja stellte ihr Rad neben das ihrer Freundin. Diese hatte es bereits an eine der Laternen gelehnt, die an der Straße standen. Darja hakte sich bei Anna ein.

»Komm. Lass uns reingehen.«

Das ließ Anna sich nicht zweimal sagen. Sie freute sich seit Tagen auf diesen einen Abend. Das Restaurant, das die beiden Mädchen sich ausgesucht hatten, war nicht gerade das, was man als erstklassige Pizzeria hätte bezeichnen können. Doch war die Auswahl in dem kleinen Ort auch nicht gerade groß. Babajewo hatte weniger als 15.000 Einwohner vorzuweisen. Kulinarische Besonderheiten brauchte es da schlicht und ergreifend nicht. Gemeinsam gingen die beiden kichernd über den Parkplatz des Restaurants, vorbei an dem stilisierten Feuerwerk, das dort aufgebaut war. Dabei handelte es sich um eine Stahlkonstruktion mit bunten Lichtpunkten an den Enden.

»Ist zwar nicht Moskau, aber immerhin«, sagte Anna, während sie die Stufen hinauf zum Eingang gingen.

Sie lachte.

Auch Darja konnte sich ein Lächeln darüber nicht verkneifen. Die beiden Mädchen genossen sichtlich die Leichtigkeit, welche diese gemeinsamen Momente mit sich brachten.

»Du wirst schon sehen, Anna. Wir kommen aus diesem Kaff schon noch raus. Aber …«

Anna unterbrach sie. »Keine Sprüche oder Weisheiten, die dein Vater aus irgendwelchen Büchern kopiert hat. Der versteht doch sicherlich selbst nur die Hälfte von dem, was er da immer von sich gibt.« Sie stockte. Zog nachdenklich eine Augenbraue nach oben und schaute Darja an. »Was liest der nochmal für Zeugs? War das Planton oder so?«

»Platon«, korrigierte Darja sie. »Das war ein griechischer Philosoph.«

»Na gut. Dann eben Paton.«

»Platon«, kicherte Darja hinter vorgehaltener Hand.

»Ist mir jetzt aber eigentlich auch egal.« Anna lachte. »Also wie gesagt, keine Sprüche oder irgendwelche Zitate. Komme mir sonst neben dir immer so dumm vor.«

Darja nickte. Sagte nichts. Schmunzelte jedoch und folgte ihrer Freundin. Die beiden setzten sich an einen Platz direkt neben den Fenstern. So konnten sie sehen, wer noch alles kam. Auch wenn sie niemanden erwarteten, machten sie sich immer wieder einen Spaß daraus. Insbesondere, wenn es darum ging, den Kleidungsstil irgendwelcher Mitschülerinnen zu bewerten. Gleichzeitig war der Platz weitestmöglich von dem innenliegenden Spielplatz, der Kinderecke des Restaurants, entfernt, der mit seiner Tunnelrutsche und dem Klettergerüst mehr an eine dieser amerikanischen Fastfood-Ketten, als an einen schönen Italiener erinnerte. Beides gab es in Babajewo nicht. Zum Bedauern der Mädchen.

»Also erzähl schon, Anna. Hast du dich schon mit ihm getroffen?«

»Nein. Also ich weiß auch nicht, ob …«

»Wie alt ist er eigentlich?«

»Ich denke, achtzehn wird er sein.«

»Nicht etwas zu alt für dich?«

Von diesem Moment an hielten die beiden nicht mehr still. Obwohl sie sich noch wenige Stunden zuvor in der Schule gesehen hatten, wirkte es, als sei dies das erste Treffen nach langer Zeit. Jungs, Mode, Schauspieler und Lehrer. Es gab fast nichts, was die beiden an diesem Abend nicht zum Thema machten.

Darja schaute auf ihre Uhr. Sie erschrak. »Du, Anna. Ich muss jetzt echt los. Ich bin schon weit über die Zeit.«

Anna rollte mit den Augen. »Nimm es locker. Wenn deine Alten schon Stress machen, dann solltest du den Abend doch wenigstens richtig genossen haben. Komm. Wir trinken noch was. Ich lade dich ein.«

»Echt, Anna. Ich muss los. Beim nächsten Mal.« Nervös begann Darja in dem kleinen Rucksack herumzukramen, den sie bei sich hatte. Dann zog sie ihre Geldbörse heraus und griff das Geld, das ihr Vater ihr gegeben hatte.

»Reicht das?«

Ihre Freundin schaute. Zog nachdenklich die Augenbrauen in Richtung ihres Haaransatzes. »Also, sieht ganz danach aus.« Sie grinste. »Das Wechselgeld behalte ich dann aber als Entschädigung dafür, dass du mich jetzt einfach sitzen lässt.«

»Schon gut«, entgegnete Darja. »Du wolltest mich doch eh beim nächsten Mal einladen.«

»Wollte ich?«

»Du. Ich muss jetzt echt los.« Darja sprang auf, umarmte ihre Freundin, gab ihr einen dicken Schmatzer auf die Wange und rannte nach draußen.

Sie keuchte vor Anstrengung, versuchte sie doch so schnell wie möglich nach Hause zu kommen. Sie strampelte ohne Unterbrechung. Ihr kleines Fahrrad schaukelte von einer Seite zur anderen.

Ein Luftzug packte sie. Zerrte an ihrer Kleidung.

Sie erschrak.

Kurz darauf sah sie das Auto, das mit einem Abstand von nur wenigen Zentimetern an ihr vorbeirauschte.

Sie schlenkerte mit ihrem Rad wild hin und her.

Dann schaffte sie es. Bekam ihre Füße auf den Boden und hielt an. Fast wäre sie in den Graben neben der Straße gestürzt.

»Hey. Pass doch gefälligst besser auf«, rief sie dem Wagen hinterher. Sie war aufgebracht. Gestikulierte wild durch die Gegend. Ihr kleines Herz raste vor Schreck. Schneller, als sie es gewohnt war. Sie atmete tief durch. Stand immer noch wie angewurzelt da und benötigte einige Sekunden, um sich wieder zu beruhigen.

Der Wagen vor ihr bremste ab. Blieb stehen. Dann öffnete sich die Fahrertür. Ein Mann stieg aus.

»Hey. Alles gut?« Er starrte das Mädchen einfach nur an.

»Ähm«, begann Darja deutlich zurückhaltender als noch kurz zuvor. »Ja. Es ist schon okay. Alles okay. Mir geht es gut.«

»Schön. Das ist schön«, antwortete der Mann. Es wirkte, als würde er an Darja vorbeischauen. Dann drehte er seinen Kopf nach hinten. Blickte über seine eigene Schulter. Ließ dann seinen Blick entlang der Fahrbahn auf und ab wandern. Anschließend wandte er sich wieder Darja zu. »Wirklich alles in Ordnung? Bist du dir sicher?«

»Ja. Sicher. Alles in Ordnung.« Darja zog ihr Fahrrad aus dem Dreck neben der Straße.

ENTSCHEIDUNG

Kirkenes, Norwegen. 03. Juni, 21:23 Uhr

Es war spät. Noch immer saß ich im Präsidium. Die Tische um mich herum waren leer. Ich war alleine. Entspannt lehnte ich mich in meinem Stuhl zurück. Griff zum Telefon, wählte seine Nummer und wartete darauf, dass er abhob.

Was er auch tat.

»Hey Kjell. Ich bin's. Ronja.« Meine Stimme klang ernst. Kroch über die um mich herumstehenden Schreibtische hinweg. Irgendwie klang ich bedrückt, wie ich selbst überrascht feststellte. Dabei hatte ich es nicht beabsichtigt.

»Hey Ronja. Schön, von dir zu hören. Wie geht's dir?«

»Gut.«

»Sicher? Du klingst nicht gerade zufrieden.«

Mist. War klar, dass er es merkt. »Doch, doch. Alles gut.«

»Wenn du es sagst.«

Ich schmunzelte. »Sage ich.«

»Und? Hast du dich entschieden, ob du es machen wirst?«

»Ja. Ich habe mich entschieden.«

»Das freut mich. Also …«

»Freut es dich oder freust du dich für mich?«

»Wäre es schlimm, wenn beides zutreffen würde?«

»Kommt darauf an …« *Hey Ronja. Was machst du da? Jetzt lass mal gut sein und höre sofort damit auf.* »Ähm … egal. Vergiss es.«

»Gut. Vergessen.«

»Gut. Also dann werden wir uns bald sehen.«

»Ja. Das werden wir.«

Nach dem Gespräch legte ich das Handy neben mir auf den Tisch und widmete mich wieder meinen Aufzeichnungen. Es ging um die Bratwa. Diese gottverdammte Russenmafia. Es ging um Drogen. Um Waffen. Und noch schlimmer. Um Menschenhandel. Kindesmissbrauch. Mein Magen krampfte zusammen, als ich daran denken musste, was sich hier oben, in genau diesen Minuten alles abspielen mochte. Unmenschliches. Ich hatte keine Beweise. Folgte nur meinem Gefühl. Marius, er war schließlich mein Chef, war es nicht entgangen. Ich war angespannt, seit ich versuchte, eine konkrete Spur dessen zu finden, von dem ich wusste, dass es passierte. Marius glaubte nicht so recht daran. Hatte seine Sorge mir gegenüber ausgedrückt. Sagte, ich würde mich in etwas verrennen. Einem Gespenst nachjagen.

Scheiße. Das ist ein elender Mist!

Ich fluchte gerne.

Zu gerne.

Thor sagte mir immer, es würde so gar nicht zu meinem Erscheinungsbild passen. Ich würde aussehen, als könnte ich keiner Fliege etwas zuleide tun. Doch wusste er es besser. Ihm gegenüber war ich nicht gerade zurückhaltend.

Es war spät geworden. Später, als es erforderlich gewesen wäre. Meine Augen tränten. Brannten. Fühlten sich an, als hätte ich Chili-Schoten geschnitten und mir anschließend mit ungewaschenen Fingern durch die Augen gerieben. Ich kannte dieses Gefühl nur zu gut. Hatte genau das vor nicht allzu langer Zeit gemacht. Chili-Schoten für die Wok-Pfanne geschnitten. So weit war alles gut. Nur am Abend, als ich mir die Kontaktlinsen herausnehmen wollte, traf es mich plötzlich wie ein Schlag. Ich hätte es nie für möglich gehalten. Heulend, und vor Schmerzen schreiend, war ich durch unser Haus gerannt. Thor hatte glücklicherweise schnell verstanden, was passiert sein musste. Hatte mich unter die Dusche gesteckt und Wasser über mein Gesicht laufen lassen. Dieses Mal waren es zum Glück keine Chili-Schoten, die mich zum Weinen brachten. Dieses Mal lag es einfach nur an dieser elenden Müdigkeit, die mich seit Tagen fest in ihren Klauen gefangen hielt.

Entnervt fuhr ich weiter die schmale Straße entlang, die mich zurück nach Hause bringen sollte. Das Radio hatte ich ausgeschaltet. Hatte keine Lust auf die sich immer wiederholenden Lieder. Der Streit mit Thor, den ich am Morgen heraufbeschworen hatte, beschäftigte mich noch immer. Ich hatte meiner Wut freien Lauf gelassen.

Wieder.

Ich war immer noch wütend, fühlte mich aber zugleich auch schuldig. Ich fühlte mich schlecht. Wie jedes Mal, wenn ich mich nicht unter Kontrolle gehabt hatte.

Impulsiv.

Ich war schlicht und ergreifend impulsiv. Nicht so sehr im Job. Dort agierte ich eher besonnen. Aber privat war ich da ein wenig anders. Thor hatte meinen Frust, die Anspannung, die ich aufgestaut hatte, ausbaden müssen. Die Anspannung, die meine Recherche mit Blick auf diese scheiß Bratwa unweigerlich mit sich brachte. Jetzt tat es mir leid, was ich gesagt hatte. *Du verdammtes Arschloch, du interessierst dich nur für dich. Du solltest besser aus meinem Leben verschwinden.* Das hatte ich ihm an den Kopf geworfen. Immer wieder und wieder. Schuldgefühle plagten mich.

»Verdammter Mist. Ronja! Wieso hast du ihm nur solche Vorwürfe gemacht?«, stimmte ich einen kurzen Dialog mit meiner selbst ein. »Er kann doch nicht ahnen, wie sehr dich das alles mitnimmt.«

Ich starrte auf die seitliche Fahrbahnmarkierung. Fixierte diese, während ich weiter der Straße folgte. Die Linie schien zu tanzen. Ich wusste, dass sie gerade war. Doch wirkte sie in diesem Moment, wie eine Schlange, die mit weit aufgerissenem Maule auf mich zukam.

Ich blinzelte. Versuchte das Bild zu verdrängen. Ich hasste Schlangen. Hatte eine panische Angst vor diesen Viechern.

»Na ja. Ganz unschuldig ist er ja nun nicht«, begann meine aufgebrachte Seite zu argumentieren, um mir beizustehen. »Er hätte auch mal früher mit dir reden können. Warum macht dieser Idiot auch so ein Geheimnis daraus? Wieso hat er mir nicht einfach gesagt, wie schlecht es um unsere Finanzen steht?«

Ich seufzte. Schüttelte den Kopf. Dabei hätte ich nicht einmal sagen können, ob dies meinem Verhalten oder dem meines Mannes galt, das ich schließlich immer noch für falsch hielt. »Er hat sich einfach wie der letzte Depp benommen. Er hatte sich schließlich zurückgezogen. Nicht ich. Er hat mir doch – Tag ein und Tag aus – die kalte Schulter gezeigt, anstatt mit mir zu reden. Ich hätte mir das doch auch nicht ewig ansehen können. Ich musste es einfach ansprechen.« Gut. Vielleicht hätte ich etwas freundlicher sein sollen. Ich begann nachdenklich auf meiner Unterlippe herumzuknabbern. »Schon gut. Ja. Ich hätte nicht ausrasten dürfen.« Wütend schlug ich mit der Hand auf das Lenkrad meines Wagens. Der Knall ließ mich sichtlich zusammenzucken.

Ich bremste ab. Setzte den Blinker. Nicht, weil der Verkehr es erfordert hätte, sondern aus Gewohnheit. Ein anderes Auto war in dieser Gegend und zu dieser Zeit nicht zu erwarten. Zudem befand ich mich in einer Sackgasse.

Das Kiesbett, mit dem die Einfahrt unseres Hauses ausgelegt war, knarzte unter dem Gewicht des Wagens. Ich parkte genau vor der Garage. Beim Bau des Hauses, vor einigen Jahren, hatten wir, also eigentlich war ich es gewesen, uns gegen eine Doppelgarage entschieden. Ich hatte Geld sparen wollen. Doch bereute ich es mittlerweile. Wenn auch nur in der dunklen Jahreszeit, mit all dem Schnee oder, und nicht zu selten, wenn es regnete. Leider regnete oder schneite es oft in Norwegen. Und die Winter konnten besonders hart sein. *So ein elender Mist*, ärgerte ich mich über mich selbst.

Ich atmete tief durch, bevor ich den Schlüssel aus dem Zündschloss zog. Dann stieg ich aus.

Lauschte.

Schaute mich um.

Nichts.

Es war noch immer hell und doch herrschte eine gespenstige Stille. Die Natur hatte sich damit arrangiert, dass es einfach nicht dunkel werden wollte.

Ein Geräusch.

Vereinzelt hallte ein verirrtes Piepen aus den Baumwipfeln hervor. Der Rest der Natur schien tief und fest zu schlafen. Es wird Zeit. Auch für mich.

Ich betrat mein eigenes Haus wie eine Diebin. Bedacht darauf, keine Geräusche zu machen. Leise. Vorsichtig zog ich die Tür hinter mir zu. Kaum hörbar klackte das Schloss, als ich den Schlüssel umdrehte, um abzuschließen. Ich vergewisserte mich, dass die Tür auch wirklich verschlossen war, indem ich den Knauf hinunterdrückte und noch kurz an der Tür rüttelte. Unnötig. Ich wusste natürlich, dass die Tür verschlossen war. Dessen war ich mir bewusst. So vergesslich war selbst ich nicht. Doch es war eine regelrechte Manie. Ein Zwang, der mich unter Kontrolle hatte. Ich musste es einfach tun. Innerlich verspürte ich daraufhin tiefste Zufriedenheit, die mir Beruhigung verschaffte. Ich hing die Sicherheitskette vor die Tür. Nur, um auch wirklich sicherzugehen. Dann setzte ich mich auf die Holzbank, die neben dem Eingang stand. Direkt rechts von diesem. An der Wand. Neben der Tür zu dem kleinen Bad im Erdgeschoss. Trotz meines geringen Gewichts, und das war keine Ausrede, knarzte das Holz und quittierte jede meiner Bewegungen mit einem Schrei, während ich die schweren Schuhe von meinen Füßen streifte.

Ich zuckte zusammen.

Hielt erschrocken den Atem an.

»Hey Ronja«, hörte ich eine Stimme neben mir.

Es war Thor.

Ich drehte mich zur Treppe hin um. Von oben kam er schlaftrunken auf mich zu getaumelt. Er trug seine blauen Boxershorts und ein weißes Shirt. Seine Haare standen zerzaust nach oben. Wäre ich eine Einbrecherin gewesen, hätte dieser Anblick mich nicht in die Flucht schlagen können. Innerlich schmunzelte ich bei dem Gedanken daran. Doch nur innerlich. Ansehen ließ ich es mir nicht. Mein Gesicht wirkte wie versteinert. Ich drehte ihm, ohne zu antworten, den Rücken zu. Wandte mich trotzig von ihm ab.

»Können wir reden?«, versuchte er es ein weiteres Mal.

Jetzt reagierte ich. Nicht, wie er es sich erhofft hatte. Doch immerhin. Ich reagierte. Aufgebracht. »Was denn noch, Thor? Denkst du nicht, es reicht?«

»Ronja, bitte …«, versuchte er mich zu besänftigen und legte seine Hand auf meine Schulter.

Ein Fehler.

Ich schlug diese weg. Energisch.

Überrascht, natürlich überrascht von mir selbst, sprang ich auf. Ich spürte seinen Blick. Wie er mir nachschaute, während ich durch den Flur in die Küche eilte. Er folgte mir. Mittig im Raum stand der große Esstisch. Wir hatten früher viel Zeit gemeinsam hier verbracht. Die letzten Wochen war es jedoch anders gewesen. Ich blieb neben dem Tisch stehen. Ließ meine Hand über das rustikal gehobelte und geölte Holz der Tischplatte gleiten. Spürte die Unebenheiten. Die Unvollkommenheit, die ich so liebte.

»Setz dich doch bitte«, sagte Thor. Seine Stimme klang sanft.

Er bemüht sich. Immerhin. Gut für ihn.

»Ich mache dir nen Tee.«

Das ist wirklich eine gute Idee. »Tu, was du nicht lassen kannst«, entgegnete ich hingegen schroff und kalt, zog einen der Stühle zurück und setzte mich hin.

Dennoch. Ich atmete tief durch und versuchte mich zusammenzureißen. Wenigstens jetzt.

»Wie war dein Tag?«, fragte er.

»Gut.«

»Das freut mich.« Er grinste. »Hier bei uns war auch alles ruhig und ...«

»Hat Alva nach mir gefragt?«

»Natürlich hat sie das.«

Hat sie garantiert nicht. Aber das solltest du wohl jetzt auch besser nicht sagen. Sei es drum. Hatte er doch geantwortet, was ich hatte hören wollen. »Wann ist sie eingeschlafen?«

»Recht früh.«

»Wann?«, wiederholte ich meine Frage.

»Es war gegen neun Uhr, glaube ich. Ihr sind die Augen schon beim Zähneputzen zugefallen.«

Der Kessel auf der Herdplatte, in dem das Wasser für den Tee aufkochte, begann zu pfeifen. Thor stellte das Gas ab. Die Flammen unter dem Kessel erloschen. Schlagartig. Dann hob er den Kessel an und schüttete das heiße Wasser in die bereitstehende Tasse. Der Teestab, in den er zuvor etwas losen Tee gefüllt hatte, gab sogleich dessen Aromen frei und färbte das Wasser rötlich ein. Früchtetee. So wie ich ihn mochte.

»Hier Ronja. Dein Tee.« Er stellte die Tasse auf den Tisch und zog sich einen der Stühle auf der mir gegenüberliegenden Seite zurecht. Dann setzte auch er sich hin. »Was machen wir jetzt?«

»Es tut mir leid, was ich zu dir gesagt habe. Aber ich fühle mich von dir echt allein gelassen und ...«

»Ronja ...«

»Seit mehr als drei Wochen versteckst du dich jeden Abend hinter dem Rechner. Und das, ohne überhaupt mit mir zu reden. Dann bist du weg, ohne etwas zu sagen. Du kommst nach Hause und willst einfach nur schlafen, anstatt dass du auch nur ein Wort mit mir wechselst.«

»Ronja ...«, versuchte er erneut sich zu erklären.

»Ich will es nicht hören. Keine Ausreden. Du hast genug Zeit, dir zu überlegen, wie es mit uns weitergehen soll. Morgen fahre ich für sechs

Wochen nach Rena.« Für mich war das Gespräch an dieser Stelle beendet. Ich stand auf, nahm den Tee und ging.

Thor unternahm noch einen letzten Versuch, um mich umzustimmen: »Bitte warte doch. Lass uns doch jetzt die Gelegenheit nutzen und einmal reden wie zwei erwachsene Menschen.«

Der latent mitschwingende Vorwurf, ich würde mich kindisch verhalten, war nicht gerade hilfreich. Ihm war es offensichtlich bewusst. Im Nachhinein. Er sagte nichts mehr. Es blieb ihm nur, mir dabei zuzusehen, wie ich, ohne mich noch ein einziges Mal umzudrehen, die Küche verließ.

Im Flur, dort wo Thor mich nicht sehen konnte, blieb ich stehen. Ich blickte zurück. Für einen kurzen Moment kamen mir Zweifel. Ich zögerte. Wusste genau, dass es nicht fair war, wie ich reagiert hatte. Doch anstatt die Chance zu ergreifen, anstatt zurück zu ihm in die Küche zu gehen, setzte ich meinen Weg fort. Betrat das kleine Zimmer, direkt neben dem Wohnzimmer. Beide Räume lagen auf der, der Küche gegenüberliegenden Seite des Hauses. Ursprünglich war das Zimmer für Gäste bestimmt gewesen. So hatte ich es mir zumindest immer gedacht. Später nutzte Thor es vermehrt, um auch von zu Hause aus arbeiten zu können. Angefangen hatte er damit während der ganzen Lockdown-Phasen der Corona-Pandemie in den Jahren 2020 und 2021. Er hatte, ohne mit mir darüber zu reden, einen Schreibtisch gekauft und ihn direkt vor das Fenster und somit neben das Bett gestellt. Natürlich hatte ich mich damals darüber aufgeregt. Vor einigen Tagen hatte ich mich dann dazu entschieden, das Zimmer für mich zu beanspruchen und war mit dem Nötigsten dort eingezogen. Viel war es nicht. Nur ein paar Klamotten und Handtücher. Ich schloss die Tür. Dann fiel mein Blick auf das eingeschaltete Notebook. Thors Notebook. Es stand auf dem Schreibtisch. Auf dem Bildschirm sah ich ein Foto. Ein Foto von Thor, Alva und mir. Es war das Foto des letzten Winters. Das Foto, das wir vor der Hütte, im Tiefschnee, gemacht hatten.

Wieso lässt der seine Sachen einfach hier stehen, ärgerte ich mich. *Allmählich sollte er doch kapiert haben, dass ich hier schlafe.*

Ich zögerte. Schaute noch einmal zurück zu der verschlossenen Tür, die hinter mir lag. Dann ging ich näher heran. Stellte die qualmende Teetasse ab. Beugte mich nach vorne, hob meinen Arm und ließ vorsichtig meine Finger über das Touchpad unter der Tastatur gleiten. Der Bildschirmschoner verschwand. Ein Passwort hatte er noch nie verwendet. Zu meiner Überraschung blieb der Bildschirm jedoch schwarz. Nur in der oberen linken Ecke pulsierte ein grün leuchtender Punkt. Plötzlich, als würde ich selbst es gerade über die Tastatur eingeben, erschien ein kurzer Text.

DerBotschafter: Bist du da?

»Was? Was soll das denn jetzt?« Ich fühlte mich ertappt. Spürte, wie die Nervosität in mir aufkeimte. Wieder drehte ich mich um. Was, wenn er jetzt ins Zimmer kommt? Ich wollte es nicht riskieren. Klappte das Notebook zu, packte es und brachte es aus dem Zimmer. Legte es auf die Holzbank.

Wenig später lag ich im Bett und schloss meine Augen. Ließ den Tag hinter mir.

CHANCENLOS

Babajewo, Russland. 03. Juni, 21:03 Uhr

Wie versteinert stand Darja am Straßenrand. Starrte den Mann vor sich an. Ihr kleines Herz schlug schneller und schneller. Ihr Atem schien ungleichmäßig. Flach. Setzte immer wieder aus. Zeugte von einer schier unbeschreiblichen Nervosität. Von Angst.

Panik.

Der Mann machte einen Schritt auf sie zu.

Erst einen.

Dann den Nächsten.

Immer wieder setzte er einen Fuß vor den anderen. Immer schneller wurde die Schrittfolge, mit derer er sich ihr näherte. Darja biss sich zaghaft auf die Unterlippe. Sie versuchte zu schreien. Doch war der Schrei, den sie ausstieß, nicht zu hören. Sie schrie innerlich. Ihre Augen riss sie weit auf. Diese funkelten im schummrigen Licht der Straßenlaternen wie kleine Sterne. Sie war nicht in der Lage, auch nur die winzigste Bewegung zu vollziehen. Klammerte sich stattdessen schutzsuchend an den rosafarbenen Lenker ihres Fahrrads. Ein eisiger Schauer durchfuhr ihren zarten, kindlichen Körper. Sie begann zu zittern. Dann drehte sie ihren Kopf nach hinten. Schaute sich verängstigt um. Wartete darauf, dass jemand vorbeikommen würde, um ihr zu helfen. Doch außer ihr und diesem Mann war auf der Straße niemand zu sehen. Niemand war da, um ihr zu helfen. Niemand war da, der hätte sehen oder gar verhindern können, was dann mit ihr passierte.

Der Typ packte sie am Hals. Riss sie von ihrem Fahrrad weg. Noch bevor sie schreien konnte, drückte er ihr fest seine Hand auf den Mund.

Sie schlug um sich. Versuchte ihn zu treffen. Doch all das half nichts. Er war größer. Stärker. Sie versuchte es dennoch. Hielt nicht mehr still.

Sie hatte keine Chance.

Noch bevor sie hatte etwas ausrichten können, stieß er ihr kraftvoll sein Knie zwischen die Beine. Sie krampfte in sich zusammen. Würgte. Wollte schreien. Doch noch immer ruhte seine Hand auf ihrem Mund. Erstickte jeden ihrer schmerzerfüllten Versuche, auf sich aufmerksam zu machen. Mit weit aufgerissenen, völlig verängstigt dreinblickenden Augen starrte sie ihren Peiniger an. Tränen sammelten sich in ihren Augen und warteten darauf, vom nächsten Wimpernschlag fortgerissen zu werden.

Nur Sekunden später

Darjas Fahrrad lag achtlos zurückgelassen zwischen den Büschen am Straßenrand. Nur das Hinterrad schaute hervor und drehte noch seine Bahnen. Doch war auch dessen Vortrieb nicht endlos. Es wurde immer langsamer.

Dann blieb es stehen.

Von Darja fehlte seither jede Spur.

Ihr Handy klingelte. So wie auch die unzähligen Male zuvor. Es war Darjas Vater. Das Foto auf dem Display verriet es. Noch immer versuchte er, seine Tochter zu erreichen. Noch immer dachte er, sie würde mit ihrer Freundin zusammen durch die Gegend ziehen. Noch immer war er wütend, weil sie sich nicht an die Abmachung gehalten hatte. Dabei hatte sie ihm versprochen, pünktlich nach Hause zu kommen. Im Gegensatz zu den Malen davor wurde das Gespräch nun entgegengenommen.

»Darja! Endlich erreiche ich dich mal. Wieso bist du nicht ans Telefon gegangen?«, fragte ihr Vater in vorwurfsvollem Ton. »Und vor allem, wieso bist du noch immer nicht zu Hause?«

Stille.

Es dauerte ein paar Sekunden. Dann erhielt er eine Antwort auf seine Frage. Jedoch nicht von seiner Tochter, wie er erschrocken feststellen musste.

»Die Kleine wird nicht nach Hause kommen«, sagte eine tiefe Männerstimme. Gehässig. Kalt. »Es sei denn …«

»Wer ist da?« Die Wut war gänzlich aus seiner Stimme verschwunden. An dessen Stelle keimte Angst auf. Eindeutig. Unverkennbar. Schweißperlen schossen Darjas Vater auf dessen Stirn. Er zitterte am gesamten Körper. »Wo … wo ist … meine Tochter? Wo ist meine Tochter?«

»Ich will 4.000.000 Millionen Rubel. Sagen wir in zwei Stunden? Dann bekommst du sie zurück. Abgemacht?«

»W…was … ich ruf die Polizei … du Mistkerl … wo ist meine Tochter?«, stammelte er vor sich hin. »Wo … ich will … ich will mit meiner Tochter sprechen?«

»Kannst du zahlen?«

»Ich rufe sofort die Polizei, wenn meine Tochter nicht ans Telefon kommt. Wo ist sie?«

»Kannst du zahlen?«, wiederholte der Mann an Darjas Telefon seine Forderung. Seine Stimme klang noch immer ruhig. Verhöhnte die Angst, die Darjas Vater in diesem Moment verspürte.

»Wo … wo soll ich … wie … es ist mitten in der Nacht. Wo soll ich jetzt das Geld herbekommen? Bitte … bitte nicht … bitte!«

»Ich werte das als ein Nein. Tja. Schade. Aber sei es drum. War ja auch nur eine spontane Idee. Ich habe eigentlich auch längst einen Abnehmer für sie.«

»Du … du elendes Schwein. Ich bring dich um! Wo ist meine Tochter? Ich bring dich um! Wo ist Darja?« Die Wut in seiner Stimme war nicht mehr als Zeichen seiner unbeschreiblichen Angst. Sein Herz raste. Stand kurz davor zu kollabieren.

»Schade um das hübsche Ding. Echt schade. Aber es wird jemand seinen Spaß mit ihr haben.«

Der Mann legte auf. Danach schaltete er Darjas Handy aus und warf es aus dem Fenster seines Wagens. Die Fahrt, die er vor sich hatte, sollte noch einige Zeit dauern. Darja lag bewusstlos auf dem Rücksitz.

ICH MACHE ES

Kirkenes, Norwegen. 04. Juni, 06:15 Uhr

Ich hatte am Abend zuvor noch dafür gesorgt, dass der Wecker aufgezogen war. Es war dieser alte orange Wecker, dieses analoge Ding mit Armen, Beinen und einem lachenden Gesicht, den ich schon vor Jahrzehnten in meinem eigenen Kinderzimmer stehen hatte. Vor ein paar Tagen hatte ich den Wecker in einem der Kartons im Keller gefunden. Eigentlich war ich gar nicht auf der Suche nach ihm gewesen. Er hatte sich unter all der Wolle versteckt, die ich dort aufbewahrte. Noch immer hatte ich keine Ahnung, wie er überhaupt dort hingekommen war.

Dann passierte das Unausweichliche.

Zur Weckzeit, die ich nicht auf die Minute genau, sondern nur annäherungsweise hatte voreinstellen können, löste sich der Verschlussmechanismus und gab die rotierenden Metallplättchen frei. Der Lärm, dieser unverkennbare Weckton, entstand dadurch, dass die Metallplättchen gegen die seitlich montierten Glocken schlugen. Das Geräusch, das sich schlagartig in dem kleinen Zimmer ausbreitete, war schrill. Unangenehm. Ohrenbetäubend. Mein Puls schoss in die Höhe. An ein sanftes Aufwachen war so nicht zu denken. Doch benötigte ich diesen Schreck. Alles andere hatte bei mir in der Vergangenheit bereits kläglich versagt. Und ich hatte schon diverse Wecker ausprobiert.

Ich atmete tief durch. »Och nö. Nicht jetzt«, murmelte ich, drehte mich zur Seite und tastete mit noch geschlossenen Augen nach dem Übeltäter, der mich so unsanft und ohne Rücksicht auf mein Empfinden aus dem Schlaf gerissen hatte. Dieser stand auf dem Nachttisch, direkt zwischen Bett und Schreibtisch, und klingelte noch immer vor sich hin. Ich hätte nur warten müssen. Irgendwann würde der Wecker von allein verstummen. Die Feder würde irgendwann all ihre Spannung verlieren. Dann wäre es wieder ruhig.

Doch wollte ich nicht warten. Wie auch? Das Gebimmel war so einnehmend, dass kein Raum zur Entspannung blieb. Ich ertastete den Schalter. Legte diesen um.

Ruhe.

Ich holte tief Luft und nuschelte kaum verständlich vor mich hin. »Ich bleib nur noch ein paar Minuten hier liegen. Nur ein paar Minuten noch.«

Mit weit geöffneten Augen lag ich auf dem Rücken und starrte an die Decke. Meinen Körper umhüllte eine flauschige Bettdecke. Blumen. Wie sehr ich Blumen liebte. Das war auch der Grund gewesen, aus welchem ich mich für diesen Bettbezug entschieden hatte. Überall waren Blumen. In allen nur erdenklichen Größen, Formen und Farben. Während ich so da lag, spürte ich, wie meine Augen schwerer und schwerer wurden.

Halt!

Ich schüttelte energisch den Kopf von einer Seite zur anderen. *Fast wäre ich doch tatsächlich wieder eingeschlafen.* »So ein Mist. Aber wenn nicht jetzt, dann nie.« *Und eine wirkliche Option wäre dies nun nicht gerade.*

Ich schwang meine Beine aus dem Bett und richtete mich auf. Ich streckte meinen Körper. Drückte die Brust raus. Überdehnte dabei meinen Rücken, nur ein wenig, und zog meine Arme weit nach oben. Dann ließ ich sie wieder sinken. Strich mir mit den Händen über den Nacken und durchkämmte mit den Fingerspitzen meine langen Haare. Dann stand ich auf, verließ das Zimmer und schlürfte rüber in das kleine Bad, das sich direkt neben dem Eingang unseres Hauses befand. Hinter mir verschloss ich die Tür. Stützte mich auf das Waschbecken und betrachtete aufmerksam mein eigenes Spiegelbild. Auch, wenn ich es nicht hätte zugeben wollen, so missfielen mir die immer tiefer werdenden Ringe unter den Augen.

»Na ja. That's life. Du sahst auch schonmal besser aus, meine Liebe«, sagte ich zu mir selbst. »Aber was soll es? Es kann nicht jede Frau schon morgens aussehen, als hätte sie die Schönheit ins Gesicht tätowiert oder als wäre sie als Engel vom Himmel gefallen.«

Ich lächelte. Lächelte mein eigenes Spiegelbild an, als sei es meine beste Freundin. Vielleicht war mein Spiegelbild auch genau das: meine beste Freundin. Diese Erkenntnis traf mich wie ein Schlag. Mein Lächeln wirkte erzwungen. Ich riss meinen Blick von diesem los. Lehnte mich hinüber in die Dusche. Streckte meinen Arm aus und schaltete das Wasser an. Dann wartete ich, bis dieses die gewünschte Temperatur erreicht hatte. Währenddessen ließ ich mein Nachthemd zu Boden fallen. Lautlos. Streifte danach meinen Slip über meine Oberschenkel und Waden. Zog schließlich noch meine Füße hindurch und warf ihn ebenfalls zu Boden. Dann trat ich unter den wohlig warmen Wasserstrahl der Dusche.

Ein paar Minuten später, ich hatte mich zwischenzeitlich geduscht, mit dem Frotteehandtuch abgetrocknet und dieses um meinen Körper geschlungen, schaute ich erneut in den Spiegel. Wie ich fand, sah ich nun wieder recht passabel aus. Eigentlich fand ich mich sogar hübsch, auch wenn ich versuchte, nicht sonderlich viel darüber nachzudenken.

Nachdem ich im Bad fertig war und mir noch schnell etwas angezogen hatte, betrat ich die Küche. Alva, mein kleiner Engel, saß direkt neben ihrem Vater am Küchentisch. Mit dem Frühstück hatten die beiden bereits begonnen und genossen ihre Haferflocken. Mitten auf dem Tisch, Thor hatte diese für alle vorbereitet, stand eine Schüssel mit frisch geschnittenem Obst: Kiwi, Bananen und Pfirsichen.

»Mama«, sagte Alva. Ihre Stimme klang glücklich, und als sie mich erblickte, riss sie ihre großen, runden Augen freudestrahlend auf.

»Guten Morgen, mein Engelchen.« Ich gab meiner Tochter im Vorbeigehen einen Kuss auf den Hinterkopf. *Ihre Haare duften nach Blumen. Ich mag das Shampoo, das sie benutzt,* dachte ich dabei und streichelte ihr beiläufig, liebkosend, über den Rücken.

»Guten Morgen, Ronja«, sagte im selben Moment auch Thor.

»Guten Morgen«, erwiderte ich. Kurz angebunden.

Ich konnte nicht aus meiner Haut heraus. Egal, wie sehr ich es in der Vergangenheit auch versucht hatte. Und jetzt war ausgesprochen, was bereits lange hätte ausgesprochen werden müssen. Es war einfach an der Zeit gewesen. Dennoch. Ich fühlte mich dadurch nicht besser. Hoffte insgeheim noch immer darauf, dass sich bald dieses befreiende Gefühl einstellte, das ich so sehr herbeisehnte. Doch würde es nicht kommen. Es kam nie. Mit leicht demütiger Haltung setzte ich mich an den Tisch. Auf die, meinem Mann und meiner Tochter, gegenüberliegende Seite. Vor mir stand eine Tasse mit frisch aufgebrühtem Kaffee. Dieser qualmte ruhig vor sich hin. Ich lächelte. Dieses Mal lächelte ich wirklich. Nicht nur innerlich.

»Du siehst müde aus, Mama.«

Ich streckte mich und gähnte: »Bin ich auch, mein Liebes.«

»Dann musst du deinen Kaffee trinken. Dann geht es dir bestimmt bald besser, Mama.«

Das bezweifle ich. »Ja. Da bin ich mir sicher.« Ich legte meine Hände um die Tasse. Wärmte sie daran. »Alva, Schatz?«

»Ja?«

»Du weißt, dass Mama heute für einige Zeit verreisen muss?«

Stirnrunzelnd sah Alva mich an. An ihrem Blick konnte ich erkennen, dass mein kleines Mädchen es wohl nicht zu wissen schien. *Habe ich vergessen, es ihr zu sagen? Scheiße!* Ihre Frage bestätigte meine Befürchtung: »Wieso denn, Mama?«

»Es ist wegen des Jobs.«

»Jagst du einen Verbrecher?«

Ich lächelte. »Nein, Süße. Dieses Mal ist es wegen einer Fortbildung.«

»Musst du das machen?«

Nein. Aber es ist besser, wenn ich ein bisschen Abstand gewinne. »Ja. Leider muss ich das machen.«

»Und wohin gehst du?«

»Nach Rena.«

Alva schaute mich verdutzt an. Hatte wohl keine Ahnung, wo Rena lag, was sie auch sogleich kundtat: »Was? Rena? Wo ist das denn schon wieder?«

»Rena liegt in der Nähe von Oslo. Also zumindest in etwa.« Ich lachte.

»Wie lange bist du denn weg, Mama?«

»Hm«, summte ich und lächelte. »Ein bisschen länger als sonst. Also wenn alles funktioniert, dann dauert das Training dort gut sechs Wochen.«

»Was? Sechs Wochen?«

»Jep.« Ich biss mir verlegen auf die Unterlippe.

»So lange?«

Auch Thor sah mich überrascht, gar ein wenig vorwurfsvoll an. Er schwieg. *Das ist auch besser für dich.* Gesagt hatte ich es ihm vorab in der Tat nicht. Bewusst.

»Ja mein Engel. Aber ich komme am Wochenende auch ab und zu mal nach Hause.«

»Versprochen?«

»Ja. Versprochen.« Zum Schwur streckte ich ihr den kleinen Finger meiner rechten Hand entgegen.

Alva tat mir gleich. Hakte sich mit ihrem kleinen Finger in den meinen ein.

»Gut. Dann ist es also abgemacht.«

»Und natürlich können wir immer telefonieren, wenn du magst.«

»Dann darfst du das machen, Mama.« Alva lachte. Tauchte den Löffel tief in ihre Haferflocken ein und schob ihn sich anschließend in den Mund. Kauend drehte sie sich zu ihrem Vater um. »Bringst du mich dann heute zur Schule?«

»Na klar, Prinzessin.«

»Darf ich vorne sitzen?«

»Darfst du«, antwortete Thor, ohne auch nur eine Sekunde zu zögern oder gar darüber nachzudenken.

Jetzt war ich es, die ihm einen vorwurfsvollen, ernsten Blick zuwarf, was Alva jedoch nicht mitbekam. Ich musste an mich halten, was mir besonders schwerfiel. Konnte es nicht ausstehen, wenn er ihr erlaubte vorne zu sitzen. Hielt ich es doch schlicht und ergreifend für zu gefährlich, was auch die Unfallberichte zeigten, die ich in den vergangenen sechs Jahren meines Dienstes nur zur Genüge hatte, selbst verfassen müssen. Doch dieses Mal sagte ich nichts und ließ ihn gewähren. *Du bist doch tatsächlich lernfähig, meine Liebe. Wieso kannst du sonst nicht auch einfach mal deine Klappe halten?*

Thor, er wusste genau, was er gesagt hatte, vermied es, mich direkt anzusehen.

Gut so!

Stattdessen schaute er in die leere Schüssel, die er vor sich auf dem Tisch stehen hatte und fragte: »Wann musst du los, Ronja?«

Ich antwortete nicht. Nicht sofort. Schaute stattdessen hinüber zu der Uhr, die über der Tür zur Küche hing. Befestigt hatte ich sie mit einem kleinen Nagel. Wenn ich mich recht erinnerte, war es einer dieser winzigen, goldfarbenen Nägel gewesen, wie wir sie in Massen unten im Keller aufbewahrten. *Shit!* Deutlich sichtbar zuckte ich zusammen. »Ich bin viel zu spät und muss noch meine Sachen packen.«

»Och Mama«, platzte es im selben Moment aus Alva heraus. Dabei spuckte sie ungewollt einige Haferflocken aus. Kurz vor mir blieben diese auf dem Tisch kleben. »Schon wieder zu spät? Du bist doch echt immer zu spät.«

Diese kindliche Offenheit. Recht hat sie. Leider.

Alva kicherte und schaute zu ihrem Vater, der seine Hand auf ihren Kopf legte und sie, wie einen kleinen Hund tätschelte. Auch er lächelte, kannte schließlich auch er mich nur zu gut. »Pack du deine Sachen und mach dir mal keine Sorgen. Wenn du zurückkommst, habe ich das alles geregelt. Versprochen.«

»Gut.«

»Was denn, Papa?«, wollte Alva wissen.

»Ach nichts.«

»Nichts?«

»Erwachsenenkram meine Kleine. Nichts Wichtiges.«

»Papa hat momentan nur sehr viel auf der Arbeit zu tun und er hat mir versprochen demnächst wieder mehr Zeit für uns zu haben«, sprang ich ihm bei.

»So ist es«, bestätigte Thor.

»Deswegen sei bitte auch immer brav und helfe ihm beim Aufräumen. Sonst schafft er das nicht.«

»Klar doch. Auf mich ist Verlass. Das weißt du doch«, antwortete Alva. Sie liebte es, wenn ihr Verantwortung übertragen wurde.

»Ich weiß, dass ich mich auf dich verlassen kann.« Ich erwiderte ihr Lächeln und war äußerst stolz auf meine Kleine.

Kurz darauf stand ich wieder in unserem Gästezimmer. Das Bett hatte ich noch nicht gemacht. Natürlich nicht. Die Decke lag zusammengeknüllt an dessen Fußende. Ich hatte auch nicht mehr vor, mich darum zu kümmern. Ich kniete mich auf den Boden, wobei ich mich mit einer Hand auf der Matratze abstützte. Mit der anderen Hand tastete ich unter dem Bett nach meiner Reisetasche. Mit einigen Staubknäueln zog ich diese schließlich unter dem Bett hervor. Eine Tasche aus Kuhfell. Besetzt mit bronzefarbenen Nieten. Eigentlich nicht mein Fall. Zu auffällig. Extrovertiert. Das genaue Gegenteil von mir. Doch war es ein Geschenk. Ich betrachtete sie etwas genauer. Das erste Mal überhaupt. Hatte ich bisher doch nur wenig Verwendung hierfür gehabt. Sie hatte bereits einige Gebrauchsspuren.

Nicht von mir. Vielleicht hat er das Ding aus einem Second-Hand-Laden. Auch wenn es nicht wirklich zu ihm passen würde. Aber egal.

Schnell war der Gedanke daran wieder in Vergessenheit geraten. Ich zog die Tasche näher an mich heran und legte sie offen vor mir auf den Teppich. Ich stand auf. Ging hinüber zum Kleiderschrank. Die Tür knarzte, als ich diese öffnete. Schon lange hatte ich vor, die Scharniere endlich mal zu ölen. Vielleicht musste ich diese auch neu richten. Doch dazu war ich noch nicht gekommen. Auch Thor, eigentlich untypisch für ihn, hatte sich nicht darum gekümmert. Bei dem Gedanken daran ärgerte ich mich darüber.

Es dauerte nicht lange und in der Tasche lag ein zusammengeknüllter Haufen frischer Wäsche. Zumindest glaubte ich, dass es so wäre. Wissen konnte ich es nicht. Das Chaos um mich herum fing allmählich an, mich selbst zu nerven. Ich schloss den störrischen Reißverschluss, warf den Tragegurt der Tasche über meine Schulter und trat auf den Flur, wo Alva und Thor auf mich warteten.

Die Verabschiedung dauerte nicht lange.

Meine Fahrt ins Präsidium war ebenso kurz. Keine fünf Minuten später parkte ich meinen Wagen, wie gewohnt, in der freien Lücke. Zu meiner Linken die schwarze Limousine, die Marius seit ein paar Monaten fuhr. Zu meiner Rechten stand Petes roter Renault. Ein regelrechter Schrotthaufen. Aus Gewohnheit parkte hier ein jeder von uns immer wieder auf demselben Platz. Niemand brach aus dieser unbeschriebenen Routine aus. Ich liebte es.

Meine Sachen ließ ich im Auto liegen. Ich hatte nicht vor, lange zu bleiben. Schnellen Schrittes ging ich hinüber zum Haupteingang. Die Fassade des Gebäudes zierten gelbe Klinker. Es war kein schönes Gebäude, wie ich fand. Da konnte auch die Lage direkt am Fjord nichts ändern, über den man von der Teeküche aus blicken konnte.

Ich ging hinein und eilte die Treppenstufen hinauf. An einem der Schreibtische saß Pete und sah mich verwundert an, als habe er ein Gespenst gesehen.

»Guten … guten Morgen, Ronja«, begrüßte er mich.

Keine Zeit, Pete. Echt nicht. »Morgen«, nuschelte ich als Antwort, ohne ihm auch nur einen Blick zu schenken.

Doch half dies nicht.

Pete sprang auf. »Ist bei dir zu Hause alles in Ordnung?«, wollte er plötzlich wissen und stellte sich mir in den Weg. Vielleicht unbewusst. Jedenfalls wirkte er unsicher. Schaute regelrecht durch mich hindurch.

Was? Ich blieb stehen. »Wie bitte?« Ich wusste nicht, worauf Pete hinauswollte. Aber das war tatsächlich nichts Ungewöhnliches für ihn. Zu allem Überfluss schien er auch noch ein besonderes Interesse an mir zu haben, wie ein jeder in unserem Umfeld bereits vermutete. Eine Chance sollte er bei mir aber nicht bekommen. So viel stand fest. Ich wusste es. Er hingegen schien die deutlichen Zeichen meinerseits zu ignorieren. Selbst meine, offen gestanden nicht gerade freundliche Art ihm gegenüber, hatte bisher nicht vermocht daran etwas zu ändern. Er war in mich verliebt. Verliebt, wie ein kleiner, naiver Schuljunge. Aber irgendwie schmeichelte es mir auch.

»Ähm. Tut mir leid, Ronja. Ich wollte nicht so direkt sein.«

»Dann lass es gut sein.«

»Aber ich habe euch letztens gehört.«

Was hast du? Ich verdrehte die Augen.

»Ich meine …«

»Du hast was?« Ich fixierte ihn. Blickte vorwurfsvoll drein. »Was willst du denn gehört haben?« *Jetzt bin ich echt mal gespannt, wie du da wieder rauskommen willst. Lass hören.*

Pete fühlte sich ertappt und versuchte sich herauszuwinden. »Es war nur … als ich spazieren war. Es war sehr laut bei euch. Also an dem Morgen … bevor ich zur Arbeit … also vor der Arbeit.«

»Du kommst an unser Haus, um uns auszuspionieren?« *Nicht dein Ernst. Oder etwa doch? Fuck. Also langsam, aber sicher wirst du mir unheimlich.*

»Ich … nein. Ich habe nicht … nicht spioniert. Und jetzt wollte ich mich … wollte mich … doch einfach nur vergewissern, ob auch wirklich alles … also, ob alles in Ordnung ist. Gestern war nicht wirklich … nicht wirklich die Zeit dazu.«

»Genau. Gleiches gilt auch jetzt. Es ist einfach nicht die richtige Zeit, das weiter zu erörtern. Aber es ist alles gut. Danke.« Eigentlich war er okay. Ich mochte ihn. Eigentlich. Nur als Kollegen. Aber eine Eheberatung von Pete? Nein, das musste nun wirklich nicht sein. Ich ignorierte das Gesagte. Stattdessen fragte ich: »Ist Marius in seinem Büro?«

»Ähm. Marius?«

»Ja. Marius.«

»Ja«, stammelte er. »Der ist in seinem Büro.«

Ich zwängte mich galant an ihm vorbei. Verdutzt sah er mir hinterher. Er sah mir immer hinterher. Sekunden später hielt ich die Türklinke in der Hand und stürmte in Marius Büro. Im Gegensatz zu Pete war er ein recht schlaksiger Mann. Auch war er deutlich älter. Mitte sechzig. Hatte Stil. Wir kannten uns bereits eine gefühlte Ewigkeit.

»Ronja?«, stellte Marius überrascht fest und schaute ebenso überrascht drein, als ich vor seinen Schreibtisch trat.

»Ich mache es.«

»Was meinst du?«

»Das Programm. Ich mache es.«

»Das Programm?«, fragte er und wusste offensichtlich immer noch nicht, was hier gerade vor sich ging.

»Ja. Das Programm der Beredskapstroppen. Ich gehe nach Rena.«

»Ach, das meinst du. Sag das doch gleich. Woher der plötzliche Sinneswandel? Also nicht, dass ich es nicht auch für richtig halte. Aber dennoch würde es mich interessieren, wieso du dich jetzt doch noch umentschieden hast.«

»Es ist einfach an der Zeit.«

»Du hast es Thor also endlich erzählt?«

»So könnte man es auch sagen. Ja.« Ich konnte es nicht vermeiden. Musste schmunzeln.

»Spät. Aber glücklicherweise nicht zu spät.« Marius setzte seine Lesebrille auf. Griff den in schwarzes Leder eingeschlagenen Kalender, der vor ihm auf dem Schreibtisch lag, und begann in diesem umherzublättern. Mit seinem Finger glitt er über diverse Einträge hinweg, die er handschriftlich vermerkt hatte. Dann stockte er, zog seine Brille wieder aus und schaute mich an. »Du weißt, dass das Programm heute beginnt?« Er schaute auf seine Armbanduhr. »Also vermutlich ziemlich genau jetzt.«

Jep. Das weiß ich. Und darum bin ich schließlich auch hier. »Ja. Ich wollte nur … ja … ich weiß, ich bin spät dran.«

»Spät dran ist leicht untertrieben.«

»Ich habe denen in Rena Bescheid gegeben. Aber ich denke, es schadet nicht, wenn du … also würdest du vielleicht auch noch einmal dort anrufen und dir eine Ausrede für mich einfallen lassen? Irgendeinen wichtigen Job, den es erst noch zu erledigen galt. Du kannst es auch gerne spannend machen und denen von einem Mordfall oder etwas in der Richtung erzählen. Oder besser: bring die Bratwa ins Spiel. Dann musst du auch nicht lügen.«

Er lachte und schüttelte den Kopf. »Ronja, Ronja, Ronja. Jagst du immer noch der Sache hinterher?«

»Na ja. Aber das ist jetzt auch egal. Machst du es für mich?«, wiederholte ich meine Frage.

»Gut. Ich werde das für dich regeln«, sicherte er mir zu und grinste bis über beide Ohren.

»Danke, Marius. Danke.«

Rena, Norwegen. 05. Juni, 07:43 Uhr

Den gesamten Flug über hatte ich geschlafen. Endlich. Jetzt aber war ich wach. Die Propeller der kleinen Maschine dröhnten laut.

Die Erholung war wie weggeblasen.

Ich schaute aus dem Fenster. Die Tragfläche zu meiner Rechten wankte hoch und runter. Für Sekunden konnte ich den Horizont sehen. Danach war er wieder verschwunden und ich sah nur noch die hüglige Landschaft Norwegens. Anschließend begann das Spiel wieder von vorne: Horizont, Hügel, Horizont, Hügel, Horizont. Das Flugzeug neigte sich von einer Seite zur anderen. Wie ein Spielzeug, das ein kleiner Junge ruckartig von einer Hand in die andere warf. Ich hoffte nur, dass er sich nicht auch noch dazu entscheiden würde, in den Sturzflug überzugehen oder gar ein Selbstmordkommando mit seinem Spielzeug nachzustellen gedachte.

Bis zur Landung sollten es nur noch wenige Minuten sein. Qualvolle Minuten. Der Pilot hatte allerhand damit zu tun, sich gegen den starken Ostwind zu bewähren.

»Der Wind ist etwas stärker als sonst«, verkündete er.

Das interessiert mich gerade reichlich wenig. Ich quälte mich. Es wurde immer schlimmer. Mein Vorhaben mich zusammenzureißen schien beinahe zu scheitern. Erneut steckte ich die Nase tief in eine der bereitliegenden Papiertüten. Ich begann durch den weit geöffneten Mund ein und wieder auszuatmen. Immer wieder und wieder. *Tief ein und dann wieder ausatmen*, versuchte ich mir klarzumachen. *Ruhig und gleichmäßig.*

Der Flug steckte mir nach all den Stunden sichtbar in den Knochen. Mein Gang, auch einige Zeit nach der Landung, glich dem einer watschelnden Ente. Ich versuchte mich zu konzentrieren.

»Jetzt ist es aber gut. Reiß dich zusammen«, ermahnte ich mich.

In der einen Hand hielt ich meine Reisetasche. In der anderen einen Zettel. Hier hatte ich mir die Anschrift notiert. Ich war richtig. Daran bestand kein Zweifel. Dennoch. Ich zögerte.

»Nur ruhig. Du machst das schon«, flüsterte ich zu mir selbst.

Dann ging ich weiter. Setzte behutsam einen Fuß vor den anderen. *Ohne den Streit mit Thor wärst du jetzt bestimmt nicht hier und hättest dieses Programm an dir vorbeiziehen lassen*, dachte ich noch, während ich das Gebäude betrat.

Ich trat vor den Empfang. »Ronja Lund. Ich bin eine der Programmteilnehmerinnen.«

Mir gegenüber saß ein älterer Mann. Er schaute mich über den Rand seiner Brille hinweg an, als habe er mich nicht richtig verstanden. Und in der Tat. Er hatte mich nicht richtig verstanden.

»Wie war dein Name?«, fragte er.

Also dann noch einmal. Zum Mitschreiben. Ich legte ein charmantes Lächeln auf. »Ronja, mein Name ist Ronja Lund. Ich komme vom Polizeidezernat in Kirkenes.«

»Hm.« Er schaute angestrengt auf den Monitor, der seitlich versetzt auf seinem Tresen stand. Er selbst saß auf einer Art Hocker, der keine Rückenlehne hatte. »Ich kann nichts finden, meine Gute.« Er schaute wieder zu mir auf. »Und du kommst für das Fortbildungsprogramm? Das hat aber doch bereits gestern angefangen.«

»Das weiß ich. Leider ...«

»Hm.« Er wirkte angestrengt. Schien über etwas nachzudenken. Dann traf ihn offensichtlich der Geistesblitz, auf den er gewartet hatte. »Ach ja. Ronja Lund. Natürlich. Jetzt weiß ich es wieder.« Er stellte seinen Kaffeebecher zur Seite, dessen Abdrücke bereits überall auf dem Tisch und auch den Unterlagen zu finden waren. Er zog einen kleinen Papierstapel zu sich heran. Begann darin herumzublättern. »Wusste doch, dass ich den Namen kenne. Habe ihn mir doch gestern erst notiert. Hier steht es doch.«

Er zückte ein weiteres Blatt Papier und einen Stift. Beides reichte er mir entgegen. »Bitte unten rechts unterschreiben. Danach bekommst du deinen Besucherausweis. Damit hast du Zugang zu den Seminarräumen und natürlich auch Zugang zum wichtigsten Ort überhaupt.« Er zwinkerte mir zu.

»Und das wäre?«

»Die Kantine.«

Ich schmunzelte. Schließlich fügte ich dem ein kurzes und knappes »Danke« hinzu. Ich schaute auf den vor mir liegenden Ausdruck. Nahm mir nicht sonderlich viel Zeit, um die kleingedruckten Klauseln zum Datenschutz und die mir vorgelegte Verschwiegenheitsverpflichtung zu lesen. Dafür fehlte mir jetzt die Geduld. Ich überflog alles und unterzeichnete an entsprechender Stelle. Der Kugelschreiber hätte eine neue Mine gut vertragen können. Diese kratzte über das dünne Blatt und riss es stellenweise sogar auf. Im Ergebnis glich meine Unterschrift dadurch, mehr als sonst, der eines Vorschulkindes.

»Kindchen. Du machst mir den Kugelschreiber noch kaputt«, mahnte der alte Herr mich im selben Moment an. Dann nahm er das unterzeichnete Formular entgegen und griff zum Telefon: »Warte bitte. Ich lasse dich abholen.«

06. Juni, 22:56 Uhr

Mein Tag war lang und anstrengend gewesen. Wie auch am Abend zuvor war ich noch keine zwanzig Minuten wieder zurück auf meinem Zimmer. Normalerweise würde ich um diese Zeit längst im Bett liegen. Normalerweise. Aber was war die letzten Tage noch normal?

Nichts.

Ich hatte mich gerade erst geduscht und saß nun, eingekuschelt in mein Nachthemd auf dem Bett. Vor mir Unterlagen, die ich an diesem Abend noch hätte, durcharbeiten müssen.

Ich schaute auf das Handy neben mir. Das Display leuchtete auf. Es war ein Foto von Alva, das sie mit ihrem Vater zeigte. Die beiden alberten herum. Schnitten Grimassen.

Thor? Was will der denn jetzt?

Ich zögerte. Doch dann nahm ich das Gespräch entgegen.

»Hey du.«

»Hi Ronja. Wie läuft es bei dir? Hattest du einen guten Start?«

»Ja.«

»Du hörst dich müde an.«

»Bin ich auch.«

»So anstrengend?«

»Frag nicht.«

»Oh.«

»Es ist noch viel schlimmer als das.«

»Hattest du es dir denn weniger anstrengend vorgestellt?«, fragte er mich mit ruhiger Stimme.

»Zugegeben. Ich glaube, ich habe es maßlos unterschätzt.« Mir war die Erschöpfung anzumerken. Meine Stimme klang kraftlos. Müde. »Ich habe es mir nicht einmal ansatzweise so intensiv vorgestellt.«

»Nicht?«

»Also du weißt, dass ich ausdauernd bin. Ich kann laufen und auch gut schwimmen. Aber das, was die einem hier abverlangen, ist abartig.« Und das sagte ich nicht nur so, sondern meinte es auch tatsächlich ernst. Spaß machte es nicht. »Heute Nachmittag war dann der Punkt erreicht, an dem ich mich am liebsten hätte auf den Grund des Schwimmbeckens sinken lassen. Ich bin jetzt einfach nur durch für heute.«

Wir plauderten noch eine Weile miteinander. Es tat gut und ich konnte für einen Moment all unsere Probleme vergessen. Ich erzählte ihm von meinem Tagesablauf. Davon, dass ich früh morgens ins Trainingscamp musste, um mich im Häuserkampf zu trainieren und von den Aufgabenstellungen, die wir erst spät abends erhielten und bis zum nächsten Morgen lösen mussten. Eigentlich. Heute war ich nicht mehr in der Lage dazu.

»Es wird ja nicht lange dauern«, kommentierte er mein Genörgel.

»Ja. Nicht lange. Nur noch knapp sechs Wochen. Das sind eineinhalb Monate«, fügte ich kleinlaut hinzu. Dann wechselte ich das Thema: »Wie geht es Alva?«

»Ihr geht es gut. Mach dir da mal keine Sorgen.«

»Sag Alva bitte, wie sehr ich sie vermisse.«

»Werde ich ihr ausrichten.«

Ich glaubte nicht wirklich, dass Alva mich vermissen würde. Mit ihren neun Jahren hatte sie sicherlich anderes im Kopf. Tagsüber ging sie in die Schule und nachmittags traf sie sich mit ihren Freundinnen. Da blieb nicht viel Zeit, sich zu fragen, was die Mama gerade machte. Insbesondere, wenn abends der Fernseher nach Belieben lange laufen durfte, wovon ich überzeugt war, fehlte meiner Kleinen schlichtweg die Zeit, mich zu vermissen.

Verständlich.

BETÄUBENDE KÄLTE

Nahe Kirkenes, Norwegen. 06. Juni, 23:17 Uhr

Allmählich kam sie wieder zu sich. Die Kälte, die ihren kleinen, zierlichen Körper durchfuhr, hatte die Rezeptoren in ihrem Gehirn in Alarmbereitschaft versetzt. *Bald bist du tot*, schrie ihre innere Stimme sie unaufhörlich an. Wollte sie damit anspornen. Wollte bewirken, dass sie die letzten ihrer Reserven mobilisierte, um das sicher scheinende Ende vielleicht doch noch abwenden zu können.

Darja stützte sich mit den Händen auf dem Boden ab. Kaltes Metall. Klebrig. Ihre Finger vermochte sie kaum noch zu bewegen. Diese waren steif. Taub. Sie richtete ihren Oberkörper auf. Vorsichtig. Sie blinzelte. Sah zunächst nur verschwommen. Das Licht, das sie umgab, war schummrig. Ein zartes Blau.

»Nein!« Sie schrie, als sie die Rinderhälften erblickte, die von der Decke aus herunterhingen und umher schwankten, als würden sie einen Tanz mit ihr einleiten wollen. Die Rippen der toten Tiere lagen blank. Köpfe hatten die Kadaver nicht mehr. Ebenso wenig, wie ein Fell. Auch dieses hatte man bereits sorgfältig entfernt. Das Messer, das hierfür benutzt worden war, musste äußerst scharf gewesen sein. Die Muskelstränge, die die Rinderhälften durchzogen, traten deutlich hervor. Erinnerten an die Ausstellungen von Gunther von Hagens; an seine Körperwelten, wie er sie bezeichnete. Darja kannte diese bisweilen nur von Bildern aus dem Internet.

Plötzlich hüpfte ihr kleiner Körper einige Zentimeter in die Luft. Schlug wieder unsanft auf dem kalten Metallboden auf. Unkontrolliert zuckten die Rinderhälften umher. Eine traf sie direkt im Gesicht. Sie schrie: »Nein! Bitte! Nein!« Lauter. Noch lauter. Ihr Atem schoss in Form kleiner Wölkchen aus ihrem weit aufgerissenen Mund. Darja drängte sich in die hinterste Ecke des Kühltransporters, in dem sie sich befand. Die Schläge, die Unebenheiten der Straße, drangen bis zu ihr vor. Ungefiltert, saß sie doch auf dem blanken Stahl des Laderaums. Dieser war mit einer dünnen Schicht aus Eis überzogen. Ihr Atem stieg vor ihren Augen nach oben. Sie versuchte ihre Hände mit diesem zu wärmen, doch gelang es ihr nicht. Die Feuchtigkeit ihres Atems kühlte ihre zarten Finger nur zusätzlich aus. Sie zog ihre Beine dicht an ihren Körper heran. Umschlang sie mit ihren Armen. Schaukelte schluchzend hin und her, wobei sie ihren Blick starr geradeaus richtete.

Wo sie war, konnte sie nicht wissen. Auch wusste sie nicht, wie lange sie bewusstlos da gelegen hatte. Auch wusste sie nicht, was noch passieren sollte.

Was ist hier los? Wo bin ich?

Sie hatte Angst. Tiefsitzende, sie unaufhaltsam malträtierende Angst. *Ich will nach Hause! Mama! Papa! Bitte holt mich hier raus! Wo seid ihr? Bitte kommt! Kommt schnell!*

Ihr Kopf dröhnte. Ihre Haare waren völlig zerzaust.

»Nein!« Sie schrie. Panisch. Unkontrolliert.

Ebenso abrupt, wie der Schrei ihren Mund verlassen hatte, verstummte er wieder. Ihre Kehle war völlig ausgetrocknet. Ihr Magen knurrte und fühlte sich leer an. Fühlte sich an, als wenn das letzte Essen einige Zeit zurückliegen musste. Ihr wurde übel. Sie drehte sich zur Seite. Begann zu würgen. Versuchte es zu unterdrücken. Schluckte die ersten Tropfen der aufsteigenden Magensäure herunter. Doch dann krampfte ihr Magen weitere Male zusammen. Schnell hintereinander. Presste seinen ätzenden Inhalt die Speiseröhre hinauf, die ihn dabei rhythmisch pulsierend unterstützte. Was sich in Darjas Mund sammelte, schmeckte bitter. Und metallisch.

Kraftlos beugte sie ihren Kopf dem Boden entgegen. Sie erbrach. Der bissige Gestank dessen kroch ihr in die Nase. Blut. Vor ihr breitete sich tiefrotes, fast schwarzes Blut aus. Im Licht des Kühltransporters wirkte es, als würde es leuchten. Nach und nach begann die warme Flüssigkeit abzukühlen und ihren Aggregatzustand zu ändern. Das Blut-Magensäure-Gemisch begann zu frieren.

Kraftlos lehnte Darja ihren Kopf an die kalte Wand, vor der sie saß. Sie schloss die Augen. Was sie sah, waren die Bilder des Abends. Die

Bilder ihrer eigenen Entführung. Verschwommen, aber dennoch deutlich genug, um ihr die Aussichtslosigkeit ihrer Situation klarzumachen. Sie hatte versucht, sich zu wehren. Doch hatte ihr das nichts als Schmerzen eingebracht. Unvorstellbare Schmerzen. Er hatte sie auf die Rücksitzbank eines Transporters geworfen. Es war ein solcher Transporter gewesen, wie er häufig von Handwerkern genutzt wurde. Ein solcher, wie es ihn abertausende Male gab. *Aber wie bin ich hier in diesem Kühltransporter gelandet? Was ist noch passiert?* Sie versuchte sich dessen bewusst zu werden. Doch endeten ihre Erinnerungen abrupt. Dieser Widerling hatte ihr ein Tuch ins Gesicht gepresst. Brutal. Noch jetzt bildete sie sich ein, den Geschmack dessen, womit es getränkt war, auf der Zunge zu spüren. Leicht bitter, salzig und irgendwie vergleichbar mit dem Geschmack einer Seifenlauge. Fast wie dieses Brausegetränk, das sie so gerne mochte. Richtig vermochte sie es jedoch nicht zu deuten. Vielleicht spielte ihr Bewusstsein ihr auch einen üblen Streich.

Eine plötzliche Erschütterung riss sie aus ihren Gedanken. Kurz darauf neigte sich der Wagen in einer schnell gefahrenen Kurve zur Seite. Die Rinderhälften lehnten sich dagegen auf. Wirkten, als seien sie lebendig. Darja zuckte zusammen. Auch auf sie wirkten die Kräfte der Physik ein. Rücksichtslos. Sie versuchte sich festzuhalten. Doch fand sie nichts, was ihr Halt gab. Sie rutschte über die Ladefläche. Knallte erst mit dem Oberkörper und dann mit dem Kopf gegen die ihr gegenüberliegende Seitenwand. Ihre Stirn platzte auf, doch zu ihrer Verwunderung konnte sie den Schmerz dessen nicht spüren. Die Kälte hatte ihre Sinne bereits gänzlich betäubt. Kein gutes Zeichen. Lange würde sie nicht mehr durchhalten können. Kraftlos richtete sie sich wieder auf. Sie spürte das warme Blut, das ihre Stirn überzog und langsam an ihrer Schläfe hinunter Richtung Kinn wanderte. Mit ihren Fingern versuchte sie dieses wegzuwischen. Doch war es zu viel. Die Flüssigkeit, die schon bald ihre Fingerkuppen bedeckte, wirkte zähflüssig. Klebrig. Dann wich die Wärme. An ihre Stelle trat Kälte.

Der Weg, dem der Transporter zu folgen schien, war deutlich holpriger als noch wenige Augenblicke zuvor. Dann wurde er langsamer. Deutlich langsamer. Das Geräusch des grell aufschreienden Motors, der unter Last dem Lachen einer Hyäne glich, verstummte.

Abrupt.

Es wurde still.

Zu still.

Noch immer saß Darja zusammengekauert in der hintersten Ecke der Ladefläche. Verängstigt. Schutzlos. Ihre Lippen waren blau. Ihre Haut blass. Weiß wie Schnee. Schneewittchen. Sie wirkte wie Schneewittchen, der die böse Hexe nach dem Leben trachtete.

Mama! Papa! Sie weinte. *Bitte kommt schnell! Bitte! Ich will zurück nach Hause!* Sie versuchte, sich zu beruhigen. Dachte an ihre Eltern. An ihr gemütlich und liebevoll, auch wenn nur spartanisch, eingerichtetes Kinderzimmer. Es war klein. Erst vor einigen Wochen hatte sie all ihre Kuscheltiere in Boxen gestopft. Diese hatte sie anschließend in den Keller gebracht. So wollte sie fortan dem Teenager in ihr den erforderlichen Raum geben, um sich besser entfalten zu können. Wollte sich von dem Kind in ihr loslösen. Jetzt sehnte sie sich danach zurück.

»Nein! Lass mich los! Lass mich sofort los!«, schrie sie panisch und schlug um sich. Darja versuchte sich gegen ihren übermächtigen Gegner zu wehren, der sie durch die seitliche Öffnung des Kühllasters nach draußen zerrte.

Darjas Augen.

Ihr Blick.

Sie wirkte wie ein Tiger.

Doch in den groben Händen ihres Peinigers war sie nicht mehr als eine kleine Katze. Zwar mit ausgefahrenen Krallen, doch konnte sie dessen Kraft nichts entgegensetzen, was ihn davon hätte abbringen können, sie zu züchtigen.

»Halts Maul«, fauchte dieser ihr entgegen. Ohrfeigte sie. Schlug ihr mit der flachen Hand ins Gesicht. Der Ring, den er trug, drückte tief in die zarte Haut ihrer Wange.

Darja schrie auf.

Die Farbe ihrer Haut änderte sich. War sie eben noch weiß wie Schnee gewesen, glühte sie nun rot. Rot, wie das Feuer der Hölle. Die Kälte. Wie weggeblasen. Stattdessen Schmerz. Ein brennender Schmerz. Nie zuvor hatte sie Gewalt oder Hass verspüren müssen. Nie zuvor hatte sie ihr Leben dermaßen bedroht gesehen.

Der Typ, es war derselbe Mann, der sie entführt hatte, stand nun genau vor ihr. Sie schaute ihm tief in die Augen. Doch was sie sah, ließ sie innerlich nur umso mehr erschaudern.

Nichts.

Die Augen des Mannes waren leer, wie das Innerste seiner Seele, die sie zu sehen glaubte. Er hielt ihren zarten Arm fest mit seiner Hand umschlossen. Problemlos umschloss diese ihren Arm. Vollständig. Dann passierte es. Er riss sie zu sich. Trat zur Seite. Schleuderte sie vom Wagen weg. Ließ sie los. Mit dem Gesicht voran stürzte Darja zu Boden. Schützend zog sie ihre Hände vor ihr Gesicht. Dann schlug sie auf. Unsanft. Der Dreck grub sich tief unter ihre Fingernägel. Die Wucht, mit der dies geschah, riss ihr die Nägel von den Fingerkuppen. Hinterließ wundes Fleisch. Sie blutete. Ihr schmerzerfüllter Schrei hallte lautstark durch den, sie umgebenden Wald. Niemanden, außer den erschrocken verstummenden Vögeln, schien dies zu beeindrucken. Es war niemand da, außer ihr und ihrem Peiniger. Langsam ebbte ihr Schrei ab. Nur ihr Wimmern blieb. Zaghaft nahmen vereinzelt ein paar Vögel ihre Gesänge wieder auf. Leise raschelten die Blätter im Wind.

»Davay, uzhe! Dwigaisia!«, forderte der Mann sie auf.

Sie machte, was ihr gesagt worden war. Vor ihr lag ein Haus. Augenscheinlich nicht mehr als eine Ruine. Die Fenster hatte jemand von außen mit Holzbrettern verschlossen. Sicherlich nicht, um Einbrecher davon abzuhalten, einzusteigen oder sich vor einem Unwetter zu schützen. Neugierige Blicke sollten dadurch draußen gehalten werden. Eine recht effektive, wenn auch einfache Maßnahme.

Wo bin ich hier nur gelandet? Was ist hier los? Sie blickte auf ihre blutigen Finger. Diese zitterten. Teils war es noch der Kälte geschuldet, der sie ausgesetzt worden war. Teils zeigte es aber auch, wie sehr die innere Anspannung über sie herrschte.

Sie hatte Angst.

Panische Angst.

Der Mann zeigte in Richtung des Hauses. Zeigte genau auf den Eingang und schrie sie an. Darja stützte sich auf ihre Hände. Spürte den kühlen, nassen Boden des Waldes. Auf allen vieren kroch sie die ersten Meter in Richtung der Tür. Die Farbe dieser blätterte ab. Offensichtlich schon seit vielen Jahren.

Dann stand sie auf. Sie glich einer engelsgleichen Gestalt. Doch spiegelten ihre Augen wider, was ihr widerfahren war. Sie wirkte gebrochen. Als hätte man ihr die Flügel gestutzt, um sie in der Hölle gefangen halten zu können.

Wenn es einen Gott gibt, wo ist er dann jetzt?, fragte sie sich und schüttelte verzweifelt ihren Kopf. Häufig hatte sie darüber mit ihrem Vater debattiert. *Gott? Gibt es einen Gott? Wieso lässt Gott zu, dass Menschen sterben?*, hatte sie immer wieder gefragt. Regelmäßig hatte dies heftigste Diskussionen entflammt. Ihr Vater hielt es wie der französische Mathematiker und Philosoph Blaise Pascal. Auch wenn dessen Aussagen bereits einige hundert Jahre alt waren, so hatten sie für ihn immer noch Bestand. So hatte ihr Vater einst gesagt, es sei besser, bedingungslos an einen Gott zu glauben, für den Fall, es würde ihn wirklich geben, anstatt als Voraussetzung des eigenen Glaubens ständig einen Beweis seiner Existenz zu fordern und dadurch den Glauben völlig aus den Augen zu verlieren. Darja war stets anderer Meinung gewesen. Und jetzt wusste sie, dass sie recht hatte. Kannte die Antwort auf ihre, die alles entscheidende Frage, und wusste, dass sie nicht auf Gottes Hilfe hoffen konnte.

Nicht jetzt.

Nicht hier.

»Davay. Vkhodi!«, befahl ihr der Mann. Lautstark und mit ausgestrecktem Arm, der erneut in Richtung des Hauses wies.

Zögernd ging sie voraus. An der Tür angekommen, blieb sie stehen. Im selben Moment drängte der Typ sich an ihr vorbei. Er hielt den Schlüssel in seiner Hand. Schloss auf, öffnete die Tür und schubste sie unsanft vor sich her. Gemeinsam betraten sie den kleinen Flur. Knarzende Holzdielen. Geputzt hatte hier lange niemand mehr. Jemand hatte den Boden wohl in der Vergangenheit einmal blau gestrichen. Vielleicht in Hoffnung darauf, mit dieser Maßnahme etwas Freude ins Haus bringen zu können. Was von dieser zur jetzigen Zeit noch übriggeblieben war, sollte Darja alsbald erfahren.

Nichts.

Absolut nichts.

Nicht einmal ein winziges Korn Hoffnung, an welches sie sich hätte klammern können.

Sie wurde in eines der Zimmer im Erdgeschoss geführt. In dem Zimmer stand ein altes Sofa. Braun. Faltig. Das Leder war spröde, rissig und bröckelte in kleinen Stücken ab. Links und rechts daneben lagen kleine Haufen dessen, was von den Armlehnen abgerieben worden war. Der Mann wusste, dass es gestern passiert war. Auch wusste er genau, wie es passiert war.

Der davorstehende Holztisch war mit Dreck überzogen. Dieser schien förmlich für die Ewigkeit konserviert worden zu sein. Überzogen von einem Mix diverser Flüssigkeiten. Ausgedrückte Zigarettenstummel lagen zwischen vier Schnapsgläsern und den dazugehörigen Flaschen. Billigster Fusel.

Die Möbel, allesamt waren sie fleckig und völlig runtergekommen, wirkten, als wären sie gerade noch im letzten Moment vor dem Abtransport durch die Müllabfuhr gerettet worden. Einen Verlust hätte dies sicher nicht dargestellt. Gleiches galt für den Fernseher, von dem nicht mehr als ein rauschendes Schwarzweiß-Bild erwartet werden konnte.

Er war ausgeschaltet.

Darja schrie.

Energisch schubste der Typ sie ins Innere des karg eingerichteten Zimmers. Sie stolperte. Fing sich an dem Holztisch ab. Die Flaschen kippten. Rollten über die Tischplatte. Fielen zu Boden. Lautstark schlugen sie auf. Sie gingen nicht zu Bruch. Stattdessen zogen sie für einige Sekunden unbeirrt ihre Kreise. Dann blieben sie wie erstarrt an Ort und Stelle liegen. Niemand sollte sie je wieder aufheben.

Darja blickte erschrocken zu ihrem Peiniger auf, während sie hektisch versuchte, wieder auf die Beine zu kommen. Dieser Widerling öffnete seinen mit Nieten besetzten Ledergürtel. Seine Hose. Kam auf sie zu. Packte sie.

Immer lauter wurde ihr angsterfüllter, kindlicher Schrei.

Im selben Moment betrat ein weiterer Mann das Zimmer. Das sich vor ihr auftürmende Monstrum ließ wieder von ihr ab. Für diesen Moment. »Wir werden uns schon noch amüsieren.« Er stieß Darja von sich weg. Schloss den Gürtel, mit dem er erfolglos versuchte, seine Hose daran zu hindern, unter seinen Bauch zu rutschen, und wandte sich dem anderen Mann zu. Er war nicht allein gekommen. Auch er hatte ein Mädchen bei sich. Sie trug ein kurzes Kleid. Ihre Haare waren zerzaust. Sie war stark geschminkt. Viel zu stark. Sie hatte wohl selbst keine Ahnung, wie sie es hätte anders, wie sie es hätte besser machen können. Hatte zuvor noch nie Make-up getragen. Auffälliger als ihr missglückter Schminkversuch war die dunkle Färbung ihres linken Auges. Selbst unter dem Make-up schimmerten die facettenreichen Rot-, Grün- und Blautöne deutlich hervor. Zudem war ihr Auge stark geschwollen.

Das Mädchen zitterte.

Weinte.

Wimmerte.

»Was ist los?«, fragte der Mann, der nur wenige Sekunden zuvor hatte über Darja herfallen wollen.

Der andere antwortete. Auch er sprach Russisch. »Die hier hat Probleme gemacht«, entgegnete er. Trocken. Kalt. Ohne jegliche Emotion. Die meisten Menschen zeigten mehr Emotionen, wenn sie sich mit ihrem kaputten Smartphone konfrontiert sahen. Noch immer stand dieser Kerl mit dem Mädchen zwischen Flur und Zimmer. Genau auf der Türschwelle.

»Was für Probleme?«

»Dieses Miststück spurt einfach nicht. Hat einem der Kunden fast das Auge ausgekratzt.« Er stockte. Schaute das Mädchen lächelnd an. »Und das war nicht das erste Mal, dass sie Probleme gemacht hat.« Er grinste. »Die kapiert es einfach nicht.«

Absurd. Widerlich, dachte Darja. Noch wusste sie nicht, was das alles zu bedeuten hatte. Und sie traute sich auch nicht, darüber nachzudenken.

»Dann geht es eben nicht anders. Wir kommen hier nicht weiter und sollten unsere Zusammenarbeit mit ihr beenden.« Auch Darjas Peiniger grinste. Lachte dazu noch, als hätte er einen guten Witz gemacht. Ging auf das Mädchen zu. Strich ihr durch die Haare.

Wieder. Ein gehässiges Lachen kroch aus seinem weit aufgerissenen Mund. »Schade drum. Aber vielleicht hilft es ja der Neuen dabei, sich schneller mit ihrer Rolle anzufreunden.«

»Ja. Das könnte helfen«, stimmte der andere zu.

Wieder. Dieses elende Grinsen, mit welchem die Männer das Leid der beiden Mädchen zu verhöhnen versuchten. Der eine, es war der, der erst kürzlich hinzugekommen war, starrte Darja mit weit geöffnetem Mund an, wobei er sich mit der Zunge über seine Lippen leckte. Dann schnalzte er mit dieser, als sei es die Zunge eines Leguans, hin und her.

»Erledige das. Hier und jetzt«, wies sein Kumpan ihn an.

Der Mann folgte der Aufforderung. Prompt. Trat ins Zimmer. Noch immer hielt er den Arm des Mädchens fest umschlungen. Ihre Augen waren weit aufgerissen. Sie versuchte sich loszureißen, doch gelang es ihr nicht. Sie war zu klein. Zu schwach.

Sie schrie. Das konnte sie. Sie konnte schreien. Doch handelte sie sich dadurch lediglich einen kräftigen Schlag in die Nieren ein.

Wimmernd sackte ihr schwacher Körper in sich zusammen. Ihr Schrei ebbte ab. Schien auf Ewigkeit gebändigt. Nur der Griff des Mannes bewahrte sie davor, zu Boden zu fallen. Es war grotesk, Schmerz und

Stütze aus einer Hand erfahren zu müssen. Dann geschah es. Seine Hand verschwand hinter seinem Rücken. Nur für Sekunden. Für einen kurzen Moment, der dem eines Wimpernschlages glich. Als er sie wieder hervorholte, hielt er in dieser ein Messer. Fest mit seinen kräftigen Fingern umschlossen. Darja erstarrte, wie auch das Mädchen vor ihr. Dessen Augen flehten um Hilfe. Hilfe, die niemand ihr gewährte. Sie strampelte verängstigt umher, während der Mistkerl sie an ihren Haaren riss. Sie in die Höhe hob. Darja schreckte zurück. Suchte nach Halt, wobei sie beinahe über den alten Sessel stolperte. Mit ihrem Rücken stieß sie gegen das verbarrikadierte Fenster. Sie schüttelte ihren Kopf. Zitterte. Dann kniff sie ihre Augen zusammen. So fest wie es nur irgendwie möglich war.

Und dann noch fester.

Sie wollte es nicht miterleben müssen. Wollte diese Bilder nicht als Teil ihrer Erinnerungen manifestiert wissen.

Dann ging es schnell. Die Klinge glitt über den Hals des Mädchens. Schnitt durch ihre Haut und zertrennte ihre Halsschlagader. Blut spitzte. Ein leises Gurgeln war alles, was ihrem Mund entsprang. Kein Schrei. Kläglich scheiterte ihr Versuch, noch etwas zu sagen. Sie sackte in sich zusammen. Mit einem dumpfen Knall schlug sie auf dem Boden auf. Darja machte einen folgenschweren Fehler.

Sie öffnete ihre Augen.

Musste sich sogleich übergeben, als sie die weit geöffneten Augen des geschundenen Mädchens erblickte, welches sich auf dem kalten Boden krümmte, wie ein Stück Vieh auf dem Boden eines Schlachthofs.

Ihr Blick.

Flehend.

Panisch.

Verzweifelt.

Das Mädchen packte sich an ihren Hals. Tränkte ihre Hände in ihr eigenes Blut. Das Gurgeln erfüllte den kleinen Raum. Ebbte alsbald allerdings schon wieder ab. Der ausgetrocknete, rissige Dielenboden hingegen, schien förmlich aufzublühen. Saugte das sich auf ihm ausbreitende Blut gierig auf. Noch während das Mädchen so dalag und zu sterben begann, wandte ihr Peiniger sich Darja zu.

»Wenn du Probleme machst, wirst du zu Hundefutter verarbeitet. Genau wie die Kleine hier. Ist das klar?«

Darja nickte.

Später

Zwei Männer fuhren mit einem roten Kleinwagen, verbeult und verrostet, entlang eines holprigen Waldweges. Um sie herum Bäume. Dichter Wald. Sie hatten zuvor ihre Geschäftspartner, als solche bezeichneten sie diese tatsächlich, besucht. Diese hatten zu einem Treffen eingeladen. Wie üblich, wenn frische Ware eingetroffen war, wie der Mann auf dem Fahrersitz des Kleinwagens immerzu sagte. So entmenschlichte er die Mädchen, als würde dadurch sein eigenes Handeln weniger unmenschlich sein.

Besagtes Treffen lag nur wenige Minuten zurück. Das Haus, in dem sich alles zugetragen hatte, lag kaum mehr als 500 Meter hinter ihnen. Seither herrschte Schweigen. Nur der Motor krächzte gequält vor sich hin, während er damit beschäftigt war, den Wagen durch die teils tiefen und matschigen Schlaglöcher zu hieven. Dann schien es geschafft. Ohne zuvor den Blinker gesetzt zu haben, verließ der Wagen den Waldweg und folgte der Schnellstraße Richtung Kirkenes.

»Was war denn das für ein Mist? Du wusstest doch, was da vor sich geht. Das nächste Mal machst du gefälligst nicht so ein Theater und kommst mit rein. Klar?«

Der Mann auf dem Beifahrersitz reagierte nicht. Starrte seitlich aus dem Fenster und lehnte sich mit seiner Stirn an die kühlende Glasscheibe.

»Hey. Alles klar bei dir?«, versuchte der Fahrer des Wagens in Erfahrung zu bringen. »Du wirst dich daran gewöhnen. Glaub mir.«

Wieder machte sein Beifahrer keinerlei Anstalten zu antworten. Stattdessen begann er zu würgen. Hielt sich im ersten Moment noch die Hand vor den Mund, doch nur Sekunden später ergoss sich seine stinkende Kotze über dieselbe und anschließend über dem Armaturenbrett des Wagens. Tropfte von dort hinunter in den Fußraum, wo sie sich genüsslich in dem hochflorigen Teppichboden einnistete.

Darja kauerte weinend auf dem zerfetzten Ledersessel. Ihre nackten Beine hatte sie fest an ihren Körper gezogen. Ihr Kopf ruhte auf ihren Knien. Ihre langen Haare lagen über ihren Schienbeinen. Bedeckten die blauen Flecken und Hämatome, die sich wie Schatten auf diesen auszubreiten begannen.

EIN DRINK

Rena, Norwegen. 07. Juni, 19:43 Uhr

Ich war erschöpft.

Ein Gefühl, an das ich mich wohl gewöhnen musste.

Das warme Wasser der Dusche prasselte auf meinen Körper. Wie ein wohliger Regenschauer an einem heißen Sommertag. Ich drehte mich um die eigene Achse. Legte meinen Kopf in den Nacken, sodass der Wasserstrahl mein Gesicht massierte. Ich fuhr mit meinen Händen über mein Gesicht. Dann durch meine Haare. Genoss die Entspannung, die all das mit sich brachte.

Die Ruhe.

Als einzige Frau, die das Training der Beredskapstroppen absolvierte, hatte ich den Duschraum und die Umkleide für mich alleine. Insofern war die Ruhe eine wirkliche, eine vollkommene, eine absolute Ruhe.

»Puh. Das tat gut.«

Ich schloss den Wasserhahn.

Das Wasser tropfte von meinem Körper. Fiel zu Boden. Meine nassen Füße hinterließen deutlich sichtbare Spuren auf demselben. Ich griff das Handtuch, das auf der Bank vor den Spinden lag. Dort hatte ich es zuvor bereitgelegt. Trocknete zunächst meine Haare ein wenig, dann meinen Körper. Ich griff in den geöffneten Spind, in dem ich meine Sachen aufbewahrte. Zog mich an. Der Stoff meiner Kleidung klebte noch an der leicht feuchten Haut.

»Ronja?«

Ich drehte mich um. Schaute hinüber zum Eingang der Umkleide. Die Tür war angelehnt. Sehen konnte ich niemanden. Aber ich wusste genau, wer dort auf mich wartete.

»Ähm … ja?«

»Lust auf einen Drink?«

»Jetzt gleich?«

»Ja. Also nur, wenn du nicht zufällig so alleine im Hotel was Besseres zu tun hast.«

»Na ja … vielleicht …«, stotterte ich verlegen und zog mich weiter an.

»Aber vielleicht bist du ja auch einfach zu müde nach dem ganzen Programm. Könnte ich natürlich gut verstehen. Das schlaucht. Und du bist schließlich nur eine Frau.« Ein leises Lachen schloss sich dem an.

Arschloch. »Ich bin gleich fertig. Und dann werden wir es herausfinden.«

Mit meiner Tasche in der Hand und mit, zu einem Dutt zusammengebundenen, noch immer nassen Haaren, verließ ich schließlich die Umkleide. Seitlich an der Wand lehnte der Mann, zu dem die tiefe, sonore Stimme gehörte. Kjell. Er war groß. Deutlich größer als ich. Nicht schwer. Er war hier in Rena zu einem der Ausbilder aufgestiegen und leitete darüber hinaus eine eigene Einsatzgruppe. Er hatte schwarze Haare. Graue Strähnen zeichneten sich vereinzelt ab. Vollbart. Die perfekte Methode, um das eigene Alter und jede Form von Emotion zu kaschieren. Er war leger gekleidet. Trug Jeans. T-Shirt. Turnschuhe. Durchtrainiert wie eh und je. Bizeps und Trizeps, welche unter dem Stoff seines Shirts hervorblitzten, zeugten davon. Er trug eine monströs große Uhr am Handgelenk. Eine Taucheruhr. Eine Rolex Sea Dweller, wie er mir bereits offenkundig erzählt hatte. Mich interessierte es nicht. Bei den meisten Männern hätte diese Uhr zu klobig gewirkt. Nicht jedoch bei ihm. Er trug sie nicht am linken, sondern am rechten Arm. Seine Sporttasche hingegen hielt er in der linken Hand.

»So Kjell. Dann bin ich jetzt aber mal gespannt«, sagte ich und sah ihn neckisch an. »Was schwebt dir vor?«

Er grinste. »Ich dachte lediglich, dass du nach den ersten Tagen hier bei uns vielleicht einfach mal Lust hast etwas anderes zu sehen und ein nettes Gespräch zu führen.«

Mit dir Kjell? Ha. Aber ich lass mich gerne überraschen.

»Also, was hältst du von meinem Vorschlag? Ein Drink, um an die alten Zeiten zu erinnern.«

»Na gut. Dann lass uns mal losgehen. Ein Drink sollte drin sein.«

»Mein Reden.« Kjell stützte sich mit der rechten Hand an der Wand ab und schob sich nach vorne.

Gemeinsam gingen wir hinaus. Sein Wagen stand auf einem der Parkplätze, die sich direkt vor der Sporthalle befanden.

Wenig später

»Hier sind wir.«

Wir standen vor einem Eckhaus, dessen gelbe Fassade mit seinen weiß umrandeten Fenstern recht charmant daherkam. Ich lächelte. Freute mich tatsächlich über etwas Abwechslung.

»Bist du oft hier?«

»Was heißt oft? Zumindest nicht tagtäglich. Aber Rena hat ansonsten auch nicht gerade viel zu bieten. Die Gin-Auswahl des Ladens kann sich allem zum Trotz jedoch sehen lassen.«

»Das macht neugierig.«

»Gehen wir rein?«

»Gehst du vor?«

Schon als wir die vermeintliche Gin-Bar betraten, wurde mir klar, dass wir nicht nur wegen des Gins hier waren. *Fuck! Eine Karaokebar?* »Dein Ernst?«

»Oh ja.« Kjell grinste bis über beide Ohren.

Es war ein Grinsen, das ich sehr wohl kannte. Es war lange her, seit ich das letzte Mal in einer solchen Karaokebar gewesen war. Gute zehn Jahre.

»Arschloch«, murmelte ich. Gerade so laut, dass er es verstehen konnte. Und damit auch keine Missverständnisse aufkamen, warf ich ihm noch einen vorwurfsvollen Blick zu. Er bemerkte es sehr wohl. Doch schien es ihn kalt zu lassen. Jedenfalls manövrierte er uns zu einem der runden Tische, die direkt vorne an der Bühne standen. Er setzte sich. Machte keine Anstalten, mir den Stuhl zurechtzurücken. Sein Glück. Hätte er es gemacht, hätte ich ihm eine gescheuert. Innerlich schmunzelte ich. Er hatte sich nicht verändert. Auch ich setzte mich. Griff zur Karte, die vor mir auf dem Tisch lag, und wanderte mit meinem Finger über die beachtliche Gin-Auswahl, die hier präsentiert wurde. Immerhin hatte er in diesem Punkt recht behalten sollen.

Der Kellner kam, nahm unsere Bestellung entgegen. Wenig später hielt ich meinen Gin-Tonic dann auch schon in der Hand.

»Und wie gefällt dir das Training?«, wollte er fast beiläufig wissen, als würde er versuchen, das Gespräch irgendwie anzukurbeln. Er sprach etwas lauter als üblich. Seine Stimme musste sich gegen die Vergewaltigung des

Songs *Smoke on the Water* von Deep Purple ankämpfen, die von zwei jungen Männern vollzogen wurde. Dabei stützte Kjell sich auf seine Ellenbogen. Lehnte sich zu mir hinüber. Schaute mich erwartungsvoll an.

»Es ist gut.«

»Einfach nur gut?«

Ich nickte. »Ja. Es ist einfach nur gut. Mal was anderes, und genau das brauchte ich: einen Tapetenwechsel.«

»Na gut.« Er griff zu seinem Glas. Nahm einen Schluck. »Was wirst du machen, falls du das Programm dann tatsächlich erfolgreich hinter dich bringen solltest?«

»Wenn?«

»Bist du dir dessen so sicher?«

»Und ob.«

»Gut. Ändert aber nichts an meiner Frage.«

Ich dachte kurz darüber nach. »Keine Ahnung«, musste ich mir schließlich eingestehen. In der Tat hatte ich die Entscheidung bisher nicht getroffen. Zögerte die Entscheidung noch immer hinaus. Bewusst.

Dann lief mein Song an: Zombie.

Und kein anderes Wort hätte besser beschreiben können, wie ich mich fühlte. Wie ein Zombie, dessen Geist leer vor sich dahinvegetierte.

Kjell grinste. »Los mach schon, Ronja. Das ist für dich.«

»Was? Du meinst, ich soll da raufgehen?« Ich zeigte erschrocken mit dem Finger meiner rechten Hand auf mich selbst und dann auf die vor mir liegende, leere, Bühne. Schüttelte entgeistert den Kopf. *Er meint es tatsächlich ernst. Fuck!* »Keine Chance.«

»Und ob.«

Kjell sprang auf. Nahm mich bei der Hand und zog mich rüber zum Mikrofon. »Meine Damen und Herren. Heute Abend, unser Besuch aus dem fernen Norden: Ronja Lund!«

Applaus.

Verhalten.

Von Begeisterung keine Spur.

Scheiße! Er kann doch nicht … Ich dachte nicht weiter darüber nach. Kjell verschwand und ich griff zum Mikro. Schloss meine Augen. Versank in meinen Erinnerungen. Unseren Erinnerungen. Ich begann zu singen. Meine Stimme klang kratzig, was dem Song jedoch nicht sonderlich schadete. Im Gegenteil: Dolores wäre vielleicht sogar ein bisschen stolz gewesen.

DER DEAL

Kirkenes, Norwegen. 08. Juni, 05:32 Uhr

Sein Vorhaben, wenn es denn gutgehen würde, sollte nicht sonderlich viel Zeit in Anspruch nehmen. Morgen wollte Thor wieder zurück zu Hause sein. Leise zog er die weiße Holztür ins Schloss, als er an diesem Morgen das Haus verließ. Er verließ es deutlich früher als sonst. Er ging die ebenfalls mit weißer Farbe überzogene Holztreppe vor seinem Haus hinunter und trat auf die Straße. Sein Wagen stand draußen. Direkt in der großzügigen, mit Kies bedeckten Einfahrt. Er hatte am Abend zuvor schlicht und ergreifend keine Lust gehabt, den Wagen in die Garage zu fahren, was teils daran gelegen hatte, dass er den Garagenschalter wieder einmal nicht auf Anhieb hatte finden können. Er öffnete die hintere Tür auf der Beifahrerseite und warf seine Jacke auf die Rücksitzbank. Dann ging er um den Wagen herum, auf die andere Seite, um schließlich auf dem Fahrersitz Platz zu nehmen. Er zog die Tür hinter sich zu. Klack. Tastete seine Hosentaschen ab.

»Mist«, fluchte er.

Er wurde nervös. Normalerweise war er deutlich ruhiger. Besonnen. Doch nicht so an diesem Morgen. Nicht seitdem er seine Entscheidung getroffen hatte. Leise fluchte er weiter vor sich hin. Stieg wieder aus. Stützte sich müde auf dem Dach des Autos ab. Mit der rechten Hand rieb er sich die Augen. Sie brannten. Auch, wenn er es nicht anders gewohnt war, hatte er die vergangene Nacht kaum geschlafen. Mittlerweile musste er sich eingestehen, dass es sich eher nachteilig auf ihn auswirkte, wenn er versuchte, früh schlafen zu gehen. Insbesondere nach dem, was passiert war. Er wurde die Bilder nicht mehr los. Mit schweren Schritten ging er wieder um den Wagen herum und suchte dabei mit seinem Blick den Boden ab.

»Wo ist denn jetzt nur dieses doofe Ding schon wieder?«

Er fand den Schlüssel direkt neben dem Auto, im Kiesbett liegend. Genau dort, wo er ihn vermutet hatte. Er musste ihm aus der Hand gefallen sein, als er seine Jacke verstaut hatte. Er beugte sich hinunter und hob ihn auf. Jetzt konnte er seine Reise antreten.

Kirkenes Straßen waren leer. Sie waren immer leer. Doch um diese Zeit war es noch deutlicher zu spüren, dass er nicht in einer Stadt wie Oslo lebte. Schnell hatte er den Ort verlassen und folgte der E6 in Richtung Osten. Er kämpfte weiter gegen die Müdigkeit an, die ihn nicht aus ihrem Bann lassen wollte. Sie war hinterlistig. Lauerte auf ihre Chance. Suchte nach einem Weg ihn überrumpeln zu können. Er lehnte sich hinüber zur Beifahrerseite und öffnete mit weit ausgestrecktem Arm das Handschuhfach. Begann damit sämtliche Sachen herauszuholen, die Ronja über die Jahre dort angesammelt hatte. Einlieferungsbelege der Post, Kassenzettel aus dem Supermarkt und von der Tankstelle, ihre Sonnenbrille, die sie bereits seit Langem nicht mehr hatte finden können, und einen Eyeliner. Er schüttelte den Kopf. Hatte sie diesen doch nur das eine Mal, auf dem Weg zur Hochzeit ihres gemeinsamen Freundes benutzt. Die Hochzeit lag mittlerweile gut ein Jahr zurück. Nacheinander warf er alles auf den Beifahrersitz. Dann fand er, wonach er gesucht hatte. KOFFEINTABLETTER stand in großen Buchstaben auf der Packung. Die Packung war noch ungeöffnet. Wenige Sekunden später hielt er diese vor sich über dem Lenkrad, das er mit Knie und Unterarmen zu kontrollieren versuchte. Er riss die Schachtel auf. Ungestüm. Mit den Fingerspitzen fummelte er gleich zwei Tabletten aus der Plastikhülle und steckte sie in den Mund. Die übrige Packung warf er zu den Sachen auf dem Beifahrersitz. Er griff nach der Wasserflasche, die er seit Wochen in der Ablage der Fahrertür aufbewahrte, öffnete den Verschluss mit den Zähnen, es war ein solcher, wie er oft bei Sportflaschen zu finden war, und nahm einen kräftigen Schluck. Das Wasser schmeckte fad. Es war abgestanden. Aber störte er sich nicht daran.

Er wechselte von der E6 auf die E105 und folgte dieser Richtung Osten. Die Öffnung des hell erleuchteten Tunnels kam immer näher. Er fuhr hinein. Das Licht, auch wenn es nicht so war, schien zu flackern. Eine optische Täuschung. Hervorgerufen durch die Geschwindigkeit, mit der er die an der Decke montierten Leuchten passierte und schließlich, samt des Tunnels, hinter sich ließ. Er fuhr weiter. Seit seiner Abfahrt zu Hause waren nicht einmal fünfzehn Minuten vergangen und schon erreichte er die norwegisch-russische Grenze; die Grenzstation Storskog.

Langsam fuhr er an den wartenden Zollbeamten heran. Er kannte Ronjas Kollegen. Hatte immer mal wieder sporadisch mit ihm zu tun gehabt. Kirkenes ist schlicht und ergreifend ein Kaff, in dem jeder jeden kennt. Als Thor seinen Wagen zum Stehen gebracht hatte, öffnete er das Fenster der Fahrerseite.

»Wie geht es Frau und Kind?«

»Gut. Denen geht es gut.« *Jetzt mach endlich. Ich habe keine Lust auf Smalltalk.*

»Wo geht es hin?«

Fuck! Geht dich nichts an. »Wie immer. Bin auf dem Weg zu unseren Werken in Murmansk.« Thor kramte seinen Reisepass hervor. Seinem Arbeitgeber hatte er es zu verdanken, dass er stets über ein gültiges Visum verfügte. Er hielt das Ausweisdokument in der linken Hand. Diese zitterte. Seine Atmung war schwerer als sonst.

Leicht nach vorne gebeugt, um sehen zu können, ob noch jemand im Fahrzeug saß, lehnte der Beamte sich ans Auto. Er nahm kommentarlos den Pass entgegen und blätterte ihn durch.

Dabei musterte er Thor aufmerksam. Doch blieb dessen Nervosität offensichtlich unbemerkt. Oder sie wurde schlicht ignoriert. So oder so. Für Thor spielte es keinerlei Rolle. Nur das Ergebnis zählte. Thor nahm seinen Pass wieder entgegen und warf auch diesen nach rechts auf den Beifahrersitz.

»Gute Fahrt. Wir sehen uns.«

»Auf bald«, entgegnete Thor und nickte dem Mann zu.

Dann öffnete sich die Schranke und der Weg war frei. Langsam fuhr er weiter. Im Rückspiegel konnte er sehen, wie die Schranke sogleich wieder geschlossen wurde.

Fast geschafft, sagte ihm seine innere Stimme, während er noch einmal tief durchatmete. Vor ihm lag noch die Einreisekontrolle durch die Russen, hatte er doch soeben lediglich die Ausreise aus Norwegen hinter sich gebracht. Der russische Grenzübergang lag nur wenige hundert Meter von dem Kontrollpunkt der Norweger entfernt und nun genau vor ihm. Dieser war deutlich besser gesichert, als der norwegische Teil es war.

Hier dauerte es einige Minuten. Die Zollbeamten auf russischer Seite hatten bereits vor Monaten damit begonnen, deutlich gewissenhafter die Einreise norwegischer Staatsbürger zu überprüfen. Schon lange bevor in den Medien der neuerliche Geheimdienstskandal ans Licht gebracht worden war. Thor konnte sich noch gut an die Schlagzeilen der letzten Wochen erinnern. Das Verhalten des norwegischen Staates wurde dabei ebenso angeprangert, wie das der russischen Behörden. Akribisch wurde von diversen Journalisten aufgezeigt, wie der norwegische Geheimdienst, der PST, in organisierter Form Norweger dazu drängte für den Staat zu spionieren oder Botendienste auszuführen. Russland versuchte dem einen Riegel vorzuschieben. Natürlich. Wie in dem Fall des Geschäftsmannes, der es abgelehnt hatte, Handlanger des PST zu werden und allein wegen seines Kontaktes zu diesem, fortan auf einer Art Roten Liste des Kremls stand. Seine Geschäfte ließen sich unter diesen Umständen nicht weiter betreiben. Nicht in Russland. Nicht mit all seinen russischen Geschäftspartnern. Medienwirksam versuchte er infolgedessen den norwegischen Staat auf Schadensersatz zu verklagen. Das Ende des Prozesses, der sich gewiss über Jahre hinziehen konnte, war offen.

Thor stand wohl auf dieser besagten Liste. Wieso hätte die Kontrolle seiner Personalien wohl sonst so lange dauern sollen?

Glück gehabt. Er stand wohl nicht auf dieser ominösen Liste des Kremls – oder zumindest noch nicht – und damit ließen ihn die russischen Beamten den Grenzübergang passieren. Noch während sich das Fenster seines Wagens schloss, trat er kontrolliert, aber vehement mit dem rechten Fuß aufs Gaspedal, um zügig anzufahren. Er atmete tief durch, fühlte sich erleichtert. Dabei war der Grenzübertritt bei Weitem der leichteste Teil seines Vorhabens. Noch hätte er umkehren können. Er hätte niemandem etwas erklären müssen. Doch er hielt an seinem Plan fest und hinterfragte seine Entscheidung kein einziges Mal.

Zumindest nicht zu diesem Zeitpunkt.

Murmansk, Russland. 08. Juni, 09:02 Uhr

Die Fahrt hatte einige Stunden gedauert. Thor war müde. Erschöpft. Die Koffeintabletten hatten zwar dabei geholfen, ihn wach zu halten, doch machten sie ihn zusehends nervöser.

Noch nervöser.

Umso erleichterter war er, als er die Abfahrt zum Flughafen von Murmansk erreicht hatte.

Er fuhr seinen Wagen auf den Parkplatz. Stellte diesen dort in eine freie Lücke unweit des Eingangsbereichs und stieg aus.

Mit seiner Reisetasche in der Hand ging er in die Abflughalle. Er blickte nach oben zu dem großen Monitor, der von der Decke herabhing. Schnell hatte er gefunden, was er wissen wollte. Er ging zum angegebenen Schalter und stellte sich in die Schlange für den Check-in. Es waren nur wenige, meist ältere Personen, die vor ihm standen. Er sah sich um. Hinter ihm reihte sich ein junger Mann ein. Er trug ein graues, viel zu großes Sweatshirt. Dazu ebenso große, gar überdimensioniert wirkende Kopfhörer. Gestülpt über das Baseballcap, welches tief in sein Gesicht gezogen war. Thor beachtete den Mann nicht weiter und rückte mit der sich langsam voran robbenden Schlange einen Platz nach vorne.

»Hey Kumpel.«

Es war der hinter ihm stehende Mann, der Thor ansprach. In gutem, wenn auch nicht akzentfreiem Englisch. Überrascht, nicht positiv, sondern eher verängstigt, drehte Thor sich daraufhin um und schaute den Mann an. Für den Bruchteil einer Sekunde blieb sein Blick an der Narbe dessen hängen, die unter dem Kragen seines Sweatshirts hervorblitzte.

Dann löste Thor seinen Blick davon. Schaute dem Kerl in die Augen und fragte: »Kennen wir uns?«

»Kommt darauf an.«

»Worauf?«

Sein Gegenüber grinste ihn an. Dann redete er weiter: »Du bist der, der sich Wikinger nennt. Richtig?«

Thors Miene verfinsterte sich. *Scheiße. Was ist hier los?* »Wer will das wissen?« *Fuck, fuck, fuck!* Er begann zu schwitzen. Sein Herz schlug immer schneller. Das Pochen dessen war deutlich in seinen Ohren zu vernehmen.

»Wir kennen uns.«

Sicher? Glaube nicht, dass wir uns kennen.

»Wir haben einen gemeinsamen Freund«, fügte der Mann hinzu. Ohne eine Regung zu zeigen.

»Wüsste nicht, woher wir beide uns kennen oder welche gemeinsamen Freunde wir haben sollten«, sagte Thor. Dabei versuchte er seine Stimme zu kontrollieren. Er versuchte unaufgeregt zu wirken, um nicht zu enthüllen, was wirklich in ihm vorging. Noch während er sich wieder umdrehte, packte der Mann ihn an der Schulter.

»Halt. Nicht so schnell.«

Was willst du von mir? »Ich wüsste nicht, wie ich dir helfen könnte. Es muss sich um eine Verwechslung handeln.«

»Wir beide sind verabredet.«

»Wie gesagt. Es tut mir leid. Aber ich kenne dich nicht. Du musst mich verwechseln.«

Allmählich schien der Typ hinter ihm seine Geduld zu verlieren. Er reagierte genervt. »Lass den Mist.« Er lehnte sich zu Thor hinüber und flüsterte ihm ins Ohr. »Du wolltest mich in Moskau treffen. Der Plan hat sich jedoch geändert. Dort wurde die Luft in den letzten Tagen immer dünner. Zu dünn. Wir konnten kein Risiko eingehen, dort mit dir gesehen zu werden. Also bin ich jetzt hier, damit wir das alles erledigen können.«

Soll das heißen, du bist …? Woher soll ich das wissen? Thor schaute seinem Gegenüber tief in die Augen. Dieser schien ruhig. Thor hingegen kämpfte weiterhin gegen seine Nervosität an, die kurz davor war, sich in Form einer ausgewachsenen Panikattacke bemerkbar zu machen. Er versuchte abzuwägen, was er von diesem Typen und der Situation zu halten hatte.

Willst du mich verarschen? Ist das ein Trick? Eine Falle?, fragte er sich. Er dachte nach, wobei sein Blutdruck weiter in die Höhe schoss. Die Adern um seine Schläfen herum quollen an. »Wir hatten ausgemacht …« Er zögerte. »Wir wollten uns im Crown Plazza treffen. Was willst du jetzt hier?«

Ob der Mann überrascht war oder nicht, vermochte Thor nicht zu sagen. Anmerken ließ dieser sich jedenfalls nichts. Im Gegenteil. Mit ruhiger Stimme sagte er: »Wir wollten uns nicht im Crown Plazza treffen. Es gab keinen Namen. Nur das Foto eines Lokals in der Nähe des Lubjanka-Platzes. Dort wollten wir uns in der kommenden Nacht treffen.«

Also doch. »Bist du *DerBotschafter*?«

»Ja.« Der Typ nickte, um seine Aussage zu kräftigen.

Thor war erleichtert. Zufrieden. Dieser Typ hatte recht. Der Einfall einen falschen Treffpunkt zu nennen war Thor spontan gekommen. Und es hatte sich offenbar ausgezahlt. Nur sein Kontaktmann konnte davon wissen. Innerlich triumphierte er. Fühlte sich gar ein wenig, wie all diese Geheimagenten aus dem Fernsehen.

»Wo steht dein Wagen?«, fragte der Mann, *DerBotschafter*, ihn schließlich.

»Draußen. Auf dem Parkplatz.«

»Dann los. Den Flug kannst du dir sparen.«

Gemeinsam verließen die beiden Männer kurz darauf das Flughafengebäude und gingen zu Thors Wagen. Mit der Fernbedienung, die er in seiner Hosentasche bei sich trug, schloss er aus einiger Entfernung auf. Die orangefarbenen Blinker quittierten dies entsprechend; blitzten dreimal hintereinander kurz auf.

Thor saß längst auf dem Fahrersitz, während sein Begleiter noch draußen stand und sich zu allen Seiten hin umschaute. Doch schien er nicht nervös zu sein, was nicht recht zu der deutlich erkennbaren Vorsicht passen wollte. So oder so. Thor mochte diesen Kerl nicht. Doch war er letztendlich auch nicht hier, um eine Freundschaft zu schließen. Zumindest nicht eine Freundschaft, die auf Sympathie hätte beruhen sollen.

»Alles in Ordnung?«, fragte er, nachdem der Bursche platzgenommen und die Tür hinter sich zugezogen hatte.

Dieser antwortete nicht. Nicht direkt. Er schaltete das Radio an und drehte die Lautstärke hoch. Thor zuckte zusammen. Streckte seinen Arm aus, um die Musik wieder leiser zu drehen. Doch dazu kam er nicht. Unsanft wurde seine Hand weggeschlagen, noch bevor er das Radio auch nur hatte anrühren können.

»Finger weg«, schrie sein neuer Freund ihm entgegen.

Thor starrte ihn nur entgeistert an. Dann verstand er, was dieser damit zu bezwecken versuchte. Er hielt dessen Vorgehen für übertrieben, doch sicher sein, konnte auch er sich nicht. Er konnte dem Gespräch nur mit Mühe folgen. Seine Ohren schmerzten. Klingelten.

»Also. Was hast du jetzt vor?«, rief er seinem Gegenüber zu.

»Wir ziehen das jetzt durch. Gib mir die Unterlagen. Dann sorge ich dafür, dass er sie bekommt.«

Thor dachte einen kurzen Moment nach. Im Radio spielte *Nothing Else Matters* an. Laut. Durchdringend. Ihm kam eine Gänsehaut. Mit jeder Saite, die angeschlagen wurde, richteten sich die kleinen Härchen in seinem Nacken weiter auf. »Und was ist mit dem Geld?«

»Ihr seid doch alle gleich. Redet darüber, die Welt verändern zu wollen. Aber wenn ihr dann die Möglichkeit dazu bekommt, zählt für euch nur noch das Eine. Geld.« Er lachte.

»Ich muss mich absichern. Versteht ihr nicht, was ich für euch riskiere?«

Der Mann auf seinem Beifahrersitz legte ihm die Hand auf die Schulter. Nicht, wie es ein Freund machen würde. Er packte fest zu und schaute ihm in die Augen. »Natürlich verstehen wir dich. Wäre ich sonst hier?«

Die Hand des Mannes tauchte anschließend tief in die Bauchtasche seines Sweatshirts ein, während er Thor mit seinen kalten Augen weiter fixierte. Dann holte er ein, in Plastik verpacktes Geldbündel hervor, und sagte: »Fünfzigtausend US-Dollars. Wie vereinbart.«

»Gut.«

»Also, wo sind die Informationen?«

Thor starrte auf das Bündel mit dem Geld. Mit großen, funkelnden Augen. Die zuvor deutlich wahrnehmbare Skepsis in seinem Gesicht war verschwunden. Stattdessen legte sich ein leichtes Grinsen auf seine Lippen.

»Hier ist alles, was ihr wissen müsst.« Vor sich hielt er eine kleine Speicherkarte, wie sie auch standardmäßig in Kameras zum Einsatz kam.

»Alles? Ist wirklich alles dabei?«

»Ja. Alles. Wie versprochen.«

»Gut.« Auch *DerBotschafter* schien sichtlich zufrieden, als er die Karte entgegennahm.

Thor griff nach dem Geldbündel. Doch wurde dies, kurz bevor er es zu packen bekam, wieder weggezogen.

»Nicht so schnell.«

»Was soll das?«, fragte Thor aufgebracht. Sein Puls schoss in die Höhe. Seine Halsschlagadern quollen hervor.

»Bleib ruhig Kumpel. Du bekommst sonst noch einen Herzinfarkt. Und ehrlich. Ich habe keine Lust auf die Bullen. Also bleib locker, Mann.«

»Ich bin locker.« *Scheiße. Ich bin alles andere als locker und werde mich auch nicht entspannen, solange du Arschloch in meinem Wagen sitzt.* »Ich möchte jetzt mein Geld.«

»Mach keinen Stress. Einen Moment Geduld musst du noch haben.«

Mit diesen Worten griff *DerBotschafter* in seinen Rucksack. Holte ein kleines Notebook hervor und klappte es, auf seinen Knien ruhend, auf. Dann steckte er die Speicherkarte in einen kleinen Schlitz an dessen Vorderseite und sogleich begann der Virenscanner die sich darauf befindenden Inhalte zu überprüfen.

»Gut. Das Ding ist sauber. Also, die erste Hürde hast du mit Bravour genommen. So nach und nach kommst du deinem Geld näher.«

DerBotschafter schien es plötzlich nicht mehr sonderlich eilig zu haben. In aller Seelenruhe öffnete er eine Datei nach der anderen. Schaute sich an, was Thor für ihn gesammelt hatte.

Etwa zwanzig Minuten später

»Das ist gut. Echt gut, was du hier für uns hast.« Er grinste schelmisch und warf Thor noch im selben Moment die Packung mit dem Geld entgegen.

Thor fing diese lachend auf. Wollte gerade die Geldscheine von ihrer schützenden Plastikhaut befreien und durchzählen, als er den festen Griff um sein Handgelenk spürte.

Mürrisch fauchte Thor: »Was denn jetzt schon wieder?«

»Nicht hier. Warte damit, bis du zurück in Norwegen bist. Und halte das Bündel gut vor neugierigen Blicken versteckt.«

»Fuck. Willst du mich verarschen?«

»Nein. Ich habe nur keine Lust, länger als unbedingt nötig, hier mit dir in deiner Karre und sogleich auch noch auf einem recht belebten Parkplatz zu verharren.«

»Und jetzt?«, fragte Thor.

»Mach, dass du hier wegkommst und tauch ein paar Tage ab.«

»War es das?«

»Ja.«

Ohne ein weiteres Wort verließ Thors Kontaktmann daraufhin den Wagen. Er drehte sich nicht mehr um. Ging fort und verschwand zwischen den unzähligen in Reih und Glied geparkten Autos. Direkt hinter einem dieser brachialen G-Klasse-Modelle von Mercedes. Thor betrachtete das Bündel mit den Geldscheinen in seiner Hand. Er konnte nicht glauben, dass letztendlich alles hatte, so einfach werden sollen.

»Yeah«, schrie er erleichtert auf. »Verdammte Scheiße. Ich habe es doch tatsächlich geschafft. Von nun an wird der ganze Scheiß mich nicht mehr interessieren und alles wird endlich wieder gut.«

Vor Freude klopfte er immer wieder und wieder auf das Armaturenbrett seines Wagens.

Was er nicht wusste: Er hatte sich soeben nicht mit dem Mann getroffen, den er zuvor unter dem Namen *DerBotschafter* kennengelernt hatte. Dieser war, wie verabredet, in Moskau und bereitete sich auf das geplante Treffen vor.

GLEISSENDES LICHT

Moskau, Russland. 08. Juni, 20:49 Uhr

Nadja stand im Inneren des Fahrstuhls. Dieser stoppte. Genau dort, wo sie es beabsichtigt hatte. Die Achtzehn am rechten Rand der Zahlenreihe, welche sich oberhalb der Tür befand, leuchtete auf. Das Licht im Aufzug begann zu flackern.

Die Türen blieben geschlossen.

»Mist. Nicht schon wieder. Es muss doch mal endlich jemand kapieren, dass das Ding hier kaputt ist.« Wütend trat sie gegen die Tür. Drückte immer wieder den Knopf, der ein Öffnen derselben bewirken sollte.

»Der ganze Müll hier fällt doch noch irgendwann völlig auseinander.«

Es funktionierte.

Nicht.

Nicht sofort.

Nach mehrmaligem Drücken reagierte der Aufzug dann aber doch noch. Wie jedes Mal. Die Fahrstuhltüren öffneten sich. Fuhren scheppernd zur Seite. Wie auch sonst, so dachte Nadja daran, dass sie dem Hausmeister eine recht klare Ansage machen würde. Doch war der Gedanke daran auch schnell wieder vergessen.

Freudestrahlend schlenderte sie über den langen Hausflur des Moskauer Plattenbaus. Sie hatte Feierabend. Sie zog ihre Handtasche vor den Bauch. Öffnete diese und begann ihren Schlüssel zu suchen.

Chaos.

»Hm. Der muss doch irgendwo sein«, nuschelte sie vor sich hin, während sie ihr Portemonnaie und diverse Kassenzettel zur Seite schob. Auch das zusammengeknüllte, bereits mehrfach zum Korrigieren ihres

Make-ups benutzte Taschentuch, musste sie erst einmal beiseiteschieben, bevor sie mit ihren Fingern das kühle Metall ertasten konnte.

»Da ist er ja«, sagte sie bestätigend, als sie den gesuchten Schlüssel erblickte. Dann trat sie vor die Tür und schloss auf.

Sie schreckte zurück.

»Nadja?« Fragend und mit großen, überrascht wirkenden Augen stand Wladimir vor ihr. Er war dabei seine Sachen in einen Rucksack zu packen und wollte offensichtlich gerade gehen.

Mit ihm hatte Nadja nicht gerechnet. Nicht um diese Zeit. Doch sie freute sich. »Hallo Wowa«, begrüßte sie ihren Freund, der nun auf den Tag genau sechs Monate bei ihr wohnte. Sie lächelte ihn an und küsste ihm im Vorbeigehen auf die Wange. »Was hast du vor? Bist du schon wieder weg?«

»Ja. Ich …«

»Ist es wieder für eure Sache?« Die Betonung des Wortes Sache hatte Nadja bewusst übertrieben. Wollte sie damit schließlich ihre Missgunst gegenüber dieser Sache betonen.

»Ja«, antwortete Wladimir nur kurz.

Nadja konnte das, was er machte, nicht nachvollziehen. Sah in seinem Fanatismus, wie sie es bezeichnete, keinen Sinn. Und genau das ließ sie ihn auch spüren. Deutlich. Ohne es auszusprechen. Dafür reichte ihr Blick. Vorwurfsvoll. Voller Unverständnis.

Wladimir bemerkte dies sofort. Ließ sich von seiner Freundin aber nicht beeinflussen. Egal, wie sehr sie es auch versuchte.

»Ich muss das jetzt durchziehen. Danach wird sich einiges ändern. Nicht nur für uns. Versprochen«, versuchte er beschwichtigend zu erklären. »Es wird sicherlich spät. Also warte nicht auf mich.«

Er schaute sie an. Wartete insgeheim darauf, dass sie ihm noch etwas sagen würde. Wartete auf eine Antwort. Ein paar beschwichtigende Worte. Doch wartete er vergeblich. Nadja ging, ohne ihn eines weiteren Blickes zu würdigen, den Flur entlang und verschwand im Wohnzimmer ihres kleinen Apartments. Dort machte sie es sich auf der Couch gemütlich, die vor dem alten Heizkörper direkt unter dem Fenster stand. In der Hand hielt sie ihr Smartphone. Ihre zierlichen Hände hatten Schwierigkeiten, das überdimensioniert wirkende Gerät zu halten. Sie hob das Smartphone an. Schaute auf das erleuchtete Display, auf das Foto von Wladimir. Das Smartphone entsperrte sich wie von Geisterhand. Nadja begann sogleich damit, die letzten Posts ihrer Freundinnen zu durchstöbern. Und davon gab es so einige. Meistens waren es Fotos. Mal standen ihre Freundinnen einfach nur mit zu viel Make-up vor dem Spiegel. Zwinkerten ihrem eigenen Spiegelbild keck zu. In aufreizenden Posen und oft, eigentlich durchgängig, viel zu spärlich begleitet. Auf manchen der Bilder waren keine Personen zu sehen, sondern dem Anschein nach zu urteilen das Essen, das sie soeben vor sich hatten. Vielleicht waren es aber auch Fotos von lange zurückliegenden Restaurantbesuchen. Wieder andere teilten sehr private Momente. Eine der jungen Frauen, es war weniger eine Freundin, sondern mehr eine entfernte Bekannte von Nadja, zeigte stolz den Diamantring, mit der ihr Freund wohl am heutigen Tag um ihre Hand angehalten hatte. Nadja seufzte. Genervt, nicht von dem Inhalt der Posts, legte sie ihr Handy beiseite, als sie Wladimir hörte, wie dieser nach ihr rief.

»Nadeschda? Soll ich uns etwas fürs Frühstück mitbringen?«

Nadja schwieg. Antwortete ihm nicht. Kurz darauf hörte sie, wie er die Wohnung verließ. Die Tür fiel ins Schloss. Innerlich schmunzelte sie. Nadeschda war die ursprüngliche Form ihres Namens, den lediglich ihr Vater noch nutzte.

Und Wladimir.

Allerdings nur, wenn er ein schlechtes Gewissen hatte. Und genau dies schien er zu haben, was Nadja zufrieden stimmte. Sie griff wieder zu ihrem Handy und widmete sich den noch ungelesenen Einträgen in ihren vielfältigen Social Media Accounts. Sie öffnete ihren Fotoordner auf dem Smartphone und zielstrebig das oberste Bild, das dort angezeigt wurde. Es war ein Foto, das sie bei der Arbeit zeigte. Bei der Zubereitung eines Cappuccinos. Ihr Chef, Pawel Kusnezow, lief gerade hinter ihr her und hatte ebenfalls in die Kamera gelächelt. Spontan, wie sich unschwer erkennen ließ. Ihre Kollegin hatte das Bild aufgenommen. Kurzerhand retuschierte Nadja noch ein paar Hautunreinheiten aus ihrem Gesicht; eigentlich für niemanden erkennbar. Dann, nach ein paar weiteren Klicks, erschien das Foto auf ihrem Profil. Gut sichtbar für all ihre 2500 Freunde und Follower, von denen sie kaum jemanden kannte.

Sie wartete auf erste Reaktionen. Lange dauerte es nicht. Ein Kommentar nach dem anderen erschien unter ihrem Post.

Superhübsch bist du, meine Liebe.
Welches Lokal ist das? Ist es der Laden, in dem du arbeitest?

Wünschte, du würdest mir einen Cappuccino machen.
Süßer Typ!
Ich hoffe, wir treffen uns mal wieder. Schreib mir, wenn du Zeit hast.
Sooooo süß.
Liebe deine Haarfarbe.
Du siehst super jung aus.
Ich würde alles dafür geben, den Cappuccino mit dir zu trinken.
Hey. Lass mal treffen.
Wo arbeitest du? Ich komme gerne mal vorbei.

09. Juni, 03:11 Uhr

Die Straßen waren nicht leer. Aber waren sie auch nicht überfüllt, wie es bereits in kurzer Zeit wieder der Fall sein sollte. Moskau schlief. Noch. Gleichzeitig war die Stadt aber auch auf ihre ganz spezielle Art und Weise hellwach. Äußerlich hüllten sich die unzähligen Straßenzüge und Häuserreihen noch in den Schleier der Nacht. Äußerlich. Alles schien ruhig zu sein. Doch war die Stille trügerisch, wie Wladimir bald erfahren sollte.

Er zog die Kapuze seines Sweatshirts tief ins Gesicht, während er mit gesenktem Haupt das Gebäude wieder verließ, das er erst kurz zuvor betreten hatte. Alles war nach Plan verlaufen.

Eigentlich. Bis vor wenigen Minuten zumindest.

Jetzt wirkte er verunsichert.

In seiner Hand hielt er einen schwarzen Motorradhelm. Es war ein Integralhelm. Auch dessen Visier war dunkel getönt. An den Tischen, die links und rechts vom Eingang, entlang der Hauswand aufgereiht waren, saßen vereinzelt ein paar Gäste. Männer. Es waren größtenteils Männer, die zu viel getrunken hatten, lautstark grölten oder den Kopf bereits auf der Tischplatte ausruhten. In diesen sah er keinerlei Bedrohung. Diese bereiteten ihm keine Sorgen. Auffällig waren die beiden Männer, die jeweils allein an ihren Tischen saßen. Einer auf der linken Seite des Eingangs, der andere rechts von diesem. Ohne Getränke.

Verdammte Scheiße! Wladimir wusste sofort, was dies zu bedeuten hatte. *Haben die ihn abgefangen? Hat er mich verraten? So ein Bockmist.*

Als Wladimir das Lokal betreten hatte und wie verabredet in eines der leerstehenden Zimmer in der oberen Etage gegangen war, hatte er diese

Gestalten nicht bemerkt. Einfach deswegen, weil sie ihm gefolgt waren und sich erst hingesetzt hatten, nachdem er im Inneren des Gebäudes verschwunden war. Aus dem Augenwinkel heraus, konnte er sehen, wie die beiden ihn beobachteten. Sie versuchten nicht einmal, es zu verbergen.

Es musste irgendwann passieren, dachte er. *Aber wieso ausgerechnet heute? So ein Scheißdreck!*

Er ärgerte sich darüber, dass sie ihn in dieser Nacht haben überraschen können. Wie sie ihn gefunden hatten, konnte er sich nicht zusammenreimen.

Es muss dieser Norweger gewesen sein. Der hat es verkackt. Aber so richtig. An mir kann es nicht gelegen haben … ach, fuck. Egal.

Wladimir war stets vorsichtig gewesen. Wie üblich hatte er sich vor dem geplanten Treffen ein neues Prepaidhandy besorgt, das er auch in diesem Moment bei sich trug. Genutzt hatte er es noch kein einziges Mal. Er fuhr ein Motorrad, das ihm nicht gehörte. Doch sie waren seinetwegen hier. Er wusste es. Er steigerte seine Schrittfolge. Leicht. Nicht übertrieben. Dann überquerte er die Straße. Sein Motorrad stand zwischen zwei Autos geparkt.

Er fluchte, als er näher herantrat: »Piz-dets. Ihr Typen habt doch echt nicht mehr alle Tassen im Schrank.«

Vorne wie auch hinten hatten die Fahrer der beiden Autos sein Motorrad touchiert, es regelrecht zwischen ihren Stoßstangen eingequetscht. Ungeachtet dessen zog er den Helm über die Kapuze, drehte den Schlüssel im Zündschloss um und ließ nur wenige Sekunden später den Motor, mit Hilfe einer kurzen Drehung seines Handgelenks, im Leerlauf, aufheulen. Die zwei Männer, die er bereits zuvor bemerkt hatte, sprangen auf. Einer kam auf ihn zugelaufen. Im selben Moment riss Wladimir sein Motorrad zwischen den geparkten Autos hervor, wobei er tiefe Kratzer in deren Lack hinterließ. Er sprang auf und drehte sein Handgelenk ein weiteres Mal zu sich. Gab Gas. Dieses Mal hatte er den Gang eingelegt. Das Getriebe packte, quittierte dies mit einem lauten Knall, und das Gummi des Hinterrads hinterließ qualmende Spuren auf dem Asphalt. Er drehte sich nicht um. Folgte der Straße. Wohin er nun fahren sollte, wusste er nicht. Wie zuvor schon dutzende Male hätte es diese Nacht lediglich eine seiner üblichen Courierfahrten werden sollen. Üblicherweise brachte er das Geld und nahm mit, was für ihn und seinen Freund bestimmt war.

Zugegeben. Dieses Mal hätten sie den Jackpot landen sollen. Doch haben sie diesen nun offensichtlich knapp verfehlt.

Im Seitenspiegel konnte Wladimir sehen, wie ihm jemand folgte. Ein Auto, das ihm zuvor nirgends aufgefallen war. Schnell. Es kam näher.

»Mist. Wegen mir?«, fragte er sich überrascht. Ein solches Verhalten seiner Schatten, wie er sie abwertend zu bezeichnen pflegte, kannte er bis zu dieser Nacht noch nicht. Sie waren schon lange präsent. Waren stets in seiner Nähe. Aber waren sie üblicherweise dennoch im Hintergrund geblieben. Haben ihn lediglich beobachtet und irgendwem brav Bericht über ihn erstattet. Nicht mehr. Aber auch nicht weniger.

»Was soll der verfickte Scheiß denn jetzt?« *Dieser Hurensohn hat mir eine Falle gestellt!* Davon war er mittlerweile überzeugt.

An der Kreuzung, die unmittelbar vor ihm lag, bog er links ab. Beschleunigte und passierte den kleinen, hellblauen Palast, eines der vielen Moskauer Museen in der Gegend. Auf der anderen Straßenseite, zu seiner Linken, lagen ein Schuhladen und ein Küchenstudio, die allein aufgrund ihrer deutsch anmutenden Namen auffielen. Betreten hatte er noch keines der beiden Geschäfte. Er folgte der leicht abschüssigen Straße. Fuhr schneller als erlaubt. Viel schneller. Jetzt konnte er sich wenigstens sicher sein: Er wurde verfolgt. Nicht, wie üblich beobachtet, sondern regelrecht bedrängt. Das Auto hinter ihm schloss auf. Mit quietschenden Reifen jagte es hinter ihm her, ohne dabei Rücksicht auf die übrigen Verkehrsteilnehmer zu nehmen, die hupend und wild gestikulierend abbremsten oder gar ausweichen mussten. Wladimir folgte der Rechtskurve und ließ das Lubjanka kurz darauf hinter sich. Das prunkvolle Gebäude beherbergte das Hauptquartier des FSB, dem russischen Inlandsgeheimdienst. Bevor der FSB in den Neunzigerjahren dort eingezogen war, hatte man das Gebäude zunächst als Gefängnis, später dann nur noch als Archiv genutzt.

Vielleicht soll mir das mein Schicksal vor Augen führen?, fragte Wladimir sich in diesen Sekunden. Ihm selbst war es immer ein Dorn im Auge gewesen, sich in der Nähe des FSB zu treffen. Doch war es für seinen Freund wohl gleichzusetzen mit einer Art Machtdemonstration. Und verstecken konnten sie sich ohnehin schon lange nicht mehr. Nicht in Russland. Nicht seitdem sie sich im Kreml und bei dessen Befürwortern Feinde gemacht hatten. Mächtige Feinde. Skrupellose Feinde. Beide waren sie sich dessen stets im Klaren gewesen. Hatten das Risiko ihrem Ziel untergeordnet.

Noch bevor der Sicherheitsapparat vor dem Lubjanka reagieren konnte, schoss Wladimir mit seinem Motorrad über den gleichnamigen Platz und lenkte es danach in eine kleine Straße, die genau vor ihm lag. Dabei zuckte die Tachonadel, zwischen den abrupten Bremsmanövern und den immer wieder folgenden Kraftdemonstrationen des Motors, wild hin und her. Er hatte Schwierigkeiten, das Vorderrad auf dem Asphalt zu halten. Rechts von ihm lag ein gutes, hochpreisiges, italienisches Restaurant. Auf der gegenüberliegenden Seite das chinesische Pendant zu diesem. Er kannte sich in der Gegend gut aus. Zumindest auf den Straßen. Dennoch forderte ihm diese Verfolgungsjagd, seine Flucht, einiges an Konzentration und Kraft ab. Die Muskulatur seines Nackens glich den Stahlstreben der Fahnenmasten, die an der Fassade des Gebäudes zu seiner Rechten thronten, an dem er in diesem Moment vorbeiraste. Seine Hände krampften. Er hatte Angst, er könnte die Kontrolle über sein Gefährt verlieren und gegen eines der parkenden Autos krachen, was unweigerlich seine Gliedmaßen von seinem Körper abtrennen würde. Nicht mit chirurgischer Präzision, sondern mit roher Gewalt. Wladimir zuckte bei dem Gedanken daran zusammen. Unbewusst.

Zeit, weiter darüber nachzudenken, gab es glücklicherweise nicht. Seine Verfolger waren ihm immer noch dicht auf den Fersen. Zu dicht für seinen Geschmack. Er bremste ein weiteres Mal ab. Kräftig. Das Hinterrad seines Motorrads versuchte ihn auf der linken Seite zu überholen. Im selben Moment legte er sich in die Kurve, nach rechts, und ließ den Drehzahlmesser wieder in die Höhe schießen. Wenig später überquerte er den Lubjanka-Platz und passierte das Quartier des FSB.

Erneut.

Dieses Mal allerdings auf der Rückseite des Gebäudes. Die lange, breite Straße, der er nun folgte, ermöglichte es ihm, das Geschwindigkeitspotenzial seines Motorrads voll auszuschöpfen. Er drehte das Handgelenk bis zum Anschlag durch. Das Vorderrad lupfte. Und sein Herzschlag schoss ebenso in die Höhe, wie die Tachonadel. Er musste sich konzentrieren. Mit zunehmender Geschwindigkeit wirkte die Straße schmaler und schmaler. Fast wie ein dunkler Tunnel, an dessen Seiten kleine Lichtpunkte, die Laternen und Schaufenster, aufblitzten. Er musste Autos und auch Fußgängern ausweichen, die von ihm überrascht, selbst nicht mehr rechtzeitig in der Lage waren, den Weg freizumachen. Doch lohnte es sich für ihn. Der Abstand zu seinen Verfolgern vergrößerte sich.

Als er auf Höhe der Moskauer City University of Management angelangt war, konnte er sich schließlich sicher sein, seine Verfolger abgehangen zu haben. Er wurde langsamer. Schaute sich einige Male um.

Nichts.

»Yeah«, triumphierte er lautstark und hob seine geballte Faust in die Luft. Das Adrenalin herrschte über seinen Körper und er fühlte sich unbesiegbar.

Er bog rechts in die kleine Straße ab, die am Skver-Park vorbeiführte, der ihn von der großen zehnspurigen Ringstraße abschottete, auf der das Leben der Stadt allmählich wieder zu pulsieren begann. Auf der ihm gegenüberliegenden Seite lag der Strannopriimnyy-Dom. Heute Museum. Früher Krankenhaus der Krüppel und Armen.

Vielleicht auch wieder eine Art Vorahnung, wie Wladimir kurz dachte.

Wieder schaute er sich nervös um.

Er stieg ab und ließ das Motorrad stehen, ohne es auch nur ein weiteres Mal zu beachten. Zu groß schien ihm das Risiko, seine Verfolger könnten es mit einem GPS-Tracker versehen haben. Er wechselte auf den Gehweg und ging schnellen Schrittes an dem großen, mittig auf der Straße platziertem Zelt vorbei, in dem die Obstverkäufer bereits angefangen hatten, ihre Stände für den neuen Markttag zu drapieren. Wladimir war in Schweiß gebadet. Riss sich den Helm vom Kopf und warf diesen ins Gebüsch vor den Häusern zu seiner Rechten. Wenig später entledigte er sich auch des Handys.

Später

Seine Augenlider zuckten nervös. Doch konnte er sie nicht öffnen. Er hatte seinen Körper noch nicht wieder unter Kontrolle. Sein Kopf hing vorne über. Sein Kinn berührte seine Brust. Er strengte sich an.

Er stöhnte. Dabei zog er Grimassen. Keine humorvollen Grimassen. Schmerzverzerrte Grimassen.

Es dauerte einige Zeit. Doch allmählich kam Wladimir wieder zu sich. Sein Bewusstsein, wie auch die Kontrolle über seinen Körper, kam häppchenweise zurück. Das Erste, was er spürte, waren seine Beine. Diese kribbelten. Er versuchte sie zu bewegen.

Doch es gelang ihm nicht.

Fuck!

Gleiches galt für seine Arme.

Ihr verdammten Wichser!

Als er bemerkte, dass er an einen Stuhl gefesselt war, erschrak er. Sein Blutdruck schoss nach oben. Seine Halsschlagadern pulsierten und selbst die Äderchen an seinen Schläfen traten deutlich sichtbar hervor. Wieder blinzelte er. Wieder konnte er nichts sehen. Erst jetzt wurde es ihm bewusst. Seine Augen waren weit geöffnet. Doch um ihn herum herrschte Dunkelheit. Absolute Dunkelheit. Dunkelheit, die ihn fest umschlossen, in ihren Fängen hielt. Wladimir versuchte sich zu bewegen. Spannte seine Muskeln an. Spürte, wie seine Fesseln nachgaben.

Nicht.

Er hatte keine Chance. Er wusste es. Klebeband fixierte ihn an den Stuhl, auf dem er saß. Er versuchte, sich zu erinnern. An das, was passiert war. Er war ihnen entkommen. Zumindest hatte er gedacht, es geschafft zu haben. Doch dann war alles anders gekommen. Sie hatten ihn überrascht, niedergeschlagen, und er war zu Boden gegangen. Was danach geschehen war, wusste er nicht. Blackout. Vermutlich war er einige Zeit ohnmächtig gewesen. Sein Kopf dröhnte noch immer von dem Schlag, den er hatte einstecken müssen.

»Hallo?«, rief er. »Ist hier jemand?«

Seine Unterlippe zitterte.

Reflektiert von den blanken Wänden, die ihn umgaben, wurde seine Frage unbeantwortet zurückgeschleudert. Wie ein Bumerang. Traf ihn mitten im Gesicht. Ein Schlag, der keine Schmerzen mit sich brachte. Dafür allerdings erschreckende Gewissheit. Er konnte es nicht sehen, doch wusste er nun, dass der Raum relativ groß sein musste. Und leer. Die Feuchtigkeit und den Schimmel, die die Backsteine der Wände überzogen, die er nicht sah, konnte er riechen.

Ein Keller. Ich bin in irgendeinem gottverdammten Keller. Na toll. Gibt ja in Moskau nicht viele Möglichkeiten … ha … so ein Mist!

Plötzlich.

Ein Klacken.

Wladimir starrte in die Dunkelheit vor sich.

Dann passierte es.

Ein grelles Licht blitzte auf. Die Quelle, eine Glühbirne, hing nur wenige Zentimeter vor seinem Gesicht. 300 Watt. Eine Lichtquelle, wie sie auch in der Industrie zur Härtung spezieller Klebstoffe eingesetzt wurde. Diese verströmte ein gleißendes, ein grelles, ein schmerzverursachendes Licht. Ein Licht, das die Augen eines Menschen zu zerstören vermochte. Unwiederbringlich dessen Sehkraft raubte. Die Wärme, die Hitze, das Brennen in seinen Augen konnte Wladimir deutlich spüren.

Es war ein Reflex. Er kniff die Augen zusammen.

»Hey. Was soll das? Was wollt ihr?«

Plötzlich hörte er etwas. Keine Stimme. Keine Antwort. Es waren Schritte. Hatte er zuvor nur vermuten können, dass jemand gemeinsam mit ihm in dem Raum war, so wusste er es jetzt. Er hörte Schritte. Er blinzelte. Vor ihm erschien ein Schatten. Mehr konnte er nicht erkennen.

»Wer ist … wer ist da?«, stammelte er nervös. »Was soll … was soll das alles hier?«

Er bekam auch jetzt keine Antwort. Stattdessen erschien vor seinem Gesicht eine große, in einen dicken Lederhandschuh gehüllte Hand.

Wladimir zuckte zusammen.

Grundlos, wie sich herausstellte.

Sein Gegenüber packte die Glühbirne. Umschlang diese, wie eine Anakonda ihr wehrloses Opfer. Ein Zischen ertönte. Rauchig riechender Qualm stieg empor und der Geruch verbrannten Leders kroch Wladimir in die Nase. Es war der Geruch des Handschuhs, der der Hitze der Glühbirne nicht standhalten konnte und langsam vor sich hin schmorte.

So plötzlich wie die Hand erschienen war, verschwand sie wieder.

Gab das Licht frei.

Für einen Bruchteil einer Sekunde traf das gleißendere Licht ungehindert auf Wladimirs Pupillen.

»Scheiße!« Er kniff die Augen zusammen. Doch blieb es hell. Das Licht durchdrang nahezu ungestört die Haut seiner Augenlider. *Licht?* Er hätte nicht gedacht, dass man einem Menschen mit Licht, es war schließlich einfach nur Licht, solche Schmerzen hätte zufügen können.

Unbeschreibliche Schmerzen.

Nun hatte man ihn eines Besseren belehrt.

Jetzt verstand er auch, warum bei der großen Sonnenfinsternis Ende der Neunziger vehement auf die Notwendigkeit zur Verwendung von speziellen Schutzbrillen hingewiesen worden war. Letztendlich hatte auch er sich dem Druck seiner Eltern gebeugt und sich nicht getraut, diese Pappbrille, die seine Mutter ihm besorgt hatte, auch nur für eine Sekunde abzusetzen.

»Hey. Redet mit mir! Was habt ihr verfickten Schweine vor?«

Statt einer Antwort traf ihn ein Schlag.

Unvorbereitet.
Mitten ins Gesicht.
Wladimirs Kopf schlug in den Nacken. Seine Wirbelsäule gab ein beängstigendes Knacken von sich. Das Blut seiner aufgeplatzten Lippe gesellte sich zu dem Speichel in seinem Mund. Der beißende Geschmack dessen, ließ die Muskelstränge in seinem Gesicht, kurz und unkontrolliert zucken.
»Fuck!« Er spuckte das Blut aus, das sich in seinem Mund gesammelt hatte. Seine Stimme zitterte. Zitterte mehr als schon zuvor. »W… was wollt … wollt ihr … von mir?«
Wieder erhielt er keine Antwort.
Das Schweigen seiner Peiniger.
Die Stille.
Die damit verbundene Ungewissheit.
Angst.
All das machte ihm Angst.
»Scheiße, Mann. Ihr geht zu weit.«
Sein Herzschlag glich dem eines Profisportlers, kurz vor dessen Zieleinlauf. Doch ahnte er, dass er trotz aller Anstrengungen nicht als Gewinner heimkehren würde. Wenn er überhaupt noch heimkehren würde.
Ein Luftzug traf auf sein Gesicht. Er zuckte. Kniff, in Vorahnung dessen, was zu erwarten war, die Augen zusammen und versuchte sogleich die Nackenmuskulatur anzuspannen. Doch traf ihn kein Schlag. Er war überrascht. Erleichtert.
Die Erleichterung wich.
Panik.
Sein Gegenüber packte die Glühbirne. Riss diese samt Fassung aus der Decke, sodass Staub und Putz auf Wladimir herabrieselten.
Es war wieder dunkel.
Stockdunkel.
Im selben Moment passierte es. Jemand packte seinen Kopf.
Wladimir schrie. Schüttelte sich.
Er begann zu würgen und gleichzeitig nach Luft zu schnappen. Jemand hatte ihn von hinten in den Schwitzkasten genommen. Schnürte ihm die Kehle zu. Doch war dies noch lange nicht alles. Der Griff um seinen Hals festigte sich. Wladimir spürte, wie sein Gehirn nach Sauerstoff flehte. Nach diesem lechzte, wie ein kleines Kind nach einem Stück Schokolade

vor dem zu Bett gehen. Die Erinnerung an einen solchen Moment schoss in sein Bewusstsein. Wie auch damals, wurde seinem Flehen nicht stattgegeben. Damals war es seine Mutter gewesen, die sein Betteln mit einem liebevollen Lächeln und den Worten: »Morgen, mein Süßer. Nach dem Frühstück«, beantwortet hatte. Heute war es die Ausgeburt der Hölle, mit der er sich auseinandersetzen musste. Und dass diese einfühlsam wie seine Mutter sein würde, glaubte er nicht.

Ein Schrei.

Menschlich?

Nicht zu deuten.

Schmerzverzerrt?

Eindeutig.

Wladimirs Schrei war durchzogen von unbeschreiblichen Lauten, die denen eines gepeinigten Hundes glichen. Nur im Entferntesten erinnerten diese Laute an einen Menschen. Seine Nervenbahnen wurden mit Reizen überschüttet. Es waren keine Worte, die seine Lippen verließen, sondern ein einziger, langanhaltender, facettenreicher Schrei.

Die abgerundete Seite der heißen Glühbirne wurde Wladimir brutal ins Gesicht gepresst. Solange, so fest, bis die Haut darunter begann zu schwinden. Sie gab nach. Der Geruch verbrannten Fleisches schwängerte die Luft. Wladimirs Körper zuckte unkontrolliert. Zuckte wie ein Stück Vieh, dem soeben der Schlagbolzen durch die Schädeldecke gerammt worden war. Schaum sammelte sich vor seinem Mund. Speichel triefte aus diesem heraus. Die Augen weit nach innen gedreht, sodass das Weiß in ihnen hervortrat. Es wirkte, als seien es die Augen eines großen weißen Haies, der diese zu schützen versuchte, während er seinen Kiefer aufriss, um nach seiner Beute schnappen zu können. Doch war Wladimir nicht der Jäger. Er war der Gejagte. Sein Blick, der keiner mehr war, wirkte leer.

Unmenschlich.

Zombiehaft.

Dann ließ sein Peiniger von ihm ab. Nicht, um die Folter zu beenden, sondern einzig und allein, um anschließend mit maximaler Kraft die immer noch heiße Glühbirne in Wladimirs linkes Auge zu rammen.

Wladimirs Schreie verstummten.

TEIL 3

Welchen Wert haben Grenzen,
nachdem sie überschritten wurden?

DER PRIESTER

Bugøynes, Norwegen. 14. Juni, 06:00 Uhr

Es war ein normaler Tag. Ein Tag, wie der gestrige. Ein Tag, wie jeder andere. Zumindest schien es für Jonas ein solcher Tag zu sein, der sich in seiner heilen, unbescholtenen Welt glaubte.

Noch.

Das Klingeln seines Weckers ließ ihn aufschrecken. Seine Hand schnellte zum Nachttisch. Er schaltete den Wecker aus. Im Schein des schwachen Lichtes, das dessen Digitalanzeige abgab, konnte er nur wenig sehen. Draußen war es hell. Taghell. Er wusste es. In der letzten Nacht war es schließlich gar nicht erst dunkel geworden. Die Mitternachtssonne war die Entschädigung für die dunklen Wintermonate, wie er zu sagen pflegte. Er mochte es. Alles wirkte ruhig, gar friedlich zu dieser Jahreszeit. Das Schlafzimmer hingegen war stockdunkel. Dafür sorgten die schweren, lichtundurchlässigen Vorhänge vor dem ohnehin kleinen Fenster. Diese hielten das Sonnenlicht draußen. Vollständig. Seine Frau, sie hieß Lore, konnte ansonsten nicht schlafen. Zumindest glaubte sie, dass es so sein würde.

Lore hatte nichts davon gemerkt, dass Jonas wieder früh aufstand. Er selbst mochte die Dunkelheit nicht, die in dem Schlafzimmer vorherrschte. Es erinnerte ihn zu sehr an die Wintermonate. Lieber würde er beim Aufwachen das Tageslicht auf seiner Haut spüren. Doch verzichtete er darauf. Seiner Frau zur Liebe. Er schaute zu ihr hinüber. Ihr Unterbewusstsein schien das allmorgendliche Klingeln des Weckers vollständig auszublenden. Es brauchte mehr, um sie wach zu bekommen. Bei dem Gedanken daran wanderte ein zaghaftes Lächeln über seine Lippen. Der

Lattenrost knarzte unter seinem Gewicht, als er sich auf der Matratze abstützte, aufrichtete und anschließend zur Seite drehte. Seine Beine baumelten vom Bettrand herunter. Mit den Füßen tastete er den Boden ab. Suchte nach seinen Hausschuhen, die er am Abend zuvor unachtsam von den Füßen geschüttelt hatte. Es dauerte einige Sekunden, doch dann hatte er sie auch schon gefunden und schlüpfte hinein. Er liebte dieses wohlige, warme Gefühl der gefütterten Filzpantoffel. Und zurecht. Auch zu dieser Jahreszeit war es morgens noch kalt in seinem Haus.

Er verharrte nicht länger als nötig. Stützte sich ab, um aufzustehen. Zeitgleich, mit dem erneuten Aufschrei des Lattenrosts, stieß auch er ein Zeichen des Schmerzes aus, das sich einen Weg durch die zusammengepressten Zähne suchte, um hervorzudringen.

Er kniff die Augen zusammen und verzog das Gesicht.

Er blieb sitzen. Seine Knie schmerzten. Normal war dies nicht. Ebenso sein Rücken quittierte jede seiner Bewegungen mit einem blitzartigen Stich, der durch die Nervenbahnen schoss, als würde er, der Schmerz, versuchen irgendeinen Rekord zu brechen. Seinem Nacken schien es an diesem Morgen nicht viel besser zu gehen.

Steif.

Er war steif, wie ein altes Stück Holz. Vorsichtig versuchte er mit seiner Hand die Muskulatur zu besänftigen, indem er mit festem Griff über dieselbe strich.

Er atmete tief durch und seufzte: »Das Alter, mein lieber Jonas. Das Alter.«

Dabei fühlte er sich alles andere als alt. Er war gerade einmal knapp über siebzig und allemal fitter als die meisten anderen seiner Freunde. Zumindest fühlte er sich so. Sein Sohn hatte sich in den vergangenen Tagen mehr als einmal über seinen Bauchansatz lustig gemacht. Nun ja. Ganz unrecht hatte dieser nun nicht, wie Jonas sich vor dem Spiegel hatte eingestehen müssen. Aber eigentlich störte er sich nicht daran. Dennoch. Sein Sohn nutzte jede Gelegenheit, um den alten Mann vorzuführen. Eher auf spaßige, freundschaftliche Art und Weise. Die beiden trennten fast dreißig Jahre und so musste Jonas sich ihm gegenüber sicherlich nichts mehr beweisen.

Er schaute hinüber zu dem hölzernen Kreuz, das über der Schlafzimmertür hing. Für einen kurzen Moment schloss er seine Augen, verschränkte seine Hände vor seinem Körper und versank in einem stillen Gebet.

Zwanzig Minuten später

Jonas saß am Frühstückstisch in seiner Küche. Die Küche selbst hatte schon bessere Zeiten erlebt, bestand sie doch hauptsächlich aus alten Sperrholzplatten. Er selbst hatte diese unter Zuhilfenahme von ein paar Schrauben, Scharnieren und etwas Farbe gezimmert. Vielmehr zusammengebastelt. Mittlerweile war aber auch das gut zwanzig Jahre her. Er schaute hinüber zur Spüle. Der Wasserhahn tropfte. Er tropfte bereits seit ein paar Tagen. Sicherlich wäre es ein Leichtes für ihn gewesen, dem Einhalt zu gebieten. Dafür hätte er lediglich eine Rohrzange und eines der alten Küchentücher benötigt, von denen seine Frau unzählige im Vorratsraum, der sich direkt an die Küche anschloss, aufbewahrte. Doch fühlte Jonas sich unerklärlicherweise müde. Leer. Kraftlos. Sein Sohn hatte ihm versprochen, es beim nächsten Besuch zu erledigen. Darauf verließ er sich nun. Vor ihm stand eine Tasse Tee und auf dem danebenstehenden Teller lagen ein paar Scheiben Brot, die er sich mit Wurst vom alten Nilsson belegt hatte, der seinen Bauernhof die Straße hinunter betrieb. Seine Tiere schlachtete dieser noch selbst. Und das alles in der Scheune vor Ort. Hier in Bugøynes schien die Zeit stillzustehen. Von Industrialisierung war hier noch nicht viel zu sehen. Ein Außenstehender würde gar daran zweifeln, dass jemals einer der Bewohner im Ort davon gehört haben mochte. Anders in dem nur wenige Kilometer entfernten Kirkenes, wo ein nahezu jeder in der Schwermetallindustrie oder einem der vielen Politbüros tätig war.

Nachdem Jonas sein Brot gegessen hatte, biss er in die Banane, die er bereits geschält in der Hand hielt. Die Schale lag vor ihm auf dem Tisch. Zusammengeknüllt wie ein Blatt Papier, bevor man es in den Papierkorb hätte werfen wollen. Er kaute gemächlich vor sich hin. Schluckte und griff zur Tasse. Es war die blaue Tasse mit den bunten Herzen darauf, die seine Enkelin ihm zum 70. Geburtstag geschenkt hatte. Er liebte sie über alles. Die Tasse und seinen kleinen Engel. War sie doch sein einziges Enkelkind. Der Tee im Inneren der Tasse qualmte und war noch viel zu heiß, um ihn zu trinken, was Jonas aber erst bemerkte, als er bereits einen großen Schluck genommen hatte.

Er schrie verbittert auf, schnappte nach Luft in der Hoffnung, diese würde den Schmerz lindern, und setzte die Tasse wieder ab.

Mit der geballten Faust schlug er auf den Tisch. Dabei fiel sein Blick auf dieselbe, wodurch das Pochen seiner Speiseröhre sogleich nebensächlich wurde. Er hatte schon am Tag zuvor, nachdem er die Gartenarbeit erledigt hatte, die ganzen Kratzer auf seinem Handrücken bemerkt. Doch waren es an diesem Morgen nicht nur Kratzer, die er zu sehen bekam. Zu diesen hatte sich eine leichte Schwellung gesellt. Eine Art Beule, die an seinem Handgelenk thronte. Noch war sie recht klein. Dennoch überraschte ihn diese Entwicklung. Zudem wirkte seine Hand bei näherer Betrachtung leicht bläulich, als hätte er sich einen Bluterguss zugezogen.

»So ein Mist.« Nachdenklich biss er ein weiteres Stück der Banane ab. Presste es mit der Zunge gegen seinen Gaumen, bis es zu einem pampigen Brei geworden war, den er anschließend genüsslich herunterschluckte.

Gemeinsam mit Lore verließ er ein paar Stunden später das Haus und zog die Holztür hinter sich zu. Aus Gewohnheit schloss er sie nicht ab. Angst vor Diebstahl hatte er nicht. Viel wäre in seinem bescheidenen Zuhause ohnehin nicht zu holen gewesen. Ein bisschen Bargeld. Und selbst davon nicht gerade sonderlich viel. Den wenigen Schmuck, den Lore besaß, trug sie an ihrem Körper bei sich.

»Das Licht ist kaputt«, merkte Jonas an, während er die knarzenden Stufen vor dem Haus hinunterging und seiner Lore folgte. »Nach dem Gottesdienst gehe ich noch beim Hannes vorbei und kaufe neue Glühbirnen. Das kann ja so nicht bleiben.«

Seine Frau stimmte ihm zu. »Mach das. Dann kommst du auch wenigstens nicht auf dumme Gedanken.« Dann hakte sie sich bei ihm ein.

Jonas schaute sich um. Auch jetzt, wie das gesamte Jahr über, brannte an den umliegenden Häusern Licht. Das hatte einen recht profanen Grund. Norwegens Dörfer lagen inmitten einer schroffen, teils gar menschenfeindlichen Umgebung. Die Natur war stets mit all ihrer Schönheit, aber auch mit all ihren Gefahren präsent. So hatten die eingeschalteten Lichter über die vielen Jahre schon so manchem in Not geratenen Wanderer, den Weg zurück in die Zivilisation weisen können. So wie es Jonas auch an diesem Morgen mit seiner kleinen Gemeinde vorhatte, für die er seit mehr als vierzig Jahren den wöchentlichen Gottesdienst abhielt. Und mehr als das. Für jeden, zu jeder Zeit, hatte er ein offenes Ohr.

»Was ist mit deiner Hand passiert?«, fragte seine Frau, als sie diese mit der ihren umschließen wollte. Wollte. Sie berührte diese nicht. Schreckte stattdessen zurück.

Jonas schaute hinunter zu seiner Hand und versuchte sich mit einer Erklärung: »Ich muss mich wohl irgendwo gestoßen haben. Vielleicht ist aber auch einfach nur ein Äderchen geplatzt. Tut jedenfalls nicht weh.«

»Herr Gott nochmal. Deine Hand ist nicht einfach nur blau, sondern geschwollen und wund«, entgegnete Lore bestimmend.

»Ach was. Das sieht schlimmer aus, als es ist. Glaub mir. Das kommt von der Gartenarbeit. Ich sollte es langsam mal sein lassen, so zu schuften. Demnächst kann der Jung das für uns erledigen.«

»Sofie ist sicherlich auch beim Gottesdienst.«

»Bestimmt. Aber wieso kommst du jetzt auf einmal auf Sofie?«

»Die soll sich das ansehen. Wofür haben wir sonst eine Ärztin in der Familie?«

»Sofie ist Tierärztin«, kommentierte Jonas trocken den Ratschlag seiner Frau.

»Ja und?«, fragte diese, ohne dass sie eine weitere Reaktion ihres Mannes erwartete.

Ihr Gesichtsausdruck ließ keinerlei Zweifel aufkommen. Für sie war das Gespräch an dieser Stelle beendet und Jonas wusste, dass er machen würde, was sie von ihm erwartete. So viel hatte er bereits gelernt. Auch wenn es ihm immer noch schwerfiel. Er betrachtete seine Hand. Ihm war es vorhin noch nicht so schlimm vorgekommen, wie es sich nun darstellte. Jetzt bemerkte auch er die kleinen Bläschen. Sie bildeten kleine Gruppen am Rande der Schwellung. Einige waren bereits aufgeplatzt und gelblicher Eiter überzog sie.

Innerlich begann Jonas einen kurzen Monolog zu führen: *Unrecht hat sie nicht. Ich habe mich wohl doch an diesem Busch verletzt. Das sieht nach einer allergischen Reaktion aus. Hätte ich den Busch doch besser stehengelassen. Aber nein. Lore konnte ihn ja nach all den Jahren nicht mehr leiden. Aber zu spät ist zu spät. Jetzt kann ich es eh nicht mehr ändern. Aber dann soll unsere Sofie es sich gleich mal ansehen und Lore ist beruhigt. Na ja. Aber sollte jemand zur Beichte kommen, muss das Ganze dann doch erst einmal hinten anstehen.*

Ohne weiter miteinander zu reden, gingen die beiden gemütlichen Schrittes den kleinen Hügel hinauf und erblickten kurz darauf das schwarze Dach der ansonsten schneeweißen Dorfkirche. Es war ein einfacher Bau. Wie auch die anderen Häuser im Ort bestand die Fassade der Kirche lediglich aus ein paar Brettern. Diese waren gerade erst frisch gestrichen worden. Nicht gerade sorgfältig und zudem mit deutlich mehr Farbe als nötig gewesen wäre, aber immerhin frisch gestrichen. Tropfnasen waren überall zu entdecken. Von der eigentlichen Holzmaserung war nichts mehr zu sehen. Das Holz wirkte stattdessen wie ein billiges Kunststoffimitat. Aber sei es drum. So konnte das Holz der Witterung besser standhalten. Zumindest war das der Gedanke der Maler gewesen, die hier noch vor ein paar Tagen ihre Arbeit verrichtet und einen Eimer Farbe nach dem anderen an die Wand geklatscht hatten. Atmungsaktiv schien die verwendete Farbe jedenfalls nicht zu sein.

Während des Gottesdienstes versteckte Jonas seine Hand unter der Robe, die er unmittelbar nach Betreten der Kirche übergezogen hatte. Der schwere Baumwollstoff klebte an der eitrigen Wunde und zog immer mehr der gelblichen Flüssigkeit auf. Auch die Schmerzen nahmen zu.

Nach dem Gottesdienst wartete er im Hinterzimmer der Kirche.

»Du wolltest mich sprechen?«, fragte die junge Frau, die ungestüm den Raum hinter dem Altar betrat.

Jonas erkannte ihre Stimme. Wusste sofort, dass es Sofie, seine Nichte, die Tierärztin war. Er blickte sie von seinem Schreibtisch aus an, der genau gegenüber der Tür stand. »Sofie. Komm rein, mein Kind. Setz dich doch bitte.«

Der Stuhl, den sie sich zurechtrückte, kratzte laut über die alten Holzdielen. Einige von diesen waren bereits vor geraumer Zeit ausgetauscht worden, was an den deutlichen Farbunterschieden zu erkennen war. Sofie setzte sich. Sogleich fiel ihr Blick auf das Stück Stoff, das Jonas um seine Hand gewickelt hatte. Wie schon zuvor seine weiße Robe war auch der Stofffetzen mit dem eitrigen Sekret überzogen. Dazu hatte sich Blut gesellt.

»Ist es deswegen?«, fragte Sofie und deutete mit ihrem Blick auf Jonas' Hand.

»Ja.«

»Was ist passiert?«

»Ich habe keine Ahnung.«

»Hast du dich irgendwo verletzt?«

»Wüsste nicht wie. Aber es muss wohl gestern im Garten passiert sein. Bei der Arbeit.«

»Seit wann hast du das?«

»Aufgefallen war es mir am Morgen. Also heute Morgen. Kurz nach dem Aufstehen. Sah am Anfang harmlos aus.«

»Na ja. Muss nichts Schlimmes sein, nur weil es … na, so verstörend aussieht.« Sofie lächelte ihren Onkel an.

»Es wird von Minute zu Minute schlimmer.«

»Darum bin ich ja jetzt auch hier. Darf ich mir das ansehen?«

Jonas nickte. Zögerlich entfernte er das Tuch.

Sofie schreckte zurück. Nicht viel und für Jonas war es kaum zu erkennen gewesen. »Das sieht aber echt nicht gut aus«, sagte sie leise und mit ruhiger Stimme. »Aber wie gesagt, die meisten Entzündungen der Haut sind harmlos.«

»Heute Morgen war es nur geschwollen. Dann kamen diese Eiterbläschen hinzu. Es juckte wie verrückt. Und es ging immer so weiter. Die Haut platzte einfach auf. Und jetzt blutet es auch noch.«

»Lass mich mal sehen.« Sofie zog ein Paar Einweghandschuhe aus ihrer Hosentasche. Als Tierärztin in einem kleinen Dorf war sie es gewohnt, immer und überall um Rat gebeten zu werden. Und nicht nur, wenn es um das Wohl der Tiere ging. Der Geruch von Latex strömte durch die Luft und stieg ihr in die Nase. Sie presste schlagartig ihre Zunge gegen den Gaumen. So schaffte sie es normalerweise, das Niesen zu unterdrücken, das sich wie üblich ankündigte.

Sie wartete einen Moment.

Es war geschafft.

Sie lächelte. Zog die weißen Handschuhe über und griff vorsichtig Jonas Hand.

»Hey«, schrie dieser aufgebracht und zuckte. »Das tut weh.«

»Tut mir leid. Ich versuche vorsichtig zu sein.«

»Ich bitte darum.«

Behutsam drehte sie die Hand von einer Seite zur anderen und versuchte der Ursache der Hautreizung auf den Grund zu gehen. Sie beugte sich nach vorne, um besser sehen zu können. »Hm. Das scheint unter der Haut zu sitzen. Ähnlich, wie bei einer Nesselsucht. Du hast nicht zufällig irgendwelche Medikamente genommen?«

»Nein. Weder gestern noch heute.«

»Und was war in den letzten zwei Wochen?«

»Hm.« Jonas begann zu überlegen. Dann fiel es ihm wieder ein. »Doch. Da war doch dieser Quacksalber in Kirkenes, zu dem Lore mich geschickt hatte. Dabei hatte ich doch nur leichtes Fieber gehabt. Weißt du Sofie? Früher wären wir damit nicht zum Arzt gegangen und heute? Jeder Furz muss gleich in einem Krankenhaus untersucht werden. Und vorzugsweise nachts, wenn nur noch die Notaufnahme geöffnet hat.«

Sofie schmunzelte. Unrecht hatte er aus ihrer Sicht nicht. »Was hat er dir gegeben?«

»Antibiotika. Der war doch glatt der Meinung meine Mandeln wären so stark entzündet gewesen, dass es ohne nicht hätte gehen können.«

»Und hast du die Medikamente auch genommen?«

»Ja klar. Denkst du etwa deine Tante hätte zugelassen, dass ich mich der Anweisung eines Arztes widersetze?« Er lachte.

Auch Sofie musste grinsen. Sie kannte Lore und ihre herrische Art nur zu gut.

»Dann wird das sicherlich eine Reaktion auf das Medikament sein. Also eine äußerst stark ausgeprägte Nesselsucht. Und zu allem Überfluss scheinst du dir dann auch noch durch den Juckreiz alles aufgekratzt zu haben.«

»Und wann werde ich das wieder los?«

»Das dauert meist nur ein paar Tage. Aber manchmal kann es …«

»Was?«, unterbrach Jonas sie. »Ein paar Tage?«

Sofie biss sich zaghaft auf ihre Unterlippe. Dann führte sie weiter aus, was sie hatte sagen wollen: »… also manchmal dauert es auch ein oder vielleicht zwei Wochen.«

»Herr Gott. Das kann doch nicht wahr sein. Ist das gefährlich oder ansteckend?«

»Nein. Alles nicht so schlimm, wie es aussieht.«

Jonas zog skeptisch seine Augenbrauen nach oben. »Du willst mir sagen, das alles ist nichts?« Sein Blick wanderte über seine Hände.

»Nicht *nichts*. Aber auch nichts Schlimmes eben. Eine recht simple Reaktion auf die Medikamente. Du solltest nur die Wunde sauber halten. Dafür bringe ich dir später noch eine Salbe und ein paar Kompressen zu Hause vorbei. Dann musst du nur ein wenig Geduld haben. Versprochen. Das wird von alleine abheilen.«

»Gut, gut. Du weißt, wo du bist, mein Kind. Dein Versprechen in Gottes Ohren«, antwortete Jonas und begann damit, seine Hand wieder in das Tuch zu wickeln, um die Wunde zu bedecken. »Gut. Dann ist das jetzt so. Solange du nicht auch noch auf die Idee kommst und von mir erwartest, ich solle Desinfektionsmittel schlucken, kann ich wohl damit leben«, warf er gehässig ein.

Sofie lächelte. »Glaube nicht, dass du dich mit den dümmsten der Dümmsten in einen Sack stecken lassen willst. Also Hände weg vom Desinfektionsmittel. Es sei denn, du sprühst damit die Toilette ein.«

Jonas lachte. »Ich bin doch nicht auf den Kopf gefallen. Und so schnell werdet ihr mich schon nicht los, meine Liebe.«

»Gut. Das will ich doch hoffen. Ich muss jetzt auch weiter.« Sofie schob den Stuhl beiseite und ging geradewegs zur Tür. »Die Emma vom Nilsson ist kurz davor zu werfen. Sobald ich dort fertig bin, komme ich dir die Sachen bringen.« Sie lächelte ihn noch einmal an und ging.

Jonas blieb allein zurück in dem kleinen Raum, hinter dem Altar seiner geliebten Kirche. Hier fühlte er sich wohl. Er hatte viel Zeit seines Lebens hier verbracht. Für ihn war dieser Raum über die vergangenen Jahrzehnte wie eine Art Wohnzimmer geworden. Auch an diesem Tag blieb er noch einige Zeit sitzen. Still und betend zu Gott, dem er insgeheim mehr vertraute als einer Tierärztin.

»Jonas?« Lore sah ihren Mann an, der ihr gegenüber am Küchentisch saß. In der Hand hielt sie ihr Handy. Ein altes Gerät, wie es schon lange nicht mehr verkauft wurde. »Er geht noch immer nicht ans Telefon«, sagte sie mit besorgt klingender Stimme.

»Gib mal her. Ich versuche es.« Jonas streckte ihr die offene Handfläche der nicht entzündeten Hand entgegen und wartete, bis seine Frau ihm das Handy reichte. Dann wählte er seine Nummer, indem er zweimal hintereinander die Taste mit dem grünen Telefonhörer betätigte; die Wahlwiederholung. Er stutzte. »Er hat sein Telefon aus. Entweder ist das Ding wieder leer oder er hat da draußen einfach keinen Empfang. Du weißt doch, wie schnell er die Zeit vergisst, wenn er an der Hütte ist. Zumal er der Kleinen doch auch das Angeln beibringen wollte.«

Lore sah ihn an. Verärgert und nachdenklich zugleich. »Vielleicht hast du recht. Aber ich mag es nicht, wenn der Junge sich nicht wie versprochen meldet.«

»Du machst dir zu viele Gedanken, Lore. Zu viele. Gönn deinem Sohn auch einmal eine Auszeit. Seine Arbeit stresst ihn schon genug. Er war kaum er selbst, als er die Kleine wieder bei uns abgeholt hat. Und du weißt, dass es bei ihm zu Hause nicht viel besser läuft. Ich bin froh, dass er sich die Zeit nimmt, um mal wieder richtig zu sich zu kommen. Gönn den beiden jetzt mal ein bisschen Zeit gemeinsam da draußen in der Natur.«

Lore nickte ihm zu. Antwortete nicht. Sie schlang die Hände um ihr Glas Wasser, welches vor ihr auf dem Tisch stand. Dabei schaute sie Jonas tief in die Augen. Sie machte sich Sorgen und an den Sorgen einer Mutter konnte auch ihr Mann nichts ändern.

Bugøynes, Norwegen. 15. Juni, 20:05 Uhr

Sofie wohnte in einer kleinen Wohnung unweit der Kirche. In unmittelbarer Nähe zum Fjord. Genaugenommen war es keine richtige Wohnung, sondern lediglich ein Zimmer, welches sie in einem der aneinandergereihten Häuser bewohnte. Das Haus gehörte Edda, ihrer Mitbewohnerin. Doch war sie seit Jahren alleinstehend, nachdem ihr Mann an Krebs gestorben war. Ihre Kinder oder gar Enkelkinder ließen sich nur selten blicken. Hinzu kam ihr Alter. Mit bereits 81 Jahren wurde das Haus allmählich zu groß für sie, wie sie es sich vor gut einem Jahr hatte eingestehen müssen. Die im Haus zu verrichtende Arbeit ließ sich für Edda nicht mehr alleine stemmen. Letztendlich hatte es sich als Glücksfall herausgestellt. Nicht nur Edda selbst, sondern auch für Sofie. Beide profitierten von der eingegangenen Symbiose. Sofie kümmerte sich mit um den Haushalt. Um das Putzen und die Einkäufe, während ihre Mitbewohnerin sie tagtäglich mit Frühstück, Mittagessen und Abendbrot verwöhnte.

Sofie saß auf ihrem Sofa. In ihren Händen hielt sie eine Tasse, deren Inhalt gemächlich vor sich hin qualmte. Es war eine warme Milch, die sie sich gemacht hatte. Etwas, was zu ihrer abendlichen Routine gehörte. Verfeinert hatte sie diese zudem mit Honig, zeichneten sich doch seit ein paar Stunden Anzeichen aufkeimender Halsschmerzen ab. Der Fernseher aus Eddas Wohnzimmer, welches im Erdgeschoss des Hauses lag, dröhnte lautstark vor sich hin.

Wieder einmal viel zu laut.

»Och Edda. Kannst du dir nicht endlich mal Kopfhörer zulegen?«, murmelte Sofie vor sich hin. *Ich glaube, das nächste Mal, wenn ich nach Kirkenes komme, kaufe ich ihr diese Dinger einfach selbst.*

Sie stand auf und ging hinüber zur Tür ihres Zimmers, welche, wie üblich, offen stand. Mit einem kurzen Seufzen schloss sie diese. Der Tag war lang gewesen und sie freute sich darauf, endlich abschalten zu können. Zurück am Sofa angelangt, ließ sie sich wieder in die weichen

Polster fallen. Auch in ihrem Zimmer lief der Fernseher. Er stand vor ihr auf einer alten Kommode. Sie nahm die Fernbedienung und begann von einem Programm zum Nächsten zu wechseln. Finden konnte sie allerdings nichts, was sie in irgendeiner Art und Weise interessiert hätte. Auf einem Kanal lief ein Bericht über die norwegische Fischzucht. Ein anderer zeigte das Finale eines medial inszenierten Model-Castings mit seinen leicht bekleideten Bikini-Schönheiten. *War das etwa gerade nur Schaum, den die sich über die Brüste gestrichen haben?* Sofie blinzelte. *Grotesk, auf was für Ideen die für ihre Einschaltquoten kommen.* Dann tappte sie weiter. Hielt inne, als sie eine neue Folge der schwedischen Krimireihe entdeckt hatte, die sie so gerne sah: Hanna Svensson – Blutsbande.

Während sie genüsslich an der Tasse nippte, die Milch war noch etwas zu heiß, um sie direkt zu trinken, klingelte ihr Handy. Es war Jonas, was sie dank der Anzeige im Display bereits vor dem Annehmen des Gespräches wusste.

»Hallo Jonas«, begrüßte sie ihn in gewohnt freundlicher Art. »Kann ich dir noch irgendwie helfen?«

Jonas klang aufgebracht. »Es geht um deine Salbe, liebe Sofie. Ich glaube nicht, dass dieses Zeug auch nur ansatzweise hilft. Die …«

»Jonas«, unterbrach Sofie ihren Onkel. »Du musst Geduld haben. So schnell geht das auch nicht. Hast du die Salbe auch aufgetragen, wie ich es dir gestern gezeigt hatte?«

»Kindchen. Du verstehst nicht. Diese …« Er schnappte nach Luft. Atmete bewusst und tief ein. Sein Hals kratzte. Zudem hatte er das Gefühl, seine Lunge füllte sich nicht ausreichend mit Sauerstoff. Den seit gut einer Stunde immer wiederkehrenden Hustenreiz, versuchte er zu unterdrücken.

»Alles in Ordnung bei dir?«, fragte Sofie, die dies bemerkt hatte.

»Ja, ja. Alles gut«, erwiderte Jonas.

Doch kurz darauf konnte er es nicht mehr kontrollieren. Hustete wild los und schnappte noch intensiver nach Luft als schon zuvor.

»Das klingt nicht gut«, stellte Sofie besorgt fest. »Ich glaube, du hast dir jetzt auch noch eine richtig ausgewachsene Lungenentzündung zugezogen. Aber am Telefon kann ich das nun wirklich nicht diagnostizieren.« Sie dachte einen Moment nach, doch schnell stand ihr Entschluss fest. »Ich mache mich auf den Weg, um mir das einmal genau anzuhören. Vielleicht müssen wir dich nach Kirkenes ins Krankenhaus bringen.«

»Ich geh in kein Krankenhaus. Lass gut sein, Kindchen. Ich muss nur mal etwas trinken. Dann wird sich das von alleine erledigen.«

Wieder überkam ihn ein schier unermüdlicher Hustenreiz. Er klopfte sich auf die Brust. Versuchte so den Druck, der auf dieser zu lasten schien, zu lösen.

»Keine Diskussion Jonas. Gib mir ein paar Minuten und dann wissen wir, was Sache ist. Bis gleich.« Sofie legte auf.

Kurz darauf eilte sie über die Straßen des kleinen, beschaulichen Bugøynes. In ihrer Hand hielt sie den Koffer, in dem sie bis vor ein paar Monaten ausschließlich Utensilien aus dem veterinärmedizinischen Bereich aufbewahrt hatte. Doch war es anders, seitdem sie zur Geburt der kleinen Emma Bjørnsdotter gerufen worden war. Sie hatte sich fortan angewöhnt, auch das ein oder andere Medikament und Gerät aus der Humanmedizin mit sich zu führen, holten die Bewohner nun schließlich auch vermehrt ihren Rat bei kleineren und größeren Problemen betreffend ihrer eigenen Gesundheit ein. Und dieser Aufgabe kam sie mit vollem Einsatz nach.

Die Wege im Ort waren kurz. Ohne außer Atem gekommen zu sein, klopfte sie wenig später bereits an die Haustür ihres Onkels. Lore öffnete die Tür.

Freudestrahlend.

»Hallo Sofie«, wurde sie von ihrer Tante begrüßt und auch gleich in die Arme geschlossen.

»Hallo Tantchen.«

»Komm rein«, bat Lore sie. »Schön, dass du dir die Zeit nimmst. Du kennst deinen Onkel. Von sich aus hätte er dich nie angerufen. Aber ich habe ihm gut zugeredet.«

Sofie lächelte und nickte zustimmend. »Wo ist er?«

»Er hat sich vorhin ins Bett gelegt.«

»Also ist er oben?«

»Ja«, bestätigte Lore. »Geh du ruhig vor. Du kennst dich schließlich hier aus. Ich mache uns in der Zeit allen einen Tee.« Dann drehte sie sich um und ging hinüber zur Küche.

Sofie folgte der knarzenden Holztreppe hinauf in die obere Etage des Hauses. Den schweren Koffer trug sie immer noch bei sich. Zaghaft klopfte sie an die Tür des Schlafzimmers, die nicht vollständig geschlossen, sondern nur leicht angelehnt war. Dann schob sie diese vor sich hin. Die Tür öffnete in das Schlafzimmer hinein. Sie betrat das Zimmer. Jonas lag im Bett. So wie ihre Tante es angekündigt hatte. Er hob seinen Kopf. Sah Sofie an. Seine Atmung schien flach.

»Kannst du dich aufrichten?«, fragte Sofie, noch während sie damit beschäftigt war, das Stethoskop aus ihrem Koffer zu kramen, den sie am Fußende des Bettes abgestellt hatte.

»Wenn es denn sein muss«, entgegnete Jonas mürrisch, warf die Bettdecke zur Seite und setzte sich aufrecht ins Bett. »Ich habe Lore schon vor einer Stunde gesagt, dass ich nur mal richtig schlafen sollte. Aber selbst das gönnt mir hier ja niemand.«

»Ich werde mir das anhören und danach entscheiden wir, was gut für dich ist.« Vorsichtig griff Sofie das Nachthemd, das er trug und schob es über seinen Rücken nach oben. Sie erschrak, was sie sich jedoch nicht anmerken ließ. Griff ein paar der Mullbinden, die sich im oberen Fach ihres Koffers befanden, und tupfte die eitrigen Stellen auf Jonas Rücken sachte ab. Sie war bedacht darauf, die aufgeplatzten Hautpartien nicht unnötig zu reizen.

»Was machst du?«, wollte Jonas wissen und wich ein paar Zentimeter zurück.

»Du weißt es also nicht?«

»Was?«

»Dein Rücken …«

»Etwa auch dieser elende Ausschlag?«

»Ja.« Sofie atmete tief durch. Griff wieder nach dem, um ihren Hals hängenden Stethoskop. »Ich werde mir jetzt deine Lunge anhören. Um den Rest kümmern wir uns danach.«

Während es nicht wenige Geräte gab, bei denen, dank einer speziellen Membran, der Anpressdruck über den zu übertragenden Frequenzbereich entschied, spielte dies bei dem Stethoskop, das sie einsetzte, keine Rolle. Nur mit wenig Druck setzte Sofie die kühle, etwa 40 Millimeter messende Metallplatte, an einer weniger von dem Ausschlag befallenen Stelle auf. Jonas zuckte. Nur leicht. Sei es, weil die Berührung ihn überrascht hatte oder vor Schmerzen.

»Atme bitte tief ein und wieder aus.«

Voller Konzentration lauschte Sofie dem Geräusch, das Jonas linkem Lungenflügel entsprang.

»Bitte noch einmal. Tief und langsam.« Immer wieder wechselte Sofie vorsichtig die Position der Metallplatte auf dem Rücken ihres Onkels.

Viele Möglichkeiten boten sich jedoch nicht. Dennoch konnte sie es genau hören. Es war ein deutliches Gluckern. Es glich dem Geräusch eines verstopften Abflussrohres, bei dem sich vereinzelte Luftbläschen einen Weg nach draußen suchten. Auch der rechte Lungenflügel wies dieses bezeichnende Geräusch auf.

»Und?«, fragte Jonas. »Was ist es?«

»Ich glaube, du hast dir in der Tat eine Lungenentzündung eingefangen. Vielleicht ist es aber auch etwas, was man als Pneumothorax bezeichnet.«

»Ein was?«

Sofie lächelte ihren Onkel an, während sie vor ihn trat und es ihm zu erklären versuchte. »Von einem Pneumothorax spricht man einfach ausgedrückt, wenn sich Luft an Stellen deiner Lungen sammelt, wo sie nicht hingehört. Folge dessen ist ein Zusammenklappen des Lungenflügels. Dieser öffnet sich dann nicht mehr. So wie zwei Seiten Papier, die aneinanderkleben.«

Jonas nickte, als wenn er verstanden hätte, wovon die Rede war, und versuchte sich in einem Lächeln. Doch wirkte es gequält.

»Ich rufe einen Freund an. Der arbeitet im Krankenhaus in Kirkenes. Der soll sich das mal ansehen.«

»Gut«, seufzte Jonas. Er wusste, dass es keinen Sinn mehr machte zu widersprechen. Kraftlos, und begleitet von einem tiefen Seufzen, legte er sich wieder hin.

ERNSTFALL IM NORDEN

Tromsø, Norwegen. 17. Juni, 03:48 Uhr

Tromsø lag, wie Kirkenes und Bugøynes, weit oberhalb des nördlichen Polarkreises, was zur Folge hatte, dass zu dieser Jahreszeit auch hier die Sonne die Nacht zum Tag machte. Ein Großteil der eigentlichen Stadt, wie auch der dazugehörige Flughafen, lag auf einer Insel. So auch der historische Stadtkern, mit seinen markanten jahrhundertealten Holzhäusern, der unter Touristen im gleichen Maße beliebt war, wie die berühmte Eismeerkathedrale, die deutlich später in den Sechzigerjahren auf dem gegenüberliegenden Festland errichtet worden war. Verbunden waren beide Teile der Stadt durch eine kühle Brückenkonstruktion, deren Erscheinungsbild klaren Linien folgte und ohne viel Schnörkel auskam. Tromsø hatte nur gut 70.000 Einwohner. Angesichts dessen war es auch wenig überraschend, dass die Brücke nur über zwei Fahrspuren verfügte. Eine für jede Richtung. Dennoch war der Verkehr an manchen Tagen dermaßen dicht, dass die Brücke durch die Fahrzeuge in Vibrationen versetzt wurde. Hinzu kamen die Schwingungen, die der oftmals starke Wind verursachte. Unbeirrt dessen, und in Hoffnung auf das perfekte Foto, pilgerten Touristen immer wieder in Heerscharen auf die Brücke. Doch die Ernüchterung kam schnell. Allgegenwärtig waren die Gitterstäbe, die davon abhalten sollten, dass sich eine verzweifelte Seele hinab in den sicheren Tod stürzen konnte. Und diese Gitterstäbe machten auch den Traum vom perfekten Foto zunichte. Die Konstruktion glich dem Absperrzaun einer militärischen Anlage und war nur schwer als Teil eines, unter architektonischen Gesichtspunkten errichteten Bauwerks, zu akzeptieren. Hier waren sich die Bewohner Tromsøs einig.

Weniger beliebt bei Touristen, aber umso bedeutender für den Ort, war das Universitätsklinikum. Es hatte mehr als 4.000 Mitarbeiter und war somit einer der größten Arbeitgeber der gesamten Region. Das Krankenhaus lag im nördlichen Teil der Insel, direkt über der E8, die durch einen Tunnel unterhalb des Gebäudekomplexes verlief und schließlich aufs Festland führte, von wo aus sie weiter im Süden auf die E6 mündete.

Der Bereich unter der Notaufnahme, genannt wurde er von der Regierung Trakt V, war nur einem guten Dutzend eingeweihter Mitarbeiter des Klinikpersonals bekannt. Von denen, die nicht zum auserwählten Kreis gehörten, wussten die meisten nicht einmal, dass ihr Krankenhaus über eine virologische Abteilung dieser Art verfügte. Der Hochsicherheitskomplex, der staatlich finanziert und dem PST zugeordnet war, befand sich zwischen dem ersten und zweiten Kellergeschoss. Es handelte sich dabei um eine Zwischenebene. Faktisch nicht existent. Die einzigen Baupläne, die diese Ebene auswiesen, befanden sich im Besitz des PST. Zugänglich war der Bereich über zwei verborgene Eingänge. Hochsicherheitstüren. Feuerfest. Einer der beiden Eingänge befand sich in unmittelbarer Nähe zur Notaufnahme und dem Hubschrauberlandeplatz. Der andere lag im Innenhof. Der Zugang zu Trakt V war nur unter Zuhilfenahme einer speziell codierten Karte und einem zusätzlichen Zahlencode möglich. Die Leitung der Anlage oblag Frau Dr. Elia Richter.

Elia saß in ihrem Wagen. War auf dem Weg zur Arbeit. Auf der rechten Seite lagen die norwegischen Berglandschaften des Festlandes. Vor diesen das Meer. Elia folgte der Straße, die sie einmal um die gesamte Anlage führte.

Dann war es so weit. An dem blau marmorierten Gebäude, das rechts vor ihr lag, bog sie ab. Folgte dem Schild mit der Aufschrift Akkutmottak og fødende. Links von ihr befand sich der Hubschrauberlandeplatz. Ein geschlossener Gang, eine Art Brücke, verband diesen mit dem Hauptgebäude des Krankenhauses. Unmittelbar davor bog sie erneut ab. Nach rechts. Dort parkte sie. Es war der letzte von drei freien Plätzen vor den begehrten Ladesäulen. Die dort geparkten Wagen glichen sich in Form und Farbe wie Drillinge. Eineiige Drillinge. Unterscheiden konnte man diese nur anhand ihrer Nummernschilder: EL 56773, EL 32389 und EL 21898. Selbst als Besitzer eines solchen Wagens musste man schon sehr aufmerksam sein.

Elia stieg aus. Das Ladekabel war schnell befestigt. Dann schloss sie den Wagen ab. Mit schlürfendem Schritt ging Elia über den leeren

Hubschrauberlandeplatz in Richtung des Ganges, der diesen mit der Notaufnahme verband. Auch an diesem frühen Morgen standen die Wäschecontainer achtlos im Gang herum.

»Es ist doch einfach nicht zu fassen. Ist keiner von denen in der Lage, die Dinger mal ordentlich an die Seite zu stellen?«, ärgerte sie sich und begann sogleich damit, für Ordnung zu sorgen.

Dann ging sie weiter. Den Zugang zu Trakt V markierte eine eher unscheinbare, wenngleich gepanzerte Stahltür. Elia zog die Zugangskarte aus ihrer Hosentasche. Hielt diese vor das Sensorfeld, das sich links von der Tür an der Wand befand. Dieses gab einen kurzen Piepton von sich. Gleichzeitig blinkte die integrierte LED dreimal hintereinander grün auf. Jetzt fehlte nur noch der Zugangscode. Auch diesen gab Elia ein: 123456. Zahlen konnte sie sich noch nie sonderlich gut merken. Auf dem Display erschien die von ihr erwartete Bestätigung: Tilgang godkjent. Elia öffnete die Tür.

Doch dann zögerte sie.

Blieb stehen.

»Hey Elia«, hörte sie jemanden hinter sich rufen. Sie hätte sich nicht umdrehen müssen, um zu erfahren, um wen es sich dabei handelte. Sie wusste genau, wer es war. Leander.

»Das ist ja perfekt. Nimmst du mich mit?«, fragte er und kam auf sie zugelaufen.

Seine Schritte hallten durch den Gang. Kamen Elia immer näher. Wenig später stand Leander schnaufend vor ihr und stützte sich für einen Moment auf seinen Knien ab. Er lächelte sie an. Doch nur für einen kurzen Moment. Wie auch Elia selbst, gehörte Leander mit seinem Alter von knapp über 50 zu den alten Hasen im Team. So konnte er auf ein Wissen von mehr als fünfundzwanzig Jahren zurückgreifen, das er in dieser Zeit nahezu tagtäglich mit neuen Erkenntnissen hatte anreichern können. Sein Themengebiet: die Bakteriologie.

»Du musst mehr Sport machen. Schon so früh am Morgen außer Atem?«

»Wohl eher noch immer außer Atem.«

»Wovon?« Elia legte missmutig die Stirn in Falten.

»Nicht, wie du jetzt denkst. Das ist mal wieder typisch für dich. Aber hast du mal auf die Uhr geschaut? Ich hatte doch kaum Zeit, überhaupt zur Ruhe zu kommen.«

»Wann warst du im Bett?«, wollte Elia wissen, während sie sorgsam die schwere Stahltür hinter sich ins Schloss zog, nachdem Leander gemeinsam mit ihr den dahinterliegenden Gang betreten hatte.

»Weiß nicht genau. Aber es kann schon gut sein, dass es erst gegen 2:00 Uhr oder so war. Vielleicht auch etwas früher.« Gähnend schaute Leander auf die Armbanduhr an seinem Handgelenk. »Hast du eigentlich eine Ahnung, wie spät es ist?«

»Ja.«

»Gut. Nur damit du es nicht vergisst. Es ist 4:03 Uhr. Und jetzt sag mir doch mal bitte, welcher normale Mensch um diese Zeit bitte ausgeschlafen ist?«

»Meine Mutter.«

»Hä?«

»Du wolltest doch wissen, wer um diese Zeit ausgeschlafen ist. Und ich sagte: meine Mutter.«

»Ich rede von normalen …«

»Du solltest jetzt besser nichts mehr sagen.« Dann gähnte auch Elia. »Na ja. Aber ich kann auch nicht gerade von mir behaupten, sonderlich fit zu sein.«

Leander lachte. So auch Elia. Gemeinsam folgten die beiden dem Gang, der sie in Trakt V bringen sollte. Die Wände um sie herum zierte roher, mondän anmutender Beton. An der Decke, fixiert mit ein paar wenigen Metallschellen, verliefen die blankpolierten Lüftungsschächte. Vereinzelte Leuchtstoffröhren spendeten Licht.

Schon nach kurzer Zeit erreichten Elia und Leander einen kleinen Raum, der dem eines Wartebereichs glich. Nur gab es hier weder Bänke, die zum Verweilen einluden, noch gab es die obligatorischen Zeitschriftenstapel. Lediglich einige Mikroskopieaufnahmen, die eingerahmt an den Wänden hingen, lockerten das Erscheinungsbild des streng wirkenden Betons ein wenig auf. Eine dieser Aufnahmen zeigte die Vergrößerung eines HI-Virus. Entstanden war diese Aufnahme mit einer millionenfachen Vergrößerung und zeigte schier unvorstellbare Details des Virus, derer sich kaum jemand bewusst war, der nicht beruflich damit zu tun hatte. Ohne die Aufnahmen zu beachten, betraten Elia und Leander den Raum mit der Aufschrift Fellesrom.

Auch, wenn die Einrichtung zusammengewürfelt erschien und es sicherlich nicht auf das Cover eines Magazins geschafft hätte, wirkte der Raum irgendwie gemütlich. In einer Ecke standen runde Tische, mit mehreren Stühlen davor. Auf der gegenüberliegenden Seite befand sich die Küche, bestehend aus einer einfachen, grifflosen, sowie aus Edelstahl gefertigten Küchenzeile und einem freistehenden Kühlschrank.

»Kaffee?«, fragte Leander.

Elia nickte.

Leander griff den gemahlenen Kaffee und füllte diesen in einen der bereitliegenden Papierfilter. »Wie viele Löffel? Fünf?«

»Nimm mal besser mehr.«

»Sechs?«

»Ich dachte da eher an acht. Glaube, die können wir gut gebrauchen.« Elia lächelte ihren Kollegen verspielt an. Nicht lange. Dennoch konnte man es deutlich erkennen. Ihre Augen funkelten regelrecht.

»Gut. Mich soll es nicht stören.«

Wenig später erfüllte der Geruch frisch aufgebrühten Kaffees den Raum. Mit den beiden Tassen in der Hand ging Leander auf einen der Tische zu, rückte sich einen der Stühle zurecht und setzte sich. Elia folgte ihm. Auch sie setzte sich. Griff die bereitstehende Tasse mit dem Kaffee und atmete dessen intensiven Geruch tief ein.

»Denkst du, das hilft?«, wollte Leander wissen.

»Wenn ich fest daran glaube, könnte es klappen« Elia nahm den ersten Schluck und verzog leicht das Gesicht. »Puh. Also wenn das Zeug nicht hilft, dann weiß ich auch nicht.«

Leander lachte. Doch auch ihn ließ der starke, bitter schmeckende Kaffee kurz aufschrecken.

»Ach? Zu stark?« Elia blinzelte ihn kampflustig an.

Ohne darauf einzugehen, nahm Leander den zweiten Schluck, der ihm sogleich um einiges bekömmlicher erschien. Dann fragte er: »Weiß Frederik eigentlich Bescheid?«

»Ja«, antwortete Elia. »Ich habe ihn direkt nach dir angerufen. Frederik sollte bald hier eintreffen.«

»Und was ist mit Ingrid?«

»Die habe ich erst einmal außen vor gelassen. Wir sind angehalten, in dem kleinstmöglichen Team zu arbeiten. Sollten wir sie brauchen, spricht aber nichts dagegen, sie mit an Bord zu holen. Das entscheiden wir dann aber später.«

»Ts. Das bedeutet noch mehr Überstunden?«

»Überstunden werden wohl unser kleinstes Problem sein. Glaub mir.«

»Na toll. Nicht nur, dass ich nicht mehr in meinem eigenen Bett schlafen kann, sondern dann auch noch sowas.« Leander konnte seinen Unmut nicht verbergen. Auch das Lächeln in seinem Gesicht, vermochte nicht darüber hinwegzutäuschen.

Elia schaute auf die große Uhr, die an der Wand, direkt über der Tür hing, die zu den anderen Räumlichkeiten führte. »Die beiden Patienten werden bald eintreffen. Wir sollten die Isolationsräume und das Labor vorbereiten.«

»Gut. Dann lass uns mal loslegen, meine Liebe«, stimmte Leander lustlos zu.

Der Aufenthaltsraum war Teil eines mehrstufigen Schleusensystems. So bezeichnete man den Aufenthaltsraum auch als äußeren unreinen Raum. Jeder Mitarbeiter der Forschungseinrichtung hatte dieses Schleusensystem zu durchlaufen. Zumindest, wenn das Sicherheitsprotokoll aktiv war. Und das war es.

Routiniert ging Elia hinüber zu den Bänken. Über diesen, an der Wand, hingen Kleiderhaken aus Edelstahl. Ungeachtet der Tatsache, dass sie nicht allein war, zog Elia sich aus. Leander versuchte im ersten Moment noch wegzuschauen. Tat es dann jedoch nicht. Schaute ihr dabei zu, wie sie sich ihrer Kleidung entledigte. Sagte nichts. Lediglich ihren Slip und den BH behielt sie an. Dann desinfizierte sie ihre Hände und betrat den angrenzenden Raum. Diesen Teil der Schleuse bezeichnete man als reinen inneren Raum. Es handelte sich um eine aktive Unterdruckschleuse mit einer eigens für diese vorgesehenen raumlufttechnischen Anlage. Für Menschen mit Klaustrophobie wäre spätestens dieser Bereich zu einem echten Problem geworden. Kurz nachdem sich die Tür dorthin wieder verschlossen hatte, spürte Elia den leichten Sog der Luftspülung. Leicht wehten ihre Haare durcheinander. Gleichzeitig wurde sie in eine Wolke aus Desinfektionsmitteln gehüllt. Sie hielt die Luft an. Wollte möglichst wenig von diesem Zeug einatmen. Nachdem der Spuk vorüber war, zog sie sich die bereitstehenden Laborschuhe über ihre nackten Füße. In Unterwäsche und mit den Plastikschuhen an den Füßen betrat sie den dritten, den unreinen inneren Raum. Die für sie vorgesehene Laborkleidung lag dort auf einer Edelstahlbank platziert. Sie zog auch diese an. Jetzt war das Outfit komplett und sie konnte den eigentlichen Laborbereich betreten.

17. Juni, 23:26 Uhr

Schrill.

Laut.

Nicht zu überhören.

Der Alarm ließ Leander vor Schreck zusammenzucken. Er blickte auf. Durch das Visier seines strahlend gelben Schutzanzuges, hatte er ein stark eingeschränktes Blickfeld und musste sich von dem Patienten abwenden. Er starrte auf die Anzeige des neben ihm stehenden Vitaldatenmonitors.

»Verdammte Scheiße!«, fluchte er schockiert. Dann schaltete er den Alarm aus. Ungläubig schüttelte er mit dem Kopf. »Elia?«

»Ja?«, ertönte ihre Stimme.

Leander trug einen kleinen Kopfhörer in seinem linken Ohr. Dazu verfügte sein Schutzanzug über ein Mikrofon. Elia selbst befand sich nur wenige Meter entfernt, in einem der anderen Isolationsräume. »Was ist bei dir los?«, wollte sie wissen.

»Wir verlieren ihn.«

Und so war es dann auch gekommen.

Der Infizierte aus Bugøynes hatte keinerlei Chance gehabt. Den eitrigen Wunden, die seinen Körper zu zerfressen schienen, hatte man nur wenig Aufmerksamkeit gewidmet. Hauptaugenmerk war auf die inneren, die lebensnotwendigen Organe gelegt worden. Doch geholfen hatte dies nicht. Zunächst hatten die Lungen des Patienten versagt. Nicht mehr genug Luft in dessen Blutkreislauf bringen können. Daraufhin hatte man ihn an ein Beatmungsgerät angeschlossen. Alles in der Hoffnung, den Sterbeprozess aufhalten oder zumindest hinauszögern zu können. Ziel war es gewesen, möglichst viele Daten zu sammeln. Vor dessen Ableben.

Aber selbst dafür hatte es nicht gereicht. Mit dem Aussetzen der Lungenfunktion hatte sich eine regelrechte Kettenreaktion in Gang gesetzt. Nach den Lungen folgten die Nieren. Von einem Moment auf den anderen setzten diese aus. Das gleiche Schicksal widerfuhr schließlich der Leber. Unmittelbar darauf folgte die Milz. Und dann, es wirkte wie der Gnadenstoß Gottes, hörte das Herz des Mannes zu schlagen auf. Seine Frau, sie hatte Elia im Nebenraum behandelt, war ihm kurz darauf gefolgt.

18. Juni, 03:59 Uhr

Kopfschüttelnd stand Elia mit ihren beiden Kollegen im Aufenthaltsraum. Ihre Augen waren rot unterlaufen und sie kämpfte gegen die immer stärker werdende Müdigkeit an. Noch immer hatte sie die Anspannung fest im Griff. Das war auch gut – einerseits – wäre sie ansonsten sicherlich schlagartig in einen tiefen Schlaf gefallen, der dem von Dornröschen in nichts nachgestanden hätte.

»Was ist da drinnen passiert?«, fragte Frederik voller Ehrfurcht. Auch er war kurz vor Eintreffen der beiden Infizierten dazugestoßen.

»Wenn wir das nur wüssten. Es handelt sich zweifelsohne um ein Virus. Nur weiß ich nicht, was für ein Virus es ist. Ich kann die Ergebnisse der Analysen nicht deuten. Das passt alles nicht zusammen.« Elia starrte auf das Display ihres Notebooks, das vor ihr auf der Arbeitsplatte der Küchenzeile stand. Dort wurden ihr die aktuellen Ergebnisse der Blutanalysen angezeigt. »Es gibt ein paar Ausreißer. Hast du sie dir schon genauer angesehen?«

»Ja.«

»Und?«

»Nichts. Keiner der Werte gibt einen Anhaltspunkt auf das, was mit den beiden passiert ist.«

»Aber was kann dann zu dem Organversagen geführt haben?«, warf Leander nachdenklich ein. »Ihr habt es doch selbst miterlebt. Die Patienten schienen stabil zu sein. Und dann … paff … es war, als wäre eine Bombe eingeschlagen.«

Elia schaute von ihrem Notebook auf. »Was hast du gesagt?«

»Ich meinte, das ist doch alles nicht normal. Das …«

»Schon gut, Leander«, unterbrach Elia ihn und untermauerte dies mit einer mahnenden Geste ihres erhobenen Zeigefingers. »Du hast es auf den Punkt gebracht.«

»Habe ich?«

»Ja. Was Du gesagt hast, beschreibt es doch recht passend.«

»Jetzt bin ich aber mal gespannt, was du in meine Worte hineininterpretierst. Ich weiß ja, dass du gut in diesen Dingen bist, aber die Lösung für …«

Elia ignorierte den Seitenhieb. Begann stattdessen damit, ihre Vermutung auszusprechen: »Es ist, als sei eine Bombe detoniert. Du hast vollkommen recht, Leander.«

»Wenn dem so wäre, warum finden wir dann nichts?«

»Die Bombe ist nicht dort hochgegangen, wo wir nach dieser gesucht haben.«

»Was meinst du?«

»Die Analysen, die Frederik uns hier vorgelegt hat, zeigen genau das, was du gesagt hast. Eine plötzliche Fehlfunktion. Aber nicht die Organe sind befallen. Wir haben schlicht und ergreifend an der falschen Stelle gesucht. Es ist das Gehirn. Vielleicht finden wir dort Antworten.«

»Aber was ist mit dem Ausschlag?«, wandte Leander ein. »Ehrlich gesagt habe ich etwas vergleichbares noch nie zuvor gesehen. Sämtliche Lymphknoten waren betroffen und von diesem eitrigen Zeug überzogen.«

Elia wirkte nachdenklich. Seufzte. »Vielleicht eine simple Überreaktion des Immunsystems?«

»Möglich.«

»Ja. Möglich. Wirklich sicher bin ich mir da aber auch nicht.« Wütend schlug sie mit der flachen Hand neben ihr Notebook, was die Arbeitsplatte in eine leichte Vibration versetzte.

Frederik und Leander zuckten kurz zusammen.

»Elia? Alles klar?«, fragte Leander und schaute besorgt zu ihr hinüber.

»Verdammt. Nichts ist klar. Ich dachte, die beiden seien stabil.«

»Das dachten wir alle.«

»Es sah auch aus, als hätten wir es geschafft.«

»Und dann?« Elia klang aufgebracht. »Was passiert hier? Wenn sich das ausbreitet, dann ...«

»Elia. Bitte ...« Leander versuchte sie zu beruhigen.

»Von einer Sekunde auf die andere haben wir die beiden verloren.« Verzweifelt, völlig übermüdet, vergrub sie ihr Gesicht zwischen den Händen.

»Wir haben die Proben«, versuchte Leander sie mit seiner kühlen Art zu beschwichtigen. »Damit werden wir des Rätsels Lösung schon noch finden.«

»Die Proben bringen uns momentan überhaupt nichts. Es wird viel zu lange dauern, bis wir irgendetwas über das Virus in Erfahrung bringen werden.«

»Das stimmt«, bestätigte Frederick. »Ihr habt es schließlich gesehen. Wir haben hier ein Virus. So viel kann ich bestätigen. Aber es scheint abzusterben, sobald wir es isolieren. Sobald es seinen Wirt verlässt. Und das auch noch sehr schnell.«

»Was schlägst du vor, Elia?«

Elia zögerte. Dann sagte sie, was sie selbst erst seit kurzem wusste: »Die haben wieder angerufen. Es sind weitere Infizierte aufgetaucht. Und nicht nur zwei oder drei.«

»Wie viele sind es?«

»Insgesamt scheinen vierzehn Personen in einem vergleichbaren Zustand zu sein.«

»Was? Wie sollen wir damit klarkommen? Darauf sind wir hier nicht vorbereitet.«

»Genau.«

»Fuck«, entgegnete Leander und starrte Elia daraufhin einfach nur an.

Auch Frederik war die Überraschung anzusehen.

»Wann werden die ersten der Infizierten eingeliefert?«, fragte Leander, als das Echo des Schocks begann abzuflachen.

»Gar nicht«, antwortete Elia. Sie schaute bedrückt zu Boden. »Es wird keinen weiteren Transport geben.«

»Was soll das heißen?«

»Ich habe den Seuchenschutz und die Leitung des PST über unsere bisherigen Ergebnisse informiert.«

»Aber wir haben doch nichts«, kommentierte Leander mit hochgezogenen Augenbrauen.

»Eben drum. Es wurde daraufhin angeordnet, Bugøynes unter Quarantäne zu stellen. Und zwar umgehend. Ohne jeglichen Zeitverzug. Die Klinik in Kirkenes und die behandelnden Ärzte, die sich bereits vor Ort befinden, wissen Bescheid. Wir können im Moment nur glücklich darüber sein, dass wohl niemand der Infizierten den Ort verlassen wird.«

»Hoffentlich ist das nicht längst passiert.«

Nachdenklich presste Elia ihre Kiefer zusammen. Das Knirschen ihrer Zähne war, in dem ansonsten stillen Raum, deutlich zu hören.

»Hey Elia«, holte Leander sie aus ihren Gedanken heraus. »Und was machen wir dann jetzt?«

Elia blickte auf und schaute ihm direkt in die Augen. Dann sagte sie: »Ihr beiden versucht das Virus zu reaktivieren, damit wir mehr Probenmaterial erhalten. Vielleicht klappt es ja.«

»Geht klar«, stimmte Frederick zu.

»Und was wirst du machen?«

»Ich wurde vom PST gebeten, mir vor Ort ein Bild der Lage zu machen.

Sobald ich einen geeigneten Probanden gefunden habe, der uns vielleicht etwas länger erhalten bleibt, werde ich dafür sorgen, dass wir ihn schnellstmöglich ins Labor bringen.«

Oslo, Norwegen. 18. Juni, 07:03 Uhr

Im Büro des PST, dem norwegischen Pendant zur NSA, dem MI-5, BND und Co war es zu dieser Zeit noch ruhig. Nur wenige Plätze der großen Bürofläche waren besetzt. Melissa und ihr Partner Eirik hatten sich dennoch zurückgezogen und standen in einem der vielen Glaskästen, einem der Think-Tanks, die verteilt auf der Fläche zu finden waren. Melissa hatte trotz ihrer noch recht jungen Jahre eine beachtliche Karriere vorzuweisen. Sie wirkte stets konzentriert. Kühl und berechnend. Privat war von ihr nicht viel bekannt. So manch einer in ihrem beruflichen Umfeld fragte sich gar, ob es überhaupt eine private Seite von ihr geben würde. Eirik, ihr Partner, war ihr ähnlich.

Melissa telefonierte. Es war Gregor, ihr gemeinsamer Vorgesetzter, mit dem sie sprach. Ihr Handy lag auf dem Konferenztisch. Das Display leuchtete und Eirik konnte über den Lautsprecher des Gerätes alles mitverfolgen.

Melissa versuchte durch gezielte Fragen sicherzugehen, dass sie alles richtig verstanden hatte. Zudem hoffte sie, noch einige Informationslücken schließen zu können.

»Es gibt mehr als acht Tote innerhalb der letzten Stunden?«, fragte sie und konnte ihre Überraschung nicht verbergen.

»Ja«, antwortete Gregor. »Die ersten Infizierten haben wir nach Bekanntwerden dieses Schlamassels noch nach Tromsø ausgeflogen. Das war gestern. Aber Dr. Richter und ihr Team konnten nichts mehr für die beiden machen.«

»Und was ist dann passiert?«

»Dann ging alles Schlag auf Schlag. Die Ärzte, die wir in den Ort geschickt hatten, meldeten stetig steigende Fallzahlen. Und ein jeder Infekt schien schwerwiegend zu verlaufen.«

»Und jetzt? Ist der Ort abgesperrt?«

»Der Prozess läuft. Wir haben bereits die Beredskapstroppen und das Seuchenschutzkommando alarmiert. Die werden den Ort umgehend unter Quarantäne stellen und abriegeln.« Gregor lachte, als würde er sich selbst auf die Schulter klopfen und für sein vorbildliches Handeln loben wollen. »Es wird niemand rein oder herauskommen.«

»Gut.«

»Sehr gut. Sobald ihr beide vor Ort eintrefft, übernehmt ihr die Leitung der Operation. Enttäuscht mich nicht.«

»Das werden wir nicht. Wir machen uns nach dem Gespräch sofort auf den Weg.«

»Denkt daran. Es hat oberste Priorität, dass das, was da in dem Kaff passiert ist, auch dort bleibt. Alles andere …«

»Kollateralschaden. Natürlich. Ich glaube, wir sind da derselben Meinung.« Melissa grinste.

Eirik hingegen schaute sie vorwurfsvoll an. Auch wenn die beiden sich sehr ähnlich waren, unterschieden sich ihre Sichtweisen teils fundamental. Wie auch jetzt. Melissa bemerkte den Unmut ihres Partners. Doch änderte dies nichts an ihrer Einstellung.

Beiläufig zuckte sie mit den Schultern und widmete sich wieder dem Gespräch. »Gab es seither irgendwelche nennenswerten Zwischenfälle? Irgendwelche Probleme?«

»Nein. Aber ich denke, Probleme haben wir doch wohl genug. Mehr brauchen wir nun wirklich nicht.«

»Gibt es Hinweise auf einen terroristischen Hintergrund?«, hakte Eirik nach.

Melissa war schneller als ihr Chef und hatte sich bereits eine Meinung gebildet. »Nein. Ich glaube nicht daran.«

»Aber normal ist das sicherlich nicht, was da oben passiert zu sein scheint«, gab Eirik zu bedenken.

»Das habe ich auch nicht behauptet.«

»Was soll es dann sein?«

»Milzbranderreger? Irgendein Zeug, was die letzten Jahrhunderte im Permafrostboden überdauert hatte? Ich habe keine Ahnung. Ich bin schließlich keine Medizinerin. Aber derartiges kam in der Vergangenheit nun schon zur Genüge vor.« In der Tat. Melissa hatte keine Ahnung. Und sie ärgerte sich darüber, von ihrem Partner vorgeführt worden zu sein.

»Und wieso schließt du einen Terroranschlag aus?«

»Wer hätte Interesse daran, am Arsch der Welt einen Terroranschlag zu verüben? Irgendein Undercover-Dschihadist, der unerkannt bleiben möchte?« Ihre Stimme klang gehässig. »Wohl kaum«, schlussfolgerte sie kurz darauf.

Eirik lachte. »Gut. Punkt für dich. Publicity bringt das wirklich nicht mit sich.«

IN GEDANKEN ZU HAUSE

Rena, Norwegen. 18. Juni, 20:48 Uhr

Ich musste mir an diesem Abend eingestehen, den Anruf bei Alva und Thor tatsächlich versäumt zu haben. So wie auch die Tage zuvor. Dass ich Thor vermissen würde, hätte ich nicht gerade behauptet. Doch meine Kleine, mein kleiner Engel, fehlte mir umso mehr. Ich saß im Schneidersitz auf dem Bett des kleinen Zimmers. Ich trug mein Nachthemd. Ein Gefühl der Normalität. Um mich herum lagen diverse Bücher und meine Notizen des Tages. Verteilt über das ganze Bett. Dabei hatte ich nicht vor, heute noch einen Blick darauf zu werfen. Heute war es zwar nicht der Gin, der mich davon abhielt, aber dennoch war daran einfach nicht mehr zu denken. Es war auch nicht mehr erforderlich. Ich gähnte. Dabei starrte ich auf das Handy in meiner Hand.

»Wenn du nicht eine verdammt gute Ausrede hast, dann solltest du … ach, verdammt nochmal«, murmelte ich. »Ich hoffe, du hast eine wirklich gute Ausrede parat.« Ich atmete tief durch. »Na ja. Entweder hat er das Ding ausgeschaltet oder er hat wieder einmal keinen Empfang. Er hätte sich aber einfach mal melden sollen.«

Noch während ich mir weiter meinen Frust von der Seele redete, entschied ich mich dazu, ihm eine Nachricht zu schreiben.

Schließlich gab es Neuigkeiten.

Wollte euch nur kurz hallo sagen.
Heute war der letzte Tag hier in Rena.
Es ist wohl etwas passiert.
Oben. Bei uns. Zu Hause.

Ich weiß nicht, was los ist.
Aber das Training jedenfalls
haben sie abbrechen müssen.
Was ist bei euch los? Hast du
etwas davon mitbekommen? Jedenfalls
ist es wohl etwas Ernstes.
Bleib bitte mit Alva zu Hause.
Je nachdem, welchen Flug ich bekomme,
werde ich erst Übermorgen
spät abends zurück sein.
Freue mich auf euch.
Knuddel meinen Engel von mir.
Wir schaffen das. Bitte.

Verschickt.

Ich schaute noch einige Zeit auf das Display meines Handys. Ich wartete darauf, dass neben der Nachricht ein Häkchen erschien, um anzuzeigen, dass er sie auch wirklich empfangen hatte. Vielleicht, so hoffte ich, würde er sie direkt lesen. Doch weder das Eine noch das Andere passierte.

Leise und in mich gekehrt seufzte ich.

Ich warf mein Handy auf den Nachttisch neben mir, schaltete das Licht aus und ließ mich nach hinten in das flauschige Kissen fallen. Ich schloss die Augen.

DIE QUARANTÄNEZONE

Irgendwo im Norden Norwegens. 18. Juni, 21:12 Uhr

Die Einsatzfahrzeuge der Beredskapstroppen, Panzerwagen, schwere Geländefahrzeuge und Logistiktransporter, standen bereit, als die Mannschaftshubschrauber auf dem Stützpunkt landeten. Dieser lag weit oben in Finnmark. Im äußersten Norden Norwegens.

Das Bild, das sich wenig später auf der E6 abzeichnete, wirkte befremdlich. Der Konvoi der Beredskapstroppen fuhr mit deutlich überhöhter Geschwindigkeit. Die Dieselmotoren der Fahrzeuge dröhnten unter der ihnen auferlegten Last und betäubten die ansonsten so präsenten Klänge der Natur. In der Vergangenheit hatte man den Ernstfall geprobt, um vorbereitet zu sein.

Geprobt.

Nur geprobt.

Dieses Mal war es der Ernstfall.

Die Anspannung war den Männern im Mannschaftswagen deutlich anzusehen. Keiner redete.

Nicht ein Wort.

Schweigen.

Ein jeder konzentrierte sich auf die bevorstehende Aufgabe: die vollständige Absperrung des Ortes Bugøynes. Letztendlich sollte es ein einfaches Unterfangen werden. Es galt kaum mehr als eine Zufahrt, die Fv355, unter Kontrolle zu bringen. Diese Zufahrt zweigte etwa achtzig Kilometer vor Kirkenes von der E6 ab und war alles andere als viel befahren.

Kjell saß auf dem Beifahrersitz der G-Klasse, die die Speerspitze des Konvois bildete. Der Achtzylindermotor des Geländewagens blubberte sonor vor sich hin. Er schaute verträumt aus dem Fenster und lauschte dem rauschenden Abrollgeräusch der grobstolligen Bereifung. Er seufzte. Unbewusst.

»Wann warst du das letzte Mal hier oben?«, fragte Sjur. Er war Kjells Partner. Saß am Steuer des Wagens.

»Hm. Lass mich mal überlegen.« Kjell strich sich mit den Fingern der linken Hand durch seinen Bart. »Glaube, es war letztes Jahr.«

»Mit Nora und eurer Kleinen?«

»Ts. Was glaubst du?«

Sjur zuckte mit den Schultern und schaute kurz zu ihm hinüber. »Also nicht?«

»Nein. Ich war mit meinem Vater hier oben. Wir waren angeln und ein wenig wandern. Meine Mädels bekomme ich aus der Stadt nicht mehr raus. Und meine Kleine ist nun schon lange nicht mehr klein.« Kjell lachte.

»Wie alt ist sie denn mittlerweile?«

»Fünfzehn.«

»Uh. Fünfzehn? War mir nicht bewusst, dass wir uns dann jetzt schon gute acht, neun oder sogar zehn Jahre kennen.«

»Tja mein Bester. Es sind und bleiben aber neun Jahre.« Kurz darauf fügte Kjell dem hinzu: »Meine Tochter interessiert sich jedenfalls momentan eher für Jungs als für irgendeinen blöden Fisch, den ihr Alter angelt. Und auf Natur hat sie ebenso wenig Lust, wie auf Hausaufgaben.«

»Die Pubertät und die Hormone haben sie also voll unter Kontrolle?«

»Oh ja.« Kjell grinste.

»Und Nora?«

»Du willst wissen, was mit ihren Hormonen ist?« Kjell schüttelte mit dem Kopf.

»Nein Mann. Das ist ganz allein euer Ding und geht mich beim besten Willen nichts an. Also …«

»Schon gut Sjur. Nora ist und bleibt ein Thema für sich. Das würde jetzt aber auch den zeitlichen Rahmen sprengen, wenn wir das vertiefen wollten. Also lassen wir es besser sein. Vielleicht setzen wir uns demnächst mal wieder mit nem Bier zusammen und reden. So, wie früher.«

»Aber sie kommt doch auch aus der Gegend hier«, wollte er noch bestätigt wissen. »Oder habe ich da was falsch abgespeichert?«

»Hast du nicht.«

»Und dann kommt sie trotzdem nicht mit?«

»Nicht mehr.«

»Wieso?«

»Na ja. Früher haben wir noch des Öfteren ihre Eltern hier besucht. Aber Nora hat sich mit denen dermaßen zerstritten.«

»Ach du scheiße …«

»Jep. Aber ich muss Nora da ausnahmsweise mal in Schutz nehmen. Das lag wohl eher an dem Verhalten ihres Vaters als an dem von Nora. Zumindest dieses eine Mal. Er war nie richtig mit mir einverstanden und wie ich es mitbekommen habe, war das auch der Grund für ihren Streit.«

Sjur grinste schelmisch. »Glaube, ich mag den Kerl.«

»Arschloch«, platzte es aus Kjell heraus. Dann lachte aber auch er.

»Dennoch musst du mir jetzt mal eine Sache erklären.«

»Und die wäre?«

»Was läuft da zwischen dir und unserer Schönheit?«

Kjell sah seinen Partner überrascht an. »Was meinst du?«

»Tu jetzt nicht so. Was läuft da zwischen dir und Ronja?«

»Ronja?«, wiederholte Kjell stirnrunzelnd ihren Namen. »Vergiss es.« *Tja mein Lieber. Du wirst eben auch von mir nicht alles erfahren. Insbesondere nicht, wenn es vor deiner Zeit war. Kjell schmunzelte sichtlich amüsiert vor sich hin.*

»Das merkt doch ein Blinder, dass da zwischen euch was läuft.«

»Falsch.«

»Sicher?«

»Sicher. Wir verstehen uns nur gut.«

»Das eine schließt das andere nun nicht aus.«

»Kein Kommentar. Lass uns lieber über das Wetter sprechen.«

Triumphierend schlug Sjur aufs Lenkrad. »Wusste ich es doch Mann. Da werden die anderen aber Augen machen. Die Wette habe ich damit haushoch gewonnen.«

E6 / Fv355 Bugøynes, Norwegen. 18. Juni, 22:56 Uhr

Der Konvoi nährte sich seinem Ziel. Wurde langsamer. Das vordere Fahrzeug, die G-Klasse in der Kjell und Sjur saßen, scherte aus. Fuhr dicht an den linken Fahrbahnrand heran und gab den Weg für die anderen frei.

Eines der gepanzerten Fahrzeuge hielt kurz darauf mittig auf der Fv355 an und blockierte beide Fahrspuren. Weitere schwere Geländewagen parkten direkt davor. Die Türen öffneten sich. Bewaffnete Polizeieinheiten traten auf die Straße. Die Männer, Frauen schienen nicht unter ihnen zu sein, hüllten sich in paramilitärische Kampfanzüge und hielten ihre C7-Sturmgewehre des kanadischen Herstellers Colt Canada, fest im Anschlag.

Ebenso Kjell und Sjur.

»Jeder auf seine Position. Los, los, los!«, begann Sjur lautstark in die Menge zu rufen, die sich binnen Sekunden vor ihm gesammelt hatte. »Wir haben dafür zu sorgen, dass niemand ohne ausdrückliche Genehmigung den Ort verlässt. Zutritt ist nur unter Beachtung der Seuchenschutzrichtlinien gestattet. Verstanden?«

»Verstanden«, antwortete der Chor der Anwesenden.

Kjell stand neben seinem Partner. Dann bezogen die Einsatzkräfte ihre Stellungen. Wieder andere, sie gehörten offensichtlich dem Logistikteam an, begannen damit in einiger Entfernung die Transporter abzuladen. Hier, auf dem Parkplatz, wo sie sich befanden, sollte eine provisorische Kommandozentrale entstehen. Ebenfalls eine Art Lazarett war vorgesehen.

Wenig später ertönte dieses unverkennbare Geräusch. Das Dröhnen ihrer Motoren. Das Geräusch, das ihre Rotorblätter beim Durchschneiden der Luft erzeugten. Bassgleich. Laut. Mehrere Hubschrauber des Typs Bell 412 SP, wie sie bereits von den Amerikanern im Vietnamkrieg eingesetzt worden waren, flogen über den abgesperrten Quarantänebereich hinweg und begannen dort ihre konzentrischen Kreise zu ziehen. Wieder und wieder.

Ein ähnliches, wenn auch gleich deutlich ruhigeres Bild zeigte sich zeitgleich zu Wasser. Vor der nördlichen, wie auch vor der östlichen Zufahrt des kleinen Hafenbeckens, das auf natürliche Art und Weise zwischen der unbewohnten Insel Bugøya und dem Festland entstanden war, lagen bereits Schnellboote der Beredskapstroppen vor Anker. Ein weiteres patrouillierte vor der Küste auf und ab. Die Besatzung, wie auch die Einsatzkräfte an Land, war schwer bewaffnet.

BRING DAS WIEDER IN ORDNUNG

Moskau, Russland. 18. Juni, 21:26 Uhr

Auch anderenorts hatte das Geschehen für Aufmerksamkeit gesorgt und im selben Maße Ratlosigkeit hervorgerufen. Juri stand in seinem Büro. Er telefonierte. Die Stimme seines Gesprächspartners, es war Boris, brachte den Lautsprecher seiner Konferenzspinne zum Krächzen.

»Verdammt nochmal. Was soll das heißen?«

»Keine Ahnung«, gab Juri kleinlaut zu, während er langsam und immer wieder den Tisch umrundete, der mittig im Raum stand. »Das Virus breitet sich aus. Offenbar unkontrolliert. Und es erfüllt seine Aufgabe recht gut. Die Todeszahlen steigen …«

»Mir ist es scheißegal, ob die da oben, wie die Fliegen krepieren. Aber verdammte Scheiße. Nowitschok wäre weniger auffällig gewesen als dieser Mist, den du da fabriziert hast. Dafür werden Köpfe rollen. Und sei dir einer Sache sicher: Mein Kopf wird es nicht sein.« Ein unterdrücktes Lachen untermauerte diese Drohung.

Schweigen. Nur das Geräusch schwerer Atemzüge war zu hören.

»Wie hoch ist das Risiko, dass es völlig außer Kontrolle gerät?«

»Es ist absolut unmöglich, das vorherzusehen. Eine belastbare Aussage ist ohne Probenmaterial nicht möglich. Persönlich hätte ich das Risiko bisher als gering eingeschätzt und auch der Amerikaner …«

»Scheiß auf den Amerikaner. Der hat uns das Schlamassel doch erst eingebrockt.«

»Keiner konnte es ahnen, Boris.«

Ein schweres Schnaufen dröhnte durch die Lautsprecher. Immer wieder unterbrochen durch ein grelles Lachen. Es war, als würden hungrige

Hyänen Juri umkreisen und nur darauf warten, dass er erschöpft zu Boden ging und aufgab.

»Gibt es verwertbare Spuren, die zu uns führen?«, wollte Boris schließlich noch wissen.

»Ich glaube nicht, dass sie etwas finden können, was zu uns führen würde.«

»Eigentlich ist es mir scheißegal, was du glaubst. Wenn ich an etwas glauben wollte, dann würde ich in die Kirche gehen. Tu ich aber nicht. Es liegt also in deiner Verantwortung dafür zu sorgen, dass unsere Jungs dort aufräumen. Und zwar sorgfältig. Und deine gottverdammten Proben können sie dir dann auch gleich besorgen, wenn es dir was bringt.« Boris' Nasenflügel weiteten sich und er stieß einen kräftigen Luftstoß aus. Der Lautsprecher krächzte.

Juri wartete, bis das Geräusch wieder abebbte. Dann stimmte er kleinlaut zu: »Ja, Boris. Verstanden. Selbstverständlich werde ich die Verantwortung übernehmen und mich darum kümmern.«

Vayda-Guba, Russland. 19. Juni, 02:09 Uhr

Vayda-Guba. Ein Ort nahe der norwegisch-russischen Grenze. Russisches Staatsgebiet. Abgelegen und nur schwer zu erreichen. Verlassene Baracken, die bereits seit mehreren Jahrzehnten den Wetterkapriolen der Barentssee zu trotzen versuchten und die in der ansonsten trostlosen Landschaft recht markante Punkte darstellten. Einige hatten den Kampf gegen die Natur bereits vor langer Zeit verloren. Andere hingegen wirkten, als könnten sie noch länger überdauern und thronten als Zeugen einer schon längst vergessenen Zeit auf den Anhöhen des Küstenstreifens. Vereinzelt ragten Eingänge zu den unterirdischen Bunkeranlagen aus dem Boden empor. Auch diese Anlagen waren längst verlassen. Die unterirdischen Tunnelsysteme längst eingestürzt.

Nur wenige Meter entfernt zeigte sich ein gänzlich anderes Bild. Weiße Kugeln, mehrere Meter hoch, verteilten sich auf den Wiesen. Russland hatte hier vor einigen Jahren seine Antwort auf die in Norwegen platzierten Satellitenempfänger und Abhöreinheiten errichtet. Wie in Norwegen, handelte es sich auch auf russischer Seite um einen hochmodernen militärischen Komplex. Geschützt wurde dieser, wider Erwarten, durch nichts anderes als einen mickrigen Stacheldrahtzaun. Mehr als Schafe und Rinder hätte dieser nicht zurückhalten können. Aufgrund der Abgeschiedenheit der Anlage war dies aber auch gar nicht anders erforderlich. Die größte Gefahr stellten ohnehin Angriffe aus der Luft und insbesondere solche mit ballistischen Raketen vom Wasser aus dar, wovor letztendlich ein breites Arsenal diverser Luftabwehrsysteme den Komplex schützte.

In einiger Entfernung zu den weißen Kugeln der Anlage standen in dieser Nacht zwei schwere, tiefschwarze Geländewagen. Daneben warteten drei Männer. Jegor, Michail und Dimitrij, der junge Mann aus Moskau. Die Brandung tobte und der Wind fegte unermüdlich über die grüne Hügellandschaft. Bei genauem Hinhören war da jedoch noch etwas anderes. Ein tiefes, sonores Pfeifen. Es war das Geräusch einer Turbine. Dieses wurde immer lauter und fügte sich schließlich harmonisch in die monotone Klangkulisse der Natur ein.

»Der Hubschrauber kommt«, sagte Jegor. Er war der Einsatzleiter.

»Ja. Da drüben ist er«, bestätigte Michail. Michail war bekannt für sein Durchsetzungsvermögen und seine spontanen Einfälle, wenn es darum ging, Probleme aus dem Weg zu schaffen.

»Also kann es losgehen. Schnappt euch eure Sachen.«

Kurz darauf erfasste der Wind der Rotorblätter die Männer und zerrte an deren Overalls, wie kleine Kinder an den Klamotten ihrer Eltern vor dem Spielzeugladen.

»Los, los, Jungs! Bewegung!«, rief Jegor den anderen zu und versuchte dabei den Hubschrauber zu übertönen, der nur wenige Meter vor ihnen, über dem Boden schwebte. Er setzte sich in Bewegung. Lief direkt auf diesen zu.

Dimitrij und Michail folgten. Noch bevor die seitliche Tür des Hubschraubers gänzlich geschlossen war, gewann dieser wieder an Höhe und drehte seine Nase Richtung Barentssee. Er verließ das Festland mit seinen schroffen Felsformationen und nahm Kurs auf eines der Schiffe aus der russischen Flotte, das vor der Küste patrouillierte. Von diesem Schiff aus sollten die weiteren Maßnahmen zur Wiederbeschaffung Alpha, wie die befehlshabenden Offiziere die Operation nannten, in die nächste Phase übergehen.

Die Zeit drängte.

Niemand vermochte mit Sicherheit zu sagen, wie es in Norwegen weitergehen würde. Ein Eingreifen war unabdingbar geworden und es galt ein jegliches Restrisiko zu eliminieren. Unerlaubter Grenzübertritt bewaffneter Einheiten stellte im Vergleich dessen, was auf dem Spiel stand, kein sonderliches Problem für den Kreml dar. Zudem ging man davon aus, unentdeckt bleiben zu können.

Nachdem die Männer ihr finales Einsatzbriefing erhalten hatten und die Vorbereitung der Ausrüstung abgeschlossen worden war, stiegen sie in zwei Schlauchboote um. Dabei handelte es sich um zwei Zodiac RIB Commando, zwei speziell auf die Bedürfnisse des Militärs zugeschnittene Einsatzboote mit geringstmöglicher Radarsignatur. Ausgestattet waren die Boote zudem mit Wasserstrahlantrieben. Die Boote gingen zu Wasser. Schlugen hart und mit einem lauten Knall auf, der dadurch entstand, dass das Wasser schlagartig von diesen wegkatapultiert wurde. Die Motoren starteten.

Das Festland war nicht mehr weit. Die Region, die ausgewählt worden war, um an Land gehen zu können, war beliebt bei Abenteurern und Anglern zugleich. Doch mit Sicherheit nicht an diesem Tag. Die Bedingungen hätten für das kleine Team nicht besser sein können. Denn freiwillig hätte sich bei diesem Wetter niemand, kein Hobbysportler oder dergleichen, hinaus aufs Meer getraut.

Jeder der Männer an Bord wusste, dass die letzten paar hundert Meter ihres Weges schwierig werden würden. Die Küstenlandschaft zwischen der norwegisch-russischen Grenze war schroff. Ebenso der Wind, der die Wellen hatte, zu tobenden Wolfsrudeln werden lassen. Wie auf der Jagd nach Beute brachen sie über das kleine Schlauchboot hinweg. Wassermassen stürzten auf die Männer herab, die sich mit aller Kraft an die Taue klammerten. Keiner von ihnen redete. Alle waren hochkonzentriert. Der Motor, der das Boot antrieb, lief auf Hochtouren. Doch hatte er es schwer, gegen den Druck des Wassers anzukämpfen. Wieder und wieder tauchte der Bug des Bootes in die unruhige See. Wieder und wieder schoss derselbe anschließend in die Höhe, wie ein startender Vogel. Schier unendlich wiederholte sich dieses Schauspiel.

Dann war es geschafft. Die Männer gingen an Land.

DER FALL BOGDANOW

Moskau, Russland. 19. Juni, 18:12 Uhr

»Ich habe den doch eben noch gesehen«, sagte Nadja zu sich selbst, als würde sie versuchen wollen, sich davon zu überzeugen. Nachdenklich kramte sie in ihrer Handtasche herum. Noch immer war Wladimir nicht zurück nach Hause gekommen. Noch immer fehlte von ihm jede Spur. Verantwortlich dafür machte sie Pawel, hatte er Wladimir doch schließlich in die ganze Sache mit hineingezogen. Wladimir kannte Pawel schon lange. War einer seiner langjährigen Freunde. Ohne Pawel würden sie sich vermutlich nicht kennen. Er hatte ihr Wladimir vorgestellt und der Funke war innerhalb weniger Sekunden übergesprungen. Alles schien perfekt. Zunächst hatte sie nichts von dem gemerkt, was um sie herum passierte. Pawels Café, in dem Nadja als Kellnerin arbeitete, galt unter Moskaus Intellektuellen seit geraumer Zeit als hip und angesagt. Wladimir und Pawel nutzten das Café als Tarnung ihres Vorhabens. Trafen sich dort mit diversen Leuten. Was genau die beiden machten, wollte Nadja erst nicht wissen. Doch immer wieder bekam sie Gesprächsfetzen mit, von denen sie sich gewünscht hätte, nie etwas erfahren zu haben. Die beiden, Pawel und Wladimir, hatten sich schnell Feinde gemacht. Mächtige Feinde. Darunter der Kreml höchstpersönlich und natürlich viele seiner engsten Freunde.

Hatten sie unrecht?

Vielleicht.

Vielleicht aber auch nicht.

Nadja interessierte sich nicht dafür.

Mittels des Blogs, den Pawel ohne Wladimirs Unterstützung nie hätte aufsetzen können, prangerten die beiden die Missstände Russlands an.

Missstände in den Riegen der politischen Führung des Landes. Begonnen hatte alles vor ein paar Jahren. Nadja kannte Wladimir damals noch nicht und wusste von all dem nur aus seinen eigenen Erzählungen. Blinows Inhaftierung, er war einer der größten Kreml-Kritiker, und dessen Verlegung in die Strafkolonie IK-2, die etwa zwei Autostunden vor Moskau lag, hatte alles verändert. Pawel und Wladimir hatten vom ersten Tag an darüber berichtet. Blinow war für sie kein Fremder. Pawel war einer seiner langjährigen Unterstützer. Die beiden, Pawel und Wladimir, hatten sogar versucht, ihn in dem Straflager zu besuchen. Vergeblich.

Zwanzig Stunden hatten sie im Warteraum des Straflagers IK-2 ausgeharrt, bevor man sie unverrichteter Dinge weggeschickt hatte. Zwanzig Stunden auf klapprigen Stühlen sitzend. Ohne Toilette. Aber auch ohne Getränke. Dann wurden administrative Fehler bei der Terminvergabe vorgeschoben. Vorgeschoben, um ein Treffen zu unterbinden. Nach zwanzig Stunden im Wartebereich des Straflagers. Breit grinsend hatte man ihnen gesagt, dass Blinow schlafen würde und man ihn doch jetzt nicht mehr hätte wecken dürfen. Pawel und Wladimir hatten es besser gewusst, wurde ihr Mitstreiter doch stündlich geweckt, was selbst Blinows Anwälte kurz zuvor angemahnt hatten.

Ausführlich hatten Pawel und Wladimir über die Umstände der fragwürdigen Inhaftierung berichtet und dafür regen Zuspruch erhalten. Zumindest in einem Teil der Gesellschaft. Immer mehr Follower stürzten sich auf ihre Berichte. Mit der steigenden Aufmerksamkeit, die Wladimir und Pawel erhielten, konnte aber auch Nadja sich nicht mehr von all dem distanzieren. Insbesondere hatte sie mit den Anfeindungen innerhalb ihrer eigenen Familie klarkommen müssen.

NADJAS ERINNERUNGEN

03. Juni, 10:12 Uhr

Wladimir lebte seit einigen Monaten bei mir. Unsere Wohnung lag im Norden der Stadt. Meine Familie – meine Eltern mit meinem zehn Jahre jüngeren Bruder – wohnte im Süden der Stadt. Keiner von uns besaß ein Auto. Also fuhr ich, wie so oft, mit der U-Bahn zu ihnen. Ich saß in einem der hinteren Wagen von Linie 10.

Ich widmete mich dem Buch, das seit der Abfahrt der Bahn auf meinen Oberschenkeln ruhte: Tolstoi Vojna i mir. Wowa hatte immerzu von diesem Buch geschwärmt. Es sei eines der bedeutendsten russischen Werke, wie er meinte, das auf über 2000 Seiten die verwobene Beziehung dreier russischer Familien zu Zeiten der russisch-napoleonischen Kriege thematisierte. Blutig und gleichsam gefühlvoll, wie ich bereits hatte in Erfahrung bringen können. Auch mich hatte die Geschichte schnell in ihren Bann gezogen. Sie erinnerte mich ein wenig an mein eigenes Schicksal.

»Nadja«, begrüßte meine Mutter mich. Wie gewohnt mit einer herzlichen Umarmung, die gefühlt einen Moment länger andauerte als sonst.

»Hallo Mama. Schön, dich zu sehen. Wie geht es dir?«

»Gut meine Liebe. Komm doch rein.«

Sie half mir dabei, meine Jacke von den Schultern zu streifen, und hing sie an den bereits maßlos überfüllten Kleiderhaken, der innen an der Eingangstür befestigt worden war. Schon immer hatte dieser so ausgesehen. Ich schmunzelte innerlich, regte sie sich doch immer gerne über die Unordnung anderer auf. Dabei war sie diejenige, die Unordnung anzog, wie andere Glück oder auch Unheil.

»Wo sind Papa und Fedor?«

»Im Wohnzimmer.«

Die Tür zu meinem alten Kinderzimmer stand offen und ich blickte hinein. Noch immer sah es aus, als würde ich hier wohnen. Es wirkte, als würden meine Eltern darauf warten, dass ich doch endlich wieder zurückkehren würde. Das Bett war gemacht. Kuscheltiere und Plüschkissen sorgsam auf diesem drapiert. Selbst das Make-up, das ich daheim zurückgelassen hatte, lag noch immer in der Box, die neben dem kleinen Spiegel auf dem Schreibtisch stand, was mir ein Lächeln auf die Lippen zauberte. »Sind es wirklich schon zwölf Monate, seit ich ausgezogen bin, Mama?«

»Zwölf Monate?«

»Ja.«

»Es kommt mir vor, als wäre es erst gestern gewesen.« Meine Mutter lachte. »Und jedes Mal sagst du, dass du bald die restlichen Sachen holen kommen würdest.«

»Ich weiß, Mama. Aber …«

»Schon gut. Mir soll es recht sein. Dein Zimmer wird immer dein Zimmer bleiben.«

Meine Mutter hatte recht. Das ein oder andere aus meinem Make-up-Fundus hätte ich bestimmt gut gebrauchen können. Aber auch dieses Mal hatte ich nicht vor, etwas aus meinem Zimmer mitzunehmen.

Vielleicht werfe ich gleich doch noch einen Blick rein und schau mal, was ich mitnehme.

Wir betraten das Wohnzimmer. Es war ein kleiner Raum. Das alte Stoffsofa, es war ein kackbraunes Sofa, wie ich es mir niemals in meine eigene Wohnung stellen würde, dominierte den kleinen Raum. Umzingelt war es von diversen Topfpflanzen. Einige von ihnen ragten bis knapp unter die Decke. Meine Mutter liebte das Gefühl von Geborgenheit, das die Enge mit sich brachte. Ich fand es einfach nur erstickend. Auf der, dem Sofa gegenüberliegenden Seite, hing ein viel zu großer Fernseher an der Wand. Darunter, auf dem Sideboard, die vielen Spielekonsolen meines Bruders. Fedor und Papa saßen auf dem Sofa. Wie zu erwarten gewesen war. Als ich den Raum betrat, blickten sie beide zu mir auf.

»Mein Mädchen«, begrüßte Papa mich. »Komm rein und setz dich zu uns.«

»Papa«, entgegnete ich freudestrahlend und ging zu ihm hinüber. Tätschelte im Vorbeigehen den Kopf meines Bruders, der schon längst wieder in seinem Computerspiel versunken war, und brachte damit seine Frisur durcheinander.

Die Reaktion kam prompt. »Hey, lass das, Schwester. Ich bin noch verabredet.« Genervt zog er den Kopf weg.

Dabei bemerkte ich seine aufgeplatzte Lippe. *Oops. Was ist denn mit dem passiert? Hatte wohl wieder eine zu große Klappe.* So oder so. Ich reagierte nicht weiter darauf. Beugte mich stattdessen zu meinem Vater hinunter und gab ihm einen dicken Kuss auf die Wange. »Papa. Schön, dich zu sehen.« Ich setzte mich neben ihn auf das Sofa.

»Fedor. Bitte lass uns alleine«, wandte mein Vater sich im selben Moment an meinen Bruder. Dann schaute er hinüber zu meiner Mutter, die den Raum nicht betreten hatte. »Und Irina. Brüh du meiner Tochter und mir doch bitte eine Kanne Tee auf.«

»Ist etwas passiert?«, fragte ich überrascht.

Meine Mutter sah mich nur schweigend an – sie wusste sicherlich genau, was mein Vater mit mir besprechen wollte – und verschwand Sekunden später mit Fedor, der kommentarlos aufgestanden war. Bestimmt zogen sie sich in die Küche zurück, die direkt neben dem Wohnzimmer lag.

»Papa? Was ist los?«

»Nadeschda. Es geht um diesen Wladimir.«

Mein Vater wirkte ernst. Legte seine Hand auf die meine.

»Was soll mit Wowa sein? Ich weiß, du kannst ihn nicht leiden. Aber das müsst ihr bitte mir alleine überlassen.«

»Es stimmt. Ich mag ihn nicht. Aber darum geht es nicht.« Er seufzte. »Es geht nicht darum, ob ich ihn mag oder nicht.«

»Worum geht es dann?«, wollte ich wissen.

Abwartend schaute ich meinen Vater an. Legte nachdenklich meine Stirn in Falten und pustete mir eine Haarsträhne aus dem Gesicht. Seine Augen wirkten unsicher und versuchten Halt zu finden.

Erst nach Sekunden, er holte zuvor noch einmal tief Luft, antworte er: »Die Jungs aus der Nachbarschaft haben deinen Bruder gestern nach der Schule vermöbelt, weil dein Freund …«

»Was ist passiert? Wieso?«

»Lass mich ausreden«, ermahnte er mich. »Dann erzähle ich dir, was ich weiß.«

»Okay, Papa. Ich bin jetzt ruhig.« Ich lächelte ihn an. Erfolglos.

Seine Miene blieb unverändert. Versteinert.

»Es war nur wegen diesem Wladimir. Wegen dem, was er macht. Wegen diesem Dreck … diesen Lügen, die er über unser Land verbreitet. Er bespuckt mit seinen Hetztiraden einen jeden Russen, der stolz auf unsere Führung ist. Und auf all das, was unser Land ausmacht.«

»Papa. Ich möchte mit dir nicht darüber reden«, wiegelte ich genervt ab und löste meine Hand aus seinem Griff. Innerlich stimmte ich meinem Vater allerdings zu: *Wowa muss mit diesem Mist aufhören. Und zwar sofort!*

»Versteh doch. Er ist ein Ketzer. Er und sein Freund versuchen dem Kreml in den Rücken zu fallen. Dabei ist es der Kreml, der dafür sorgt, dass es uns gut geht. Kein Blinow, Kusnezow und kein dahergelaufener Wladimir.«

Stille.

Ein unsichtbarer Schleier legte sich über mich. Mit dieser erdrückenden Schwere. Hinzu kamen die Worte, mit denen er das Gespräch nach einer gefühlten Ewigkeit wieder aufnahm.

»Du musst ihn verlassen. Nadeschda. Sofort.«

»Was?«

»Entweder du verlässt ihn oder …«

»Oder was, Vater? Was dann?« Voller Unverständnis sah ich ihn an. *Er hat recht. Aber ich kann nicht einfach … nicht so. Das kann er nicht von mir erwarten.*

Noch immer wich er meinem Blick aus. Zaghaft schüttelte ich meinen Kopf. Ohne ein Wort zu sagen, stand ich auf.

Meine Mutter betrat den Raum. Schaute mich an und fragte: »Was ist los, meine Liebe?« In ihren Händen hielt sie das silberne Tablett. Darauf eine Kanne Tee und zwei Tassen. Allesamt verziert mit einem blauen Blütenmeer.

Der Blick meiner Mutter und der meine trafen sich.

»Bist du auch der Meinung, dass ich Wowa verlassen sollte?«

Meine Mutter antwortete nicht.

Meine Beine zitterten vor Anspannung. Im Vorbeigehen legte ich meine Hand auf die Schulter meiner Mutter. »Ich kann leider nicht länger bleiben, Mama. Es tut mir leid. Aber es geht nicht.«

»Wladislaw. So tu doch was. Was ist hier los?«, flehte sie in Richtung meines Vaters. Ihre Augen weit aufgerissen.

Doch mein Vater reagierte nicht. Richtete seinen Blick starr nach vorne. War ebenso eingefroren, wie das Computerspiel meines Bruders, das noch immer auf dem Fernseher zu sehen war.

Ich weinte, als ich die Wohnung meiner Eltern verließ.

In den darauffolgenden Tagen spitzte sich die Situation mehr und mehr zu. Die Männer, die mir zunächst nur gefolgt waren, schienen immer weniger auf Distanz zu bleiben. Sie waren plötzlich allgegenwärtig. Sie gingen an mir vorbei. Sprachen Drohungen aus, von denen ich auch Wowa berichtete. Er wurde zusehends nervöser. Schon fast paranoid.

Und dann passierte es.

Plötzlich kehrte er nicht mehr zu mir zurück.

Noch immer durchsuchte sie ihre Tasche nach ihrem Haustürschlüssel. Sie holte sämtliche Sachen hervor. Versuchte diese in der linken Hand zu jonglieren, während sie mit dieser gleichzeitig ihre Tasche schwebend vor sich hielt. Mit der anderen Hand tauchte sie immer tiefer in die Tasche ein.

Paff!

»Och nein. Scheiße.«

Die Tasche war ihr aus der Hand gerutscht und lautstark zu Boden gefallen. Mit ihr, sämtlicher Inhalt. Dieser lag verteilt auf dem Boden vor ihren Füßen. Lippenstift. Puder. Taschentücher. Pfefferspray. Und ihr Haustürschlüssel. Nadja lächelte erleichtert, hatte sie befürchtet, den Schlüssel verloren zu haben. Sie packte ihre Sachen zurück in die Tasche. Dann griff sie den Schlüssel.

Es war geschafft. Nadja betrat ihre Wohnung. Hinter sich verschloss sie sorgsam die Tür. Den Schlüssel ließ sie dabei von innen auf dem Schloss stecken. Ihre Jacke warf sie über den kleinen hölzernen Stuhl. Ebenso wie ihre Tasche. Es war einer dieser Stühle, wie er ansonsten in den Grundschulen der Stadt zum Einsatz kam. Nadja hatte ihn unweit ihrer Wohnung zwischen Sperrmüll gefunden und sich direkt in ihn verliebt. Seither hatte er seinen Platz in ihrer Wohnung. Direkt neben der Eingangstür, was nicht nur gut aussah, wie Nadja fand, sondern auch noch äußerst praktisch war.

Dann ging sie hinüber in die Küche. Sie hatte Hunger, doch wusste sie noch nicht worauf. Als ihr Blick auf die Aufbewahrungsgläser neben der Spüle fiel, blieb er an dem Beerenmüsli hängen. Da wusste sie, was es werden sollte. Sie holte eine Schüssel aus dem Schrank, griff das bereitstehende Glas und schüttete eine große Portion des Müslis hinein.

»Fehlt nur noch die Milch«, sagte sie zu sich selbst und ging sogleich hinüber zum Kühlschrank. Die Tür knarzte leise, als sie diese öffnete. Sonderlich viel Auswahl hatte sie nicht, war sie in letzter Zeit immer weniger nach draußen gegangen und hatte sich auch ansonsten auf das Nötigste beschränkt. Sie griff die Flasche mit der Milch. Das Glas der Flasche setzte sogleich Kondenswasser an, als es mit der schwülwarmen Luft in Berührung kam, die in der kleinen Wohnung zu stehen schien.

In Gedanken versunken schüttelte Nadja die Milch in die Schale mit dem Müsli. Beobachtete, wie sich das Müsli anhob und schließlich begann an der Oberfläche zu schwimmen. Dann stockte sie. Zuckte zusammen, wobei sie etwas von der Milch verschüttete. Jemand klopfte an ihre Tür. Wladimir war es sicherlich nicht, hatte er doch einen Schlüssel.

»Sdelat'dver'«, ertönte eine ihr unbekannte, tiefe Männerstimme.

Nadja bewegte sich nicht. Stand einfach nur da, während ihr Herz verängstigt, und mit erhöhter Taktrate, das Blut durch ihren Körper jagte.

»Otkryt' nemedlenno«, ertönte dieselbe Stimme ein weiteres Mal.

Ruckartig drehte Nadja sich um. Dabei riss sie die Schüssel zu Boden. Milch und Müsli spritzten ihr entgegen und blieben an ihrer Jeans kleben. Erschrocken von dem Geräusch, das sie selbst verursacht hatte, hielt sie ihre Luft an. Doch dann lief sie zum Fenster hinüber. Riss es auf und kletterte ohne innezuhalten nach draußen. Es war ein altes Haus, in dem sie und Wladimir wohnten. Die Feuerleitern waren vor einem Jahr angebaut worden. Sie glichen in ihrer Form mehr einem gänzlich aus Stahl gefertigtem Treppenhaus und weniger einer einfachen Leiterkonstruktion, wie es üblich gewesen wäre. Gitterstäbe sicherten dieses nach außen hin ab, so dass ein Runterfallen unmöglich war. Wladimir jedoch war der Stahlkoloss ein Dorn im Auge. Er hatte Angst, er könnte jemandem dazu dienen, sich Zugang zu ihrer Wohnung zu verschaffen. Nadja jedenfalls war froh. Jetzt.

Noch auf dem Absatz stehend, der sich direkt vor ihrem Küchenfenster befand, hörte sie aus dem Inneren ihrer Wohnung heraus einen Knall. Das Holz der Tür barst. Jemand hatte sich Zutritt verschafft. Daran bestand kein Zweifel.

Immer schneller und schneller bahnte sie sich ihren Weg nach unten. Das Metall unter ihr gab mit jedem ihrer Schritte einen hallenden Schrei von sich. Die umliegenden Gebäude warfen die Schreie erbarmungslos zu ihr zurück, sodass sich um sie herum eine ohrenbetäubende Geräuschkulisse aufbaute. Nadja schlug ihre Hände über die Ohren. Versuchte sich dadurch den Schreien zu entziehen.

Sie hatte es fast geschafft. Sie hatte das Ende der Metallkonstruktion erreicht. Der rettende Boden des Hinterhofs lag gute drei Meter unter ihr. Verängstigt schaute sie nach oben. Jemand folgte ihr.

Sie sprang.

Vor Schmerzen schrie sie auf, als ihre Knie durch den harten Aufprall zusammenstauchten. Doch hatte sie keine Zeit zu verschnaufen. Sie sprang wieder auf und rannte los, wobei sie leicht humpeln musste. Spurlos war der Sprung aus der Höhe nicht an ihr vorbeigegangen, wie sie schnell merkte. Sie blieb stehen. Konnte ihren Verfolger sehen. Er war alleine. Noch bevor er sie hatte ausfindig machen können, presste sie sich zwischen die beiden Müllcontainer, die an der Mauer hinter dem Haus standen. Der beißende Geruch deren Inhalts, der Geruch von vollgeschissenen Windeln und Essensresten, kroch ihr in die Nase.

Sie versuchte es zu ignorieren. Zusammengekauert saß sie schließlich hinter einem der Container. Sie konnte nicht sehen, was davor passierte. Sie zitterte vor Angst. Versuchte, ihren Atem zu kontrollieren, der immer lauter zu werden schien.

Ob es zehn oder zwanzig Minuten waren, die sie in ihrem Versteck ausgeharrt hatte, wusste sie nicht mehr, als sie vorsichtig aus diesem hervorkroch. Ihre Knie schmerzten, hatte sie doch die gesamte Zeit in der Hocke verbracht. Zögernd trat sie zwischen den Müllcontainern hervor. Schaute sich vorsichtig zu allen Seiten hin um. Sie schien allein zu sein. Für den Moment zumindest. Nervös tastete sie ihre Hosentaschen ab. »Wo ist es denn nur jetzt schon wieder?«, murmelte sie leise vor sich hin. »Mist.« Sie erinnerte sich. Hatte es doch zuvor schon gesucht und vermutete es noch in ihrer Tasche. Ihr Smartphone. Sie hatte es nicht bei sich. Also blieb ihr nichts anderes übrig. Sie musste zu ihm gehen.

Angekommen. Bewusst hatte sie einige Umwege in Kauf genommen. Mehrmals die Metro gewechselt. Auch wenn es völlig unnötig gewesen war. Doch hatte Wladimir es ihr immer wieder und wieder gesagt. Es ihr regelrecht eingetrichtert. Bevor sie das Café betrat, drehte sie sich ein letztes Mal um. Niemand. Es war niemand zu sehen. Zumindest niemand, der ihre Aufmerksamkeit erregt hätte. Sie öffnete die Tür und trat ein.

»Nadja?«, begrüßte Pawel sie skeptisch dreinblickend und kam ihr sogleich entgegen. »Was machst du hier?«

»Ich …«

»Hatte ich dir nicht gesagt, du solltest zu Hause bleiben?«

Sie brach in Tränen aus. Zitterte am gesamten Körper.

»Nadja? Was ist los?«

Dann geschah es.

Sie sackte in sich zusammen. Kraftlos. Erschöpft. Fiel nach vorne. Direkt in seine Arme.

»Hey Nadja? Was ist mit dir passiert? Nadja? Was ist passiert?«, fragte er bestürzt. Stützte sie ab und brachte sie in den Nebenraum, der sich hinter dem Tresen befand. Dort setzte er sie in einen Sessel. Es war ein alter, lederner Chesterfield aus britischer Produktion, der sich harmonisch in das ebenfalls stark sanierungsbedürftige Hinterzimmer einfügte, das im regelrechten Kontrast zu den übrigen Räumlichkeiten des Lokals stand.

Nadja kam allmählich wieder zu sich. Pawel hockte neben ihr auf dem Boden.

»Nadja?«

Sie atmete tief ein. Wieder aus. Dann wieder ein. Und wieder aus. Sie versuchte die in ihr lauernde Panik zu besänftigen. Versuchte, dafür zu sorgen, dass diese sich zur Ruhe legte. Leise sagte sie: »Die waren in meiner Wohnung.« Ihre Stimme zitterte.

»Wer?«

Aufbrausend platzte es dann doch aus ihr heraus: »Woher soll ich das denn verdammt nochmal wissen? Ich habe doch mit all dem, was ihr hier macht, nichts zu tun. Nichts! Ihr seid es doch, die sich gegen alle und jeden auflehnen und eine Verschwörung vermuten, sobald ihr auch nur einen Schatten neben euch seht.« Sie schüttelte mit dem Kopf. »Scheiße. Warum musstet ihr mich nur mit da reinziehen?«

»Wir haben dich nicht …«

»Wo ist Wladimir? Sag es mir endlich. Wo ist er?«, schrie sie ihn an.

»Beruhige dich, Nadja«, ermahnte Pawel sie und stand auf. Er trat ein paar Schritte zurück. Er zögerte. Dann sagte er: »Ich habe noch immer nichts von ihm gehört.«

»Und?«

»Ich habe keine Ahnung, wo er sein könnte.«

»Hast du nach ihm gesucht?«

»Natürlich. Ich habe all meine Kontakte spielen lassen. Doch niemand hat etwas mitbekommen. Er ist spurlos verschwunden, als hätte sich die Erde aufgetan und ihn verspeist.«

»Glaubst du, er ist tot?«

»Ja.«

»Glaubst du es? Oder weißt du es?«

Pawel schwieg.

Für Nadja war das die Bestätigung dessen, was sie so sehr gefürchtet hatte. *Wowa? Wieso? Wieso musstest du dich auch nur mit ihm einlassen?* »Du verdammtes Arschloch. Es ist alles deine Schuld.«

»Es tut mir leid, Nadja.« Er drehte sich um und vergrub das Gesicht zwischen seinen Handflächen.

Mit weit aufgerissenen Augen saß Nadja einfach nur da. Starrte Pawel an, als er sich auf den Schreibtisch stützte. Ungläubig schüttelte sie den Kopf. Doch sagte sie kein Wort. Einzelne Strähnen ihrer Haare fielen ihr ins Gesicht. Ihre Hand zitterte, als sie diese griff und vorsichtig hinter ihr Ohr schob. Die Ungewissheit, die sie belastet hatte, schien schlagartig verschwunden zu sein. An ihrer Stelle nun die Gewissheit, die Pawels Worte mit sich gebracht hatten. Innerlich zerriss es sie förmlich, doch äußerlich wirkte sie gefasst.

»Wann hast du ihn das letzte Mal gesehen?«

»Nadja … das … du weißt es doch.«

»Bitte«, forderte sie mit ruhiger und gleichsam unnachgiebiger Stimme. »Erzähl es mir noch einmal.«

Pawel schaute sie an. Sah in der Leere ihrer Augen, dass sie danach lechzte. Also begann er zu erzählen, was sie eigentlich schon wusste.

PAWELS ERINNERUNGEN

08. Juni, 07:10 Uhr

Ich betrat das Café. Es war noch früh am Morgen und ich hatte nicht vor den Laden innerhalb der nächsten zwei Stunden zu öffnen. Also verschloss ich die Tür hinter mir. Den Schlüssel legte ich auf den Tresen und ging um diesen herum. Der erste Griff galt der Siebträgermaschine. Ich schaltete sie an. Im selben Moment klingelte mein Telefon. Ich schaute auf das Display. Er war es.

»Wowa mein Freund«, begrüßte ich ihn.

»Es ist so weit. Heute Nacht steigt die Übergabe.«

»Gut. Hast du alles, was du brauchst?«, fragte ich ihn und wusste insgeheim, dass dem nicht so war. Sonst hätte er mich nicht angerufen.

»Nein«, bestätigte er meine Vorahnung. »Ich brauche nochmal die Maschine deines Schwagers. Ich habe die letzten Tage ein recht ungutes Gefühl und …«

»Was ist es?«, unterbrach ich ihn. »Ist irgendetwas vorgefallen?«

»Es ist halt ein Gefühl, Mann. Keine Ahnung.«

»Dann blasen wir den Deal ab. Sicher ist sicher.«

»Das müssen wir nicht. Alles gut. Ich hätte halt nur gerne die Maschine, um …« Er zögerte.

Also hakte ich nach. »Wofür brauchst du sie?«

»Falls doch etwas anbrennt, wäre ich mit dem Ding schneller als zu Fuß.«

»Gut Wowa. Ich besorg dir das Motorrad.«

»Danke. Machen wir es wie immer?«

»Ja. Wie immer. Den Schlüssel findest du im Spalt der Mauer vor …«

Er unterbrach mich. »Ich weiß. Alles klar.«

»Das wollte ich hören.«

»Ich melde mich, sobald ich mir das Zeug angesehen habe. Danach können wir feiern.«

Ich lachte. Mochte die draufgängerische Art, die er immer wieder an den Tag legte. Ich selbst war das genaue Gegenteil dessen. Doch irgendwie sah Wowa in mir wohl eine Art Vorbild. Wieso, verstand ich nicht. Dachte aber auch nicht allzu oft darüber nach. Ohne ihn hätte ich bereits lange aufgehört und den Kopf in den Sand gesteckt. Ich glaube, er wusste es.

Ich stand in meinem Wohnzimmer. Schaute hinaus aus dem Fenster. Es war gerade erst 23:15 Uhr und mir war klar, dass es noch etwas dauern würde, bis ich eine Nachricht von Wowa bekommen sollte. Also stellte ich mich innerlich darauf ein. Ich drehte mich um und ging hinüber zu den Einbauschränken, die unser Wohnzimmer zierten. Ton in Ton bildeten diese eine Einheit mit den dunklen Holzpaneelen der Wände. Ich öffnete den Weinschrank. Das Licht, das sich im Inneren dessen einschaltete, blendete mich. Doch half mir das Licht auch dabei, schnell zu finden, wonach ich suchte. Zielstrebig griff ich eine Flasche meines Lieblingsweins. Es war ein Shiraz aus Australien. Schwer. Dunkel. Ein kräftiges Rot. Wie Blut. Der Anblick des Logos zauberte mir ein Lächeln auf die Lippen. Beschreibend wie der Name selbst: Boxer. Dieses Mal schaute ich etwas länger auf das Etikett, das die Flasche zierte und wunderte mich, dass es mir nicht schon vorher aufgefallen war: Es glich einem Abbild der bekannten Comicfigur von Elzie Crisler Segar, die erstmalig 1929 aufgetaucht war. Der Boxer auf der Weinflasche war lediglich etwas kräftiger, nicht so schlaksig, wie Popeye der Seemann.

Frau und Kinder schliefen zu dieser Zeit. Ich hatte mir gerade das erste Glas Wein eingeschenkt. Hielt das Glas vor meine Nase und zog den intensiven Geruch des Weines auf. Irgendwie genoss ich die Ruhe, die diese Nacht mit sich brachte. Saß in meinem Sessel. Er war noch neu. Ich hatte ihn mir erst vor wenigen Wochen selbst zum Geburtstag geschenkt. Es war ein Wunsch, den ich mir schon lange hatte erfüllen wollen. Ich erinnerte mich noch genau daran, wie meine Frau reagiert und mich für verrückt erklärt hatte, als sie davon erfuhr. Das war zum Zeitpunkt der Anlieferung. Zu allem Überfluss hatte sie dann auch noch die Rechnung in meinem Büro entdeckt. Der Haussegen hing daraufhin einige Tage lang schief.

Bei dem Gedanken daran musste ich schmunzeln. Aus meiner Sicht hatte es sich dennoch gelohnt. Perfekt schmiegten sich die Polster an die Schale aus Palisanderholz an. Das schwarze Leder hatte noch diesen gewissen Geruch. Diesen Geruch, den Leder nun mal hatte, solange es noch neu war. Diesen Geruch, den es leider mit der Zeit einbüßte. Ich atmete tief ein. Meine Füße ruhten auf dem passenden Fußhocker, den ich mir ebenfalls gekauft hatte.

Ich schaute auf meine Armbanduhr. Es war spät. Oder besser gesagt schon früh am Morgen. Jedenfalls war Wowa schon lange überfällig. Ich schaute auf mein Handy. Doch nichts. Keine Nachricht von ihm. Kein Anruf. Ich schaute auf die zwei Weinflaschen, die neben mir auf dem Beistelltisch standen. Beide waren sie leer.

Nadja schluchzte. Ihre Augen waren geschwollen. Es dauerte einige Minuten, bis sie wieder klar denken konnte. Sie holte tief Luft. Dann stand sie auf.

»Machst du uns einen Raf?«, fragte sie und ging sogleich vorbei an Kusnezow in den vorderen Teil des Cafés.

Er folgte ihr dorthin.

Schwieg.

Stellte sich, wie von ihm erwartet, vor die Kaffeemühle und nahm den danebenliegenden Siebträger. Er steckte ihn in die dafür vorgesehene Halterung an der Kaffeemühle, wodurch diese auch gleich damit begann ihre Arbeit zu verrichten. Lautstark dröhnte das Mahlwerk der Maschine einige Sekunden vor sich hin und das aromatisch duftende Kaffeepulver rieselte heraus. Direkt hinein in den Siebträger. Pawel griff den bereitliegenden Tamper. Dessen Griff aus Olivenholz zeugte davon, dass mit ihm bereits einige Kaffeespezialitäten zubereitet worden waren. Sorgsam festigte er mit dem Tamper das Pulver, bevor er den Siebträger mit einer eleganten Bewegung aus seinem Handgelenk an der Maschine befestigte. Darunter positionierte er ein großes Glas. Ein Glas, wie er es auch für den klassischen Latte macchiato zu nutzen pflegte. Dann verrichtete die Maschine routiniert ihre Arbeit und der Espresso lief ins Glas.

Nadja lehnte sich an den Tresen. Auf diesem stand auch die Siebträgermaschine. In dem antik anmutenden, rauchigen Spiegel, der hinter Pawel an der Wand hing, konnte sie ihr eigenes Spiegelbild betrachten. Zudem sah sie die geschlossene Eingangstür des Cafés hinter sich. Sie beobachtete, wie Pawel den Vanillezucker in das Glas schüttete und reichlich Sahne dazugab. Danach mixte er die Zutaten mit einem langen Löffel. Statt ihr das Getränk zu reichen, es war noch nicht fertig, griff er eine weitere Tasse. Füllte alles um. Die Tasse zierte ein monochromes Muster. Der Rand der Tasse selbst war mit einer zarten, goldenen Linie versehen. Abschließend wurde der Raf mit einer dekorativen Sahnehaube gekrönt.

Wie gelernt. Nadja schmunzelte, wäre es doch normalerweise sie gewesen, die hinter dem Tresen hätte stehen müssen. »Danke«, sagte sie und nahm die Tasse entgegen.

»Nadja. Es tut ...«

»Lass es. Es bringt ihn auch nicht wieder zurück.« Sie hob die Tasse und führte sie an ihre Lippen. Dann nahm sie den ersten Schluck. »Ich kündige.«

»Das musst du nicht. Nimm dir ein paar Tage frei und versuche abzuschalten. Ich bezahle sie dir auch.«

»Mein Vater hat mich schon lange vor euch gewarnt. Nichts als Probleme würdet ihr machen.« Sie seufzte. »Und er hatte recht damit. Wir hätten uns ein gutes Leben aufbauen können. Wowa und ich. Hättest du uns nicht einfach in Ruhe lassen können?«

Pawel schwieg.

»Was habt ihr euch denn eigentlich dabei gedacht?«, wollte sie schließlich noch wissen. »Hat es sich gelohnt? War es das Risiko wert?«

»Er wollte ...«, versuchte Pawel zu erklären.

Doch kam er damit nicht weit. Sie unterbrach ihn. »Sag es mir! Wie habt ihr euer Geld verdient? Mit dem Café? Das Ding läuft doch schon lange nicht mehr.«

»Nadja. Hör mir bitte zu.«

»Nein. Du hörst mir zu.« Sie schrie nicht. Sprach auch nicht laut. Doch schwang in der Art, wie sie sprach, eine gute Portion Wut mit. »Und was ist mit eurem beschissenen Blog? Wie viel Geld machst du mit jedem Klick, den ihr bekommt?«

»Es geht nicht ums Geld, bei dem, was wir machen. Hast du überhaupt einmal mit Wladimir über das geredet, wofür er zu sterben bereit war?«

»Ts. Zu sterben bereit? War er das?«

»Hast du mit ihm geredet?«

»Wieso ich hätte ich das tun sollen? Du siehst doch, wohin es ihn gebracht hat.«

»Hast du?«

»Nein«, gab sie kleinlaut zu.

»Du kannst deine Augen nicht vor all dem verschließen. Das bist du Wladimir schuldig«, appellierte Pawel an ihre Vernunft.

Sie nahm einen kräftigen Atemzug. Schaute ihm tief in die Augen. »Meinst du, eure beschissenen Verschwörungstheorien und die ganze Hetze gegen den Kreml bringen irgendjemandem etwas?«

»Es war Wowa …«

Nadja wollte keine Entschuldigungen oder sonstiges mehr hören. Unterbrach ihn. Forderte ihn auf, sich endlich einzugestehen, dass er es vermasselt hatte. »Wohin hat es euch gebracht? Wohin? Sag schon!«

Pawel versuchte ruhig zu bleiben. Versuchte Verständnis für das zu erlangen, was ihn und Wowa angetrieben hatte. »Es sind weit mehr als irgendwelche haltlosen Theorien. Auch ist es keine Hetze gegen den Kreml, wenn wir …«

»Was ist es dann?«

»Ich glaube, du willst es einfach nicht verstehen, Nadja. Du willst doch nicht einmal hören, was ich dir zu sagen habe.« Pawel schüttelte den Kopf. Wandte sich von ihr ab. Über den Spiegel, der sich nun genau vor ihm befand, konnte er sie weiter beobachten.

Sie senkte ihren Blick. Hob die Tasse. Nahm einen Schluck und nuschelte: »Ihr seid doch paranoide Spinner.«

Er hatte versucht ruhig zu bleiben. Doch war es nicht nur Nadja, die jemanden verloren hatte. Erbost drehte er sich wieder um. »Paranoid?«, wiederholte er Nadjas Anschuldigung. »Denkst du wirklich, es hat etwas mit Paranoia zu tun, wenn mein bester Freund spurlos verschwindet? Ist das deiner Meinung nach paranoid?« Er stoppte. Atmete tief durch, bis er sich wieder besser unter Kontrolle hatte. Dann fügte er dem hinzu: »Es war Wladimir wichtig, etwas zu ändern. Etwas zu ändern, was uns allen zugutekommen sollte.«

»Wladimir ist nur wegen dir tot.« Nadja zuckte zusammen. War von sich selbst überrascht, wie schnell sie Wowa innerlich für tot erklärt hatte. Dann redete sie weiter: »Hättet ihr es nicht einfach lassen können? Verdammt nochmal. Das ist doch alles nur …«

Wütend schlug Pawel mit der flachen Hand auf den Tresen. Wollte, dass sie aufhörte, ihm die Schuld zu geben für das, was passiert war. »Bist du wirklich so blind?«

Nadja erschrak. Ließ die Tasse aus ihrer Hand fallen. Der Fall der Tasse kam ihr vor, als würde er in Zeitlupe vor ihr abgespielt werden. Als würde sie als unbeteiligte Beobachterin zuschauen. Klirrend zerbrach das Porzellan, als es auf den harten Betonboden aufschlug. Weiterhin regungslos, ohne auch nur mit der Wimper zu zucken, beobachtete sie, wie sich das goldbraune Rinnsal von ihr fort schlängelte.

In ihren Augen sammelten sich Tränen.

Dann brach sie aus. Eine unkontrollierbare Trauer.

Es vergingen mehrere Minuten, in denen Nadja und Pawel sich in gegenseitiges Schweigen hüllten. Die Stille legte sich über ihrer beider Seelen. Beruhigte ihre Gemüter.

Nadja hob ihre Hände. Faltete sie für einen kurzen Augenblick vor ihrem Gesicht zusammen. Dann öffnete sie diese wieder und strich sich mit den Handflächen über die Wangen. »Sagst du es mir?«, fragte sie mit ruhiger Stimme.

»Was?«

»Sagst du mir, wofür er bereit war, zu sterben? Sagst du mir, was ihm wichtiger war als ein Leben mit mir?«

»Wenn du es hören möchtest.«

Nadja seufzte. »Ja. Ich möchte es wissen.«

»In Ordnung.« Pawel lehnte sich an die hinter ihm liegende Spiegelwand. Verschränkte die Arme vor seiner Brust und begann zu erzählen.

PAWELS ERINNERUNGEN

22. Mai, 22:34 Uhr

Ich stand hinter dem Tresen in meinem Café. Es waren nur noch wenige Gäste anwesend. Es waren keine meiner Stammgäste. Es waren Touristen. Ein junger Kerl und sein Mädel, die mein Lokal wohl in irgendeinem Blog als Must-See entdeckt haben mussten. Vielleicht waren sie aber auch nur zufällig hier. Jedenfalls schienen sie unzählige Fotos von sich auf irgendeiner dieser Social-Media-Plattformen hochzuladen, die sie in den dämlichsten Posen zeigten. Ich erinnerte mich sehr gut an die beiden. Der junge Typ hatte eine recht auffällige Narbe am Hals. Seine Begleiterin hingegen war unscheinbar. In einer Stunde hatten die beiden nicht mehr als zwei Espressi bestellt und sich wohl mehr über das kostenlose W-LAN bei mir erfreut, als dass sie wirklich verstanden, wo sie hier waren. Mir war es egal. Es war mir sogar lieber. Es war schon spät und ich hatte gerade damit begonnen, die Siebträgermaschine zu reinigen.

Der heiße Wasserdampf strömte aus dem Ventil aus und benebelte meine Brille.

Dann öffnete sich die Tür. Die alte Messingglocke kündigte den Besuch ebenfalls an. Ich blickte auf.

»Wowa?«, begrüßte ich ihn überrascht, hatte ich ihn an diesem Abend doch nicht erwartet.

»Hey Mann«, entgegnete er und zog sich seine Jacke aus. Sie war völlig durchnässt.

Ich schaute aus dem Fenster. Obwohl ich es hatte sehen können, fragte ich: »Regnet es immer noch?«

»Wie aus Eimern.« Er setzte sich an den Tresen. »Es hört wohl heute auch nicht mehr auf. Kannst du mich vielleicht später nach Hause fahren?«

»Klar, Kumpel. Kein Problem. Aber was bringt dich denn so spät überhaupt noch hierhin?«

»Können wir reden?«, fragte er, anstatt zu antworten. Dabei schaute er misstrauisch zu dem jungen Paar, das sich immer noch an die leeren Espressotassen klammerte und wieder eine Reihe Selfies machte.

»Ich wollte sowieso gerade schließen«, entgegnete ich, legte den Lappen zur Seite und ging zu den beiden an den Tisch. »*Proshu prostit'*. Wir schließen jetzt.«

»In Ordnung«, antwortete der junge Typ, ohne mich anzuschauen. Er sprach Russisch.

Wieder hob er sein Handy und machte ein Foto von sich und seiner Freundin.

»Ihr müsst jetzt wirklich gehen«, wiederholte ich meine Bitte. Freundlich, aber dennoch bestimmend.

Daraufhin zahlten die beiden, packten ihre Sachen zusammen und verließen keine zwei Minuten später den Laden. Hinter ihnen verschloss ich die Tür und drehte das Schild an dieser um. Deutlich konnte man von außen das Wort закрыто sehen. Und für all diejenigen, die kyrillische Schrift nicht lesen konnten, hatte ich noch die englische Übersetzung *Closed* hinzugefügt. Ich schaute den beiden noch einen Moment lang hinterher. Der Typ drehte sich ebenfalls zu mir um. Sah mich an. Grinste und hob zum Abschied seine Hand.

»Alles gut?«, wollte Wowa wissen, als ich mich zu ihm an den Tresen gesellte.

»Keine Ahnung«, gab ich zu. »Dachte erst, die beiden sind einfach nur ein paar Touristen. Aber irgendwie glaube ich mittlerweile schon nicht mehr daran.«

»Denkst du, der Kreml kommt jetzt schon zu dir ins Café, um dich finanziell zu unterstützen?« Wowa lachte. Schlug mir kumpelhaft auf die Schulter. »Los. Hol uns mal nen ordentlichen Wodka und schütt' uns jedem ein Glas ein.«

Ich schob meine Brille zurecht und verschwand hinter dem Tresen. Ließ meinen Blick über die Flaschen im Regal wandern. Es war eine beachtliche Sammlung, wie ich feststellte. Hängen blieb mein Blick an einer goldenen Flasche, deren Emblem die Skizze eines Störs zierte. »Das wäre doch etwas für uns beide. Die Beluga Celebration Limited Edition der Mariinksi Wodka Destillerie.« Freudestrahlend hob ich die Flasche in die Luft und präsentierte sie Wowa. »Ich habe ihn selbst noch nicht probiert. Also was denkst du? Wollen wir dem Zeug eine faire Chance geben?«

»Mach die Flasche auf. Dann kann ich dir sagen, was ich davon halte.« Wowa grinste.

Ich stellte uns zwei Shot-Gläser auf den Tresen. Dann öffnete ich die Flasche und schenkte uns ein. *»Sa náschu drúschbu.«*

»Auf unsere Freundschaft, mein Bruder.« Wowa leerte sein Glas. Ich beobachtete ihn. Er nickte mir wohlwollend zu. Der Wodka schien ihm zu schmecken.

Ich füllte sein Glas wieder auf. Dann setzte ich mich neben ihn. »Was bringt dich zu mir?«

»Ich glaube, ich habe ne echt große Sache aufgetan.«

»Eine große Sache zieht viel Aufmerksamkeit auf sich.«

»Wenn es klappt, wollen wir die auch haben.«

»Was ist es?«, wollte ich wissen.

»Ein Typ aus Norwegen ist auf mich zugekommen und hat …«

»Warte, mein Freund. Ein Norweger? Und der kommt einfach mal so auf dich zu?«

»Na ja. So einfach war es nicht. Der Typ war im DarkNet unterwegs und …«

»Und?«

»Und über ein paar Freunde wurde ich auf ihn aufmerksam. Der Typ ist an einer echt heißen Sache dran und spielt uns damit genau in die Karten«, schwärmte Wowa.

»Was ist das für einer?«

Wowa lachte. »Na gut. Sicherlich kein Profi, wenn es darum geht, sich im DarkNet zu bewegen. Meine Jungs haben schnell herausfinden können, wer hinter dem Akronym steckt, das er benutzt. Thor Lund. Der Typ heißt Thor Lund. Wohnt in Kirkenes. Also direkt hinter der Grenze.«

»Ist er sauber?«

»Ja. Sieht danach aus. Ich habe ihn natürlich vor Kontaktaufnahme vollständig durchleuchten lassen«, bestätigte Wowa. Dann sagte er mit Nachdruck: »Es ist das, wonach wir schon lange suchen. Damit werden wir es endlich schaffen.«

»Dann spuck schon aus. Worum geht es?«

»Es geht um Förderrechte in der Barentssee und über die Kontrolle der norwegischen Rohstoffvorkommen. Dazu wurden einige Scheinfirmen aufgebaut und nicht zuletzt geht es um verdammt viel Geld.«

»Und was ist das Besondere an all dem? Wieso sollte es uns interessieren?«

Wowa setzte sein schelmisches Grinsen auf.

»Hör mir gut zu. In Norwegen ist Geld verschwunden. Viel Geld. Bilanzen wurden gefälscht. Investoren wurden betrogen. Und damit auch der norwegische Staat.« Wowa schwieg für einige Sekunden. Dann fragte er: »Und jetzt rate mal, wer davon zu profitieren scheint?«

»Sag es mir doch einfach. Ich mag keine Ratespielchen.«

»Russische Firmen. Firmen, die ansonsten keinerlei Umsätze zu verzeichnen haben. Firmen, die eindeutig mit leitenden Geheimdienstlern und dem Kreml in Verbindung stehen.«

»Puh«, stieß ich überrascht von der Tragweite dessen aus, was Wowa mir soeben erzählt hatte. »Bist du dir da auch absolut sicher?«

»Sicher bin ich mir nicht«, gab er zu. »Aber dieser Typ, der mich kontaktiert hat, arbeitete in der Finanzabteilung der norwegischen Firma, um die es geht.«

»Und dann hat er Zugriff auf solch brisante Details?«

»Er ist nicht allein unterwegs. Hat in der Geschäftsleitung einen Unterstützer gefunden, der bereitwillig Informationen preisgibt.«

»Warte Wowa. Warum ist der noch gleich auf dich zugekommen?«

»Willst du die lange Variante, oder die Kurzfassung hören?«

»Glaube, die Kurzfassung reicht mir erst einmal.«

»Also offensichtlich will in Norwegen niemand auf ihn hören. Die haben ihn sogar entlassen. Gleiches gilt für seinen Chef. Auch ihn hat man umgehend ausgetauscht. Und jetzt hat einer unserer Freunde die Zügel in der Hand.«

»Wer ist es?«

»Bogdanow.«

»Was? Bogdanow hängt da mit drin?«

»Ja. Es ist der Neffe von unserem guten alten Boris Bogdanow, der jetzt in diesem norwegischen Kaff für Ordnung sorgt und die Fäden zusammenhält.«

»Und wie kann dein Kontakt das alles beweisen?«

»Es gibt wohl umfangreiche Unterlagen. Listen der involvierten Firmen, mit bekannten, sehr bekannten russischen Namen darauf. Zahlungsströme. Unterlagen zum Verkauf der Förderrechte zu Preisen, die ein Vielfaches unter dem liegen, was heutzutage marktüblich ist. Und es gibt noch einige brisante Details mehr. Da wären …«

Ich hörte Wowa aufmerksam zu, während er weiter ausführte, was er bisher hatte in Erfahrung bringen können. Die Sache, auf die er gestoßen war, schien in der Tat groß zu sein. Sehr groß. Die Namen, die er nannte, waren sicherlich nicht nur mir geläufig. Ein jeder Russe hätte mindestens einen der Namen auf der Liste ohne zu zögern zuordnen können. Nicht sonderlich schwer, gab es in unserem Land doch nur einen Präsidenten. Und auch sein Name stand offenbar auf dieser Liste. Ich dachte darüber nach, Wowa wegzuschicken. Ich hatte tatsächlich Sorge, es würde eine Nummer zu groß für uns sein. Es war etwas anderes, als Korruption unter Lokalpolitikern aufzudecken. Und auch das war schon gefährlich genug. Doch konnte ich mich Wowas Euphorie einfach nicht entziehen.

»Gut. Du hast mich überzeugt«, stimmte ich dann doch zu. »Wie sollen wir an die Unterlagen kommen?«

»Lass das mal meine Sorge sein.«

»Mit der Post wird er uns das nicht gerade schicken können.«

»Natürlich nicht.«

»Und was schwebt dir vor?«

»Ich treffe ihn in etwas mehr als 48 Stunden hier in Moskau.«

»Den Rest der Geschichte kennst du, Nadja. Irgendjemand muss uns auf die Schliche gekommen sein. Vielleicht irgendjemand, dessen Name auf der Liste steht. Aber mehr kann ich dazu nicht sagen.«

Nadja sah Pawel mit großen Augen an. Zog nachdenklich ihre Augenbrauen zusammen und begann auf ihrer Unterlippe herumzukauen.

»Es tut mir leid, Nadja. Hätte ich etwas geahnt, dann hätte ich versucht, Wowa davon abzubringen.«

»Ts.«

»Wirklich, Nadja. Du musst mir glauben.«

»Das hast du aber nicht«, entgegnete sie. Immer noch wirkte sie traurig. Nachdenklich. »Habt ihr die Liste veröffentlicht?«

»Nein. Dazu kam es nicht.«

»Wo ist sie?«

»Wir haben die Unterlagen nie erhalten.«

Nadja blickte ihn überrascht an. »Ihr habt sie nicht? Ist Wowa wegen etwas gestorben, was es nicht gibt?«

Das Gespräch zog sich in die Länge. Nadja wollte mehr wissen. Mehr über das, was ihren Freund angetrieben hatte.

Dann traf sie eine Entscheidung.

TEIL 4

Wie können wir Antworten finden,
solange wir noch nach den Fragen suchen?

DIE VETERINÄRIN

E6 / Fv355 Bugøynes, Norwegen. 20. Juni, 08:02 Uhr

In Bugøynes selbst herrschte eine beklemmende Stimmung. Die wenigen verbliebenen Einwohner waren angehalten, ihre Häuser und Wohnungen nicht zu verlassen. In weiße Schutzanzüge gehülltes Personal versorgte die überwiegend älteren Bewohner mit Lebensmitteln, und, wo immer es erforderlich schien, auch mit Medikamenten. Die Kirche war zwischenzeitlich zu einer Teststation umfunktioniert worden. Nach und nach hatte man hier alle Bewohner des Dorfes getestet. Jeder der medizinischen Mitarbeiter, der in Bugøynes eingesetzt war, wurde stets von zwei Männern der Beredskapstroppen begleitet. Zu groß war die Angst davor, dass die Stimmung im Ort hätte kippen können.

Glücklicherweise gab es dafür keinerlei Anzeichen.

Noch nicht.

Die Menschen sorgten sich. Doch schienen sie im gleichen Maße vernünftig zu sein. Oder vielleicht waren sie auch einfach nur von der schier beängstigenden Präsenz der bewaffneten Sondereinheit überwältigt. Das Ergebnis jedenfalls war für alle Beteiligten das Beste. Es herrschte Ruhe.

Auch der PST hatte es sich an dem Aussichtspunkt, mit seinem großzügigen Parkplatz direkt an der E6, gemütlich gemacht. Das schwarze Toilettenhäuschen, mit seinen grünen Dachbalken und roten Türen, wirkte antiquiert angesichts der auffallenden Zeltkonstruktionen, die auf der Straße und der davor liegenden Rasenfläche aufgebaut worden waren. Einige der Zelte dienten der Einsatzkoordination. Andere mussten als Truppenunterkünfte herhalten. Doch war dies nicht alles. Wieder andere dienten als mobiles Labor. Beherbergten medizinisches Equipment. Modernste Diagnosegeräte. Die Nähe zu den Russen machte es möglich und die Ausrüstung war fester Bestandteil Norwegens B-Abwehr. Aufgrund diverser Sparmaßnahmen hatte die Regierung Ende der Neunzigerjahre entschieden, das Equipment stark zu dezimieren. Doch nachdem 2001 die Milzbrandsporen in Briefsendungen in den USA aufgetaucht waren, hatte es nicht mehr lange gedauert und die Entscheidung war kurzerhand wieder verworfen worden. Stattdessen konnte nun auf modernstes Equipment zurückgegriffen werden. Das mobile Labor ermöglichte es immer und überall, direkt vor Ort, die nötigen Tests durchzuführen. In Sachen Bio-Forensik blieb kaum ein Wunsch unerfüllt. Das letzte Mal hatte der PST das Labor in Afrika zum Einsatz gebracht. Dorthin hatte man es binnen kürzester Zeit per Flugzeug gebracht, um den dortigen Ebolaausbruch untersuchen zu können. Ansonsten waren es zuletzt lediglich Übungseinsätze gewesen, an denen man sich beteiligt hatte. So wie auch beim jährlichen NATO-Manöver Precice Response im Westen Kanadas. In allen Fällen, in Afrika, wie auch in Kanada, kamen hochmoderne molekularbiologische und immunologische Laborverfahren zum Einsatz, wodurch es möglich war, Krankheitserreger oder aber auch Bio-Waffen zu identifizieren. Präzise und schnell. An Bord verfügte man sogar über Technik zur Genomsequenzierung. Dies konnte unter Umständen auch im vorliegenden Fall die entscheidenden Zeitreserven sichern, da so die Chance bestand, Informationen zum Ursprung des Krankheitserregers und dessen Verbreitungswegen zu erhalten. Die stationäre Diagnostik würde hier nicht nur deutlich mehr Zeit in Anspruch nehmen, sondern wirkte sich häufig auch der Transport negativ auf das Probenmaterial aus. Dabei konnte eine unsachgemäße Handhabung sogar dazu führen, dass die Testergebnisse absolut unbrauchbar wurden.

Zu besagtem Laborkomplex, der sich auf einige der Zelte verteilte, auf denen groß und für jeden gut sichtbar das gelb-schwarze Dreieck prangte, das vor biologischen Gefahren warnte, gehörte auch jenes Zelt mit den Patientenbetten. Der Bereich mit den Betten war zusätzlich durch eine schwere Kunststofffolie hermetisch vom übrigen Teil des Zeltes abgetrennt und erlaubte so auch die Aufnahme Infizierter unter Quarantäne- und Seuchenschutzbedingungen.

Eines der Betten war seit wenigen Stunden belegt. Das Ärzteteam hatte bei der Untersuchung einer Bewohnerin des Dorfes Symptome entdeckt, die alle zuvor erkrankten, miteinander teilten: eitrigen Hautausschlag. Es handelte sich um eine Frau mittleren Alters. Veterinärin. Aktuell schien sie die letzte Infizierte zu sein.

Die einzige Überlebende, die das Virus in sich zu tragen schien. Zumindest konnte das Virus ansonsten bei keinem der Anwohner mehr nachgewiesen werden. Auch zeigte nicht jeder, der Kontakt zu einem Infizierten vorzuweisen hatte, die gefürchteten Symptome. Glücklicherweise. Selbst die Ärzte, die in dem Krankenhaus von Kirkenes, noch vor Bekanntwerden der Epidemie, die ersten Patienten versorgt hatten, zeigten bisher keinerlei Auffälligkeiten. Wie lange dies so bleiben würde, vermochte jedoch niemand zu sagen. Daher wurden die strengen Quarantänebestimmungen weiterhin aufrechterhalten.

Die Anspannung war groß.

Elektromikroskopische Untersuchungen, die in dem kleinen Zelt vor Ort durchgeführt worden waren, enthielten allesamt Hinweise auf die Existenz des Virus. Hatten bestätigt, was auch die Analysen in Tromsø ergeben hatten. Zwar ließ sich die Elektromikroskopie innerhalb kürzester Zeit durchführen, doch war sie damit auch äußerst unpräzise und lieferte nicht viel mehr als erste Anhaltspunkte, die beim weiteren Diagnoseverfahren als grobe Orientierungshilfe genutzt werden konnten. Dennoch, es handelte sich also um ein Virus. Eine konkrete Identifikation des vorherrschenden Virus war allerdings zu diesem Zeitpunkt nicht möglich und daher warteten die Proben auf ihren Transport nach Tromsø, wo weitere Analysen folgen sollten. Die Verfügbarkeit weiteren Probenmaterials war hierfür unabdingbar. Daher stand nun die Anzucht dessen weit oben auf der Liste. Doch wussten die Beteiligten bereits jetzt, dass dies ein eher langwieriges Unterfangen werden könnte. Nichts Ungewöhnliches, wurden für Viren doch spezielle Zellkulturen benötigt. Viren konnten sich nicht selbst vermehren. Manchmal war es ein Prozess weniger Stunden, nicht selten aber auch etwas, was sich über mehrere Wochen hinzog. Bei Bakterien hingegen hätte das richtige Kulturmedium völlig ausgereicht, um die Vermehrung dieser anzustoßen.

Leider sah es hier anders aus. Pech gehabt.

Auch Marius war vor Ort, um gemeinsam mit dem PST die nächsten Schritte zu koordinieren. Die vorherrschende Situation machte es zwingend erforderlich, dass alle Beteiligten sich einem abgestimmten Vorgehen verschrieben. Als eine der ersten Maßnahmen hatte sich daraus ergeben, dass umgehend die Grenzen zu Russland geschlossen wurden. Gleichzeitig hatte Marius die gesamte Reserve der Grenzpolizei in Alarmbereitschaft versetzt.

Jetzt nutzte er eine kurze Pause, um sich die Füße zu vertreten. Zielstrebig näherte er sich dem Zelt mit der provisorisch eingerichteten Quarantänestation.

»Hier ist kein Zutritt.« Mit Gewehr im Anschlag stellte sich ihm einer der Beamten des Spezialkommandos in die Quere und blockierte den Zugang zu besagtem Zelt.

»Marius. Marius Hætta. Ich führe das Polizeidistrikt hier in Ost-Finnmark«, entgegnete er ruhig und zeitgleich mit angemessener Vehemenz in seiner Stimme. »Sag doch bitte den Ärzten, dass ich einen von ihnen sprechen muss.«

Der wachhabende Polizist nickte. »Ja wohl. Einen Augenblick.« Statt sich umzudrehen und den nur eine Armlänge entfernten Eingang zum Zelt zu öffnen, griff der Polizist zu seinem Funkgerät. Darüber verständigte er das medizinische Personal.

»Es wird jemand rauskommen«, sagte er anschließend zu Marius und schien dessen Anwesenheit fortan zu ignorieren. Seinen Blick richtete er starr geradeaus, wie es auch die Queen's Guard vor dem Buckingham Palace in London in Perfektion vermochte.

Es vergingen einige Minuten. Marius und der Beamte, dessen Name er weder kannte noch irgendwo an dessen Kampfanzug hatte sehen können, standen sich schweigend gegenüber. Marius ließ seinen Blick wandern. Schaute hinüber zu den Graslandschaften der umliegenden Hügel. Er beobachtete die sich im Wind hin und her bewegenden Grashalme. Die Plastikplane des vor ihm liegenden Zeltes wirkte hingegen starr. Bewegte sich keinen Millimeter.

Diese Planen sind wohl deutlich robuster und dicker, als das, was ich an meinem Zelt habe, dachte Marius. *Aber gut. Oft bin ich nun auch nicht mehr draußen unterwegs. Schade eigentlich. Das sollte ich ändern.* Er seufzte. *Wie es ihr wohl geht?*, fragte er sich. Er wurde ungeduldig. Strich sich mit den Fingern der rechten Hand durchs Gesicht. »Wieso dauert das …«, begann Marius sich zu beschweren.

Noch bevor er seine Frage gestellt hatte oder gar eine Antwort hätte, erhalten können, sah er, wie die Zeltplane zur Seite geschoben wurde. Er hielt inne.

Eine Frau, gekleidet in einen weißen Kittel, zwängte sich durch die kleine Öffnung nach draußen. Der wachhabende Polizist schritt zur Seite und ließ sie passieren.

»Dr. Elia Richter«, begrüßte sie Marius und streckte ihm die Hand entgegen.

»Guten Tag, Frau Doktor. Marius Hætta«, erwiderte er ihre Begrüßung.

»Entschuldige bitte, dass ich derart lange gebraucht habe. Ich musste zuerst noch den Schutzanzug entsorgen und dann die Desinfektion über mich ergehen lassen. Das dauert nun mal. Aber es muss sein.«

»Schon in Ordnung«, entgegnete Marius.

»Wie kann ich helfen?«

»Ich bin wegen ihrer Patientin hier.«

»Wir müssen abwarten, was die Proben ergeben. Erst dann kann ich etwas zu der vorliegenden Virusart sagen.«

»Ich möchte nicht wissen, was sie hat, sondern wie es ihr geht«, konkretisierte Marius daraufhin seine Frage.

Elia war verwundert, galt die Aufmerksamkeit der letzten Stunden doch weniger den Infizierten. Einzig und allein die Frage, ob eine Ausbreitung des Virus verhindert werden konnte, beschäftigte sie und ihre Kollegen. »Sie wollen wissen, wie es ihr geht?«

»Ja. In was für einem Zustand ist sie?«

Elia warf der Wache vor dem Quarantänezelt einen kurzen, misstrauischen Blick zu und legte vorsichtig einen Arm um Marius. »Lass uns ein wenig spazieren gehen«, schlug sie vor.

Marius willigte ein.

»Du bist der Polizeichef hier? Richtig?«

»Ja. Gut geraten.«

»Man sollte wissen, mit wem man es zu tun hat«, entgegnete Elia und zwang sich ein winziges Lächeln auf die Lippen. »Aber gut. Also, was weißt du über die Situation?«

»Nicht sonderlich viel«, gab Marius zu.

»Hm. Dann lass mich etwas ausholen …«

Marius unterbrach sogleich: »Mich interessiert eigentlich nur, wie es um ihre Patientin steht.«

»Schon gut. Verstanden. Sie ist stabil.«

»Ist das alles, was du mir sagen kannst?«

»Momentan weiß ich einfach zu wenig. Aber sobald ich zurück in Tromsø bin, werde ich die Analysen fortführen. Erst dann …«

»Wird sie wieder gesund?«, wollte Marius wissen.

»Darf ich ehrlich sein?«

»Ich bitte sogar darum.«

Elia schaute Marius nicht an, sondern ließ ihren Blick gen Boden wandern. »Meiner Einschätzung nach hat sie nicht die geringste Chance. Die Patientin, solange sie noch lebt, ist für uns nur insofern von Interesse, als dass die Wirkungsweise des Virus in Echtzeit protokolliert werden kann. Aber ich gehe davon aus, dass schon bald ihre Organe versagen werden. Wie auch bei allen anderen. Wieso sollte es ihr also anders ergehen?«

»Was passiert dann mit ihr?«

»Vielleicht sind es erst die Lungen, die aussetzen. Dann werden wir sie noch eine Weile beatmen, um zu sehen, wie sich das Virus verhalten wird. Ansonsten können wir hier nicht wirklich viel für sie tun.«

Marius blickte Elia angesichts der Kälte, die mit ihrer Schilderung daherkam, erschrocken an. Er konnte nicht glauben, was er soeben gehört hatte. »Kann man sich vielleicht in Tromsø besser um sie kümmern?«

»Besser schon. Aber …«

»Wieso ist sie dann noch hier?«, fragte er, wobei die von ihm gewählte Intonation mehr einem Befehl gleichkam als einer Frage.

»Ich sagte es bereits. Wir versuchen zu lernen, womit wir es hier zu tun haben.«

Kurz darauf

»Das alles obliegt meiner Verantwortung. Es muss absolute Priorität haben, die Ausbreitung dieser Scheiße zu verhindern«, stellte Melissa mittels ihrer herrischen Art klar. Deutlich zurückhaltender schob sie dem hinterher: »Und dabei ist es absolut irrelevant, welch Einzelschicksal dabei in Kauf genommen werden muss.«

Die Aufregung kam nicht von ungefähr. Marius hatte Melissa und ihren Kollegen Eirik mit dem Zustand der Patientin konfrontiert und sein Unverständnis über das angeordnete Vorgehen geäußert. Er wirkte gestresst. Angespannt, wie auch die anderen Anwesenden in dem kleinen Zelt.

»Die Frau ist definitiv infiziert. Einfach wird ein Transport mit Sicherheit nicht werden«, warf Elia fast beiläufig ein. Sie selbst war gerade damit beschäftigt, irgendwelche Untersuchungsergebnisse auf ihrem Notebook zu sichten.

»Verdammt«, fluchte Marius. »Wenn sie nicht schnellstmöglich in die Klinik kommt, wird es ihr ergehen, wie all den anderen vor ihr. Sie wird sterben.«

»So wird es sein«, stimmte Elia zu.

»Wir hatten vereinbart, dass niemand die Quarantänezone verlassen wird«, warf Melissa energisch ein. »Schon die Tatsache, dass man diese Frau hierhergebracht hat, war ein Risiko, welches einzugehen, ein einzelnes Menschenleben nicht wert ist.«

Voller Unverständnis schüttelte Marius den Kopf. »Richtig. Es geht hier um Menschen. Und ein jeder in diesem Ort verdient unsere Hilfe.«

»Jetzt reicht es aber. Solange ich hier …«

»Richtig«, unterbrach Eirik seine Partnerin, als diese gerade ausholen wollte, um mit nur wenigen Worten ihre Position zu verdeutlichen. Eirik fuhr fort: »Auch wir sind daran interessiert, jedem in dem Dorf die bestmögliche Hilfe zukommen zu lassen.« Dann wandte er sich an Dr. Elia Richter. »Wird es die Analysen vielleicht beschleunigen, wenn wir die Patientin vor Ort in Tromsø untersuchen?«

»Also …«, setzte sie an und wollte dies gerade bestätigen.

Doch Eirik selbst, lieferte die Antwort auf seine rhetorisch gemeinte Frage gleich mit: »Angesichts der Tatsache, dass die Analysemöglichkeiten hier bei uns doch recht überschaubar sind, gehe ich davon aus, dass ein Transport der Patientin nach Tromsø gerechtfertigt sein sollte. Melissa? Siehst auch du das so?«

Schweigen.

Melissa wusste, dass Eirik ihr gerade dazu verholfen hatte, ohne Gesichtsverlust aus dieser verfahrenen Lage herauszukommen. Sie nahm dies dankend an. »Ja. Sehe ich auch so.«

»Wie lange wird es noch dauern?«, fragte Marius.

»Was genau meinst du?«, wollte Eirik wissen.

»Wie lange dauert es, bis der Hubschrauber hier ist, um sie auszufliegen. Wie lange wird es noch dauern?«

Fragend schaute Eirik hinüber zu Melissa. Sie nickte ihm zustimmend zu und sagte: »Wir werden uns darum kümmern.«

»Sehr gut«, fügte Elia dem hinzu, während sie ihr Notebook zusammenklappte und in ihrer großen Handtasche verstaute. »Ich werde den

Kollegen sagen, dass die Patientin für den Transport vorbereitet werden kann. Ich fliege ebenfalls zurück nach Tromsø.«

Elia griff den kleinen Metallkoffer, der neben dem Klapptisch stand. Sie hatte ihn zuvor mit den aktuellen Proben bepackt, die in ihren Behältnissen nun fortan hatten gekühlt werden müssen.

»Gut. Dann telefonieren wir, sobald ihr etwas für uns habt.« Auch Melissa versuchte, beschwichtigend zu wirken. Innerlich kochte sie jedoch vor Wut.

»Natürlich«, entgegnete Elia. Dann drehte sie sich um und verließ das Zelt.

Auch Marius trat kurz darauf nach draußen. Geblendet vom Sonnenlicht kniff er die Augen zusammen. Im Zelt selbst war die Beleuchtung eher bescheiden, sodass sich seine Pupillen stark geweitet hatten. Jetzt benötigten sie ein paar Sekunden, um sich wieder auf ihre neue Umgebung einzustellen. Die wohligen Temperaturen der Sonnenstrahlen halfen ihm dabei, sich schnell wieder wohlzufühlen.

Nachdem die weiteren Schritte eingeleitet worden waren, dauerte es nicht mehr lange und ein Hubschrauber des Seuchenschutzes landete unmittelbar neben den Zelten. Direkt auf der E6. Fahrzeuge der Beredskapstroppen sperrten diese für die Dauer des Einsatzes ab.

Das Team bestehend aus drei speziell geschulten Sanitätern bereitete binnen Minuten alles für den Transport vor. Zum Einsatz kam ein spezielles Infektions-Transportsystem namens IsoArk, das eine intensivmedizinische Betreuung der Patientin unter strengsten Schutzvorkehrungen ermöglichte. Dieses System bestand aus einem Isolationszelt, das direkt mit der Trage verbunden war und verfügte zusätzlich über ein autark arbeitendes Filtersystem. Gepaart mit einem Unterdrucksystem wurde so sichergestellt, dass die potenziell gefährlichen Viren, mit denen sich die Patientin angesteckt hatte, nicht aus dem in sich geschlossenen System entweichen konnten.

Marius stand draußen neben dem Quarantänezelt und wartete darauf, dass die Patientin endlich abtransportiert wurde. Gesehen hatte er sie noch nicht ein einziges Mal, seitdem ihre Infektion bekannt geworden war. Dennoch waren seine Gedanken ganz bei ihr. Hier oben kannte man sich. Und auch Sofie war keine Fremde für ihn.

Es dauerte ein paar Minuten. Marius wusste nicht, was in dem Zelt vonstattenging. Doch dann verließen in Schutzanzüge gehüllte Personen, unter ihnen auch Elia, gemeinsam mit Sofie das Quarantänezelt. Sie lag auf der Trage. Wurde beatmet. Ihr Gesicht konnte Marius nicht sehen. Dennoch erkannte er sie. Er wollte zu ihr. Aber der bewaffnete Polizist stellte sich ihm in den Weg. Hielt ihn zurück.

»Halte bitte Abstand.«

»Ja«, stimmte Marius der Ansage zu und hob beschwichtigend seine Hände. »Schon gut. Alles gut.«

Er beobachtete, wie die Trage in den Hubschrauber gehoben wurde. Der Pilot hatte währenddessen bereits damit begonnen, die Triebwerke wieder hochzufahren. Die Rotorblätter starteten ihre kreisrunde Bewegung. Ein immer lauter werdendes Pfeifen hüllte die Umgebung in seinen Schleier. Alles wirkte wie in einer dystopischen Inszenierung. Surreal und beängstigend. Um diesem Gefühl Herr zu werden, schloss Marius seine Augen. Hob seinen Arm. Bekreuzigte sich. Sand- und Staubpartikel flogen ihm ins Gesicht. Dann ließ der Wind nach, den der Hubschrauber bei seinem Start verursacht hatte und es wurde wieder still. Leise flüsterte Marius: *»Gud være med deg mitt barn.«* Gott sei mit dir, mein Kind.

Melissa wandte sich Marius zu, als dieser zurück ins Einsatzzelt kam. »Kannst du ein paar deiner Leute abstellen, um die E6 überwachen zu lassen?«

»Wieso? Die Zufahrt nach Bugøynes ist doch gesichert. Und auch auf anderem Wege kommt niemand rein oder raus«, entgegnete Marius. Konnte schlichtweg keinen Sinn in dem erkennen, was Melissa von ihm erwartete.

»Es geht mir nicht um das Dorf, sondern darum, dass wir wissen, wer sich hier in der Gegend noch alles aufhält. Reporter, neugierige Touristen oder wer weiß wer noch.«

»Habt ihr etwa eine konkrete Spur?«, wollte Marius wissen.

»Reine Vorsichtsmaßnahme. Vielleicht hilft es uns im Verlauf der Untersuchung weiter. Ich möchte letztendlich vermeiden, dass wir etwas Offensichtliches übersehen.«

»Verstehe«, sagte Marius, während er seinen Hut griff, den er zuvor auf einem der bereitgestellten Tische hatte liegen lassen. Er setzte ihn auf. »Ich werde ein paar meiner Leute darauf ansetzen.«

Kurz zuvor in Tromsø

Gemeinsam saßen Leander und Frederik im Aufenthaltsraum. Dorthin wechselten sie immer dann, wenn ihnen im Labor die Decke auf den Kopf zu fallen drohte. Und das war, aufgrund der durchgehend niedrigen Deckenhöhe, von kaum mehr als zwei Metern, nicht selten der Fall.

»Hat Elia sich mal wieder gemeldet?«

Leander schaute auf das Display seines Handys. »Nein. Noch nicht.«

»Überhaupt noch nicht? Oder nur nicht in den letzten fünf Minuten?«

Leander sah seinen Kollegen an. Vorwurfsvoll. Gleichzeitig wirkte er ertappt, wie ein kleiner Junge, der gerade eine Handvoll Süßigkeiten stibitzt hatte. Er rechtfertigte sich: »Sie hat sich das letzte Mal gestern Abend gemeldet. Danach nicht mehr.«

» Also das ist dann definitiv mehr als fünf Minuten her.«

»Jep«, stimmte Leander dem zu.

»Habt ihr euch eigentlich wieder vertragen?«

»Was meinst du?« Er wusste es genau.

»Warst du nicht zwischenzeitlich mal ausgezogen und ins Hotel gewechselt?«

Leander seufzte. »Ja, ja. So ist es. Daran hat sich auch noch nichts geändert.«

»Oh. Sorry, Mann. Dachte, es wäre wieder alles beim Alten.«

»Kein Ding. Da muss ich nun durch. Es war ja nicht allein ihre Entscheidung.«

»Wenn du meinst. Aber sag mal …«

»Lass gut sein«, unterbrach Leander ihn. Reden wollte er nun wirklich nicht darüber. Nicht mit einem Kollegen. Und erst recht nicht mit einem, der fast sein eigener Sohn hätte sein können. Um sichergehen zu können, dass Frederik dies auch verstand, wechselte er das Thema. »Zeit, etwas zu essen. Ich habe einen mordsmäßigen Hunger, und ich glaube, wir haben nicht einmal gefrühstückt.«

Frederik sah ihn nachdenklich an. »Echt? Ich habe keine Ahnung, wie lange wir schon wieder hier in dem Loch rumhängen.«

»Sieh auf die Uhr. Dann weißt du es. Es ist definitiv Zeit für unser Mittagessen«, antwortete Leander. »Soll ich uns beiden ein paar Burger holen? Wenn wir Glück haben, steht der Food-Truck noch vor der Klinik.«

»Klingt gut«, stimmte Frederik zu. Sein Blick schien an der Uhr zu kleben, die gegenüber an der Wand hing. »Das wird jetzt aber auch echt Zeit. Hätte nicht gedacht, dass es schon wieder so spät ist.«

»Gibst du mir mal deine Zugangskarte? Ich habe meine wohl irgendwo verlegt.«

»Bist du dermaßen durch den Wind?«

»Ach. Keine Ahnung. Ich dachte eigentlich, sie würde hier im Labor sein. Aber dem ist wohl doch nicht so. Jetzt bleibt also nur noch das Hotel.«

Frederik nickte und gab Leander seine Zugangskarte.

Leander stand daraufhin auf. »Danke.«

Dann machte er sich auf dem Weg. Außerhalb des Hochsicherheitsbereichs war von der drohenden Gefahr noch nichts bekannt. Noch war es möglich, ein Durchsickern an die Öffentlichkeit zu verhindern. Entsprechend unauffällig blieb daher auch das nur geringfügig aufgestockte Sicherheitspersonal, das zum Schutz von Trakt V abgestellt worden war. Lediglich drei Polizisten des Sondereinsatzkommandos hatten in einiger Entfernung zu dessen Eingängen Stellung bezogen. Zwei bewachten den Zugang über die Notaufnahme. Ein anderer stand im Innenhof und bewachte den anderen Eingang. Genau dort trat Leander vor die Tür. Routiniert hielt der Polizist seine Maschinenpistole im Anschlag. Reagierte auf Leanders Gruß mit einem wohlwollenden Nicken.

Während Leander sich um die Verpflegung kümmerte, konnte Frederik seinen Blick nicht von dem flimmernden Monitor seines Notebooks wenden. Hochkonzentriert starrte er auf die bisherigen Analyseergebnisse. In seiner Hand hielt er eine Coladose. Nahm immer wieder einen kleinen Schluck. Die Chipstüte, die ebenfalls auf dem Tisch lag, hatte er bereits vor einer Stunde vollständig geleert. Alleine. Leander konnte das Zeug der eigenen Aussage nach nicht ausstehen. Frederik hatte sich darüber gefreut.

Das Klingeln seines Handys riss ihn aus seinen Gedanken. Er erschrak. Verschüttete dabei das klebrige Getränk über seiner Tastatur.

»Das darf doch nicht wahr sein«, murmelte er und sprang auf, um sich ein paar Papiertücher zu holen, die gestapelt auf dem Küchentresen lagen. Gleichzeitig nahm er das Gespräch entgegen. Es war Elia. »Hast du dir die Berichte angesehen?«, fragte er ohne Umschweife, statt sie erst einmal zu begrüßen.

»Nein. Also zumindest noch nicht vollständig.«

»Ich glaube …«

Elia unterbrach ihn: »Deswegen rufe ich nicht an.«

Er stockte. »Oh. Ähm. Okay … was gibt es dann?« Frederik ging zurück zu seinem Platz und begann damit, die Tastatur seines Notebooks zu säubern. Langsam zog das graue Papier die dunkle Brühe auf.

»Ist Leander bei dir?«

»Äh. Nein. Der ist gerade raus und besorgt was zu Essen.«

»Gut.« Elia seufzte. »Ist auch egal. Jedenfalls wird in Kürze eine weitere Patientin bei euch eintreffen.«

»Was?«, fragte er überrascht und ließ die Papiertücher achtlos auf den Boden fallen. »Jetzt doch?«

»Ja. Bereitet bitte alles vor.«

»Ja. Natürlich.«

»Wir müssen dafür sorgen, dass sie dieses Mal überlebt«, gab Elia zu bedenken. »Zumindest bis wir herausgefunden haben, was ihr dermaßen zusetzt.«

»Gut.«

»Und bitte sag Leander, dass ich auch wieder zurückkommen werde.«

Dann legte sie auf.

Für das Essen hatten Leander und Frederik sich gerade einmal zehn Minuten Zeit genommen. Anschließend galt es, die Vorbereitungen für das Eintreffen der Patientin abzuschließen. Leander ging der Arbeit im Labor nach. Bereitete das Trägermaterial für die Probenentnahme vor. Frederik hingegen hatte sich der Herrichtung des Isolationsraumes gewidmet. Dazu gehörte auch die neuerliche Desinfektion, die er mit der vorhandenen Sprühvorrichtung schnell hinter sich brachte.

Nachdem er seine Arbeit für gut befunden hatte, betrat er den Raum, der zwischen den Isolationsräumen und dem Labor lag. Es war die Leichenkammer. Vier Autopsietische standen mittig in dem, bis unter die Decke gefliesten Raum. Zwei von ihnen waren noch leer. Auf den anderen lagen die sterblichen Überreste der beiden Patienten, die man zuerst nach Tromsø gebracht hatte. Namen trugen diese nicht. Lediglich zwei kryptische Kürzel: N-B-0627#1 und N-B-0627#2.

Völlig entblößt lagen die beiden Körper auf den Tischen. Daneben diverse Gerätschaften für die noch ausstehende Autopsie. Neben feinen Skalpellen lagen dort auch Sägen und Spreizzangen. Mit den Sägen durchtrennte man die Knochen. Mit der Spreizzange konnte man den Brustkorb aufstemmen, um besser auf die dahinterliegenden Organe zugreifen zu können. Dieser Arbeit wollte Frederik sich allerdings erst später widmen. Hauptaugenmerk lag jetzt auf der Entnahme von Hautgewebe. Von eben den Stellen, die mit eitrigem Sekret überzogen waren.

Frederik griff eines der Skalpelle, das auf dem bereitstehenden Tisch lag. Er setzte die scharfe Klinge an. Sehr flach. Er wollte schließlich nur die oberste Hautschicht abtrennen.

Dann folgte der Schnitt.

Missglückte.

Frederick schrie auf. »Fuck, fuck, fuck!«

Er war abgerutscht. Die Klinge war daraufhin unkontrolliert über die eitrige Haut des Leichnams hinweg gerutscht. Erst seine Hand, mit der er sich auf den Autopsietisch gestützt hatte, konnte das Skalpell bremsen.

Fuck!

Frederik trug seinen Schutzanzug.

Zum Glück.

Doch nicht.

Der Schnitt in der Kunststoffhaut war klein. Doch war er deutlich zu erkennen. Panisch schaute Frederik dabei zu, wie die Ränder dessen sich blutrot färbten.

KINDLICHE SCHREIE

Nahe Kirkenes, Norwegen. 20. Juni, 17:09 Uhr

Es regnete und die Sicht war schlecht. Der Transporter war vollgestopft mit Rinderhälften und Schweinsfüßen für den Asia-Imbiss, an den die Lieferung adressiert worden war. In eine der Rinderhälften hatte Iwan vor Abfahrt ein kleines Päckchen gesteckt. Verpackt war es in Alufolie. Auch hatte er es mit reichlich Paketklebeband umwickelt, damit er sichergehen konnte, dass die Fleischsäfte den wertvollen Inhalt nicht durchnässten. Auch dieses Päckchen, einen Adressaufkleber suchte man vergeblich, ging an denselben Kunden. Über die Möglichkeit einer Straßenkontrolle war Iwan bereits vor Antritt seiner Fahrt informiert worden. Sorgen machte er sich keine, hatte man ihm doch gleichzeitig zugesichert, dass die Fracht bei der Kontrolle außen vor bleiben würde. Überrascht war er jedenfalls nicht, als er die Polizisten am Straßenrand erblickte.

»Nass wie ein elender Straßenköter«, murmelte Iwan sichtlich amüsiert. Er grinste bis über beide Ohren. Saß er schließlich warm und trocken.

Der Polizist signalisierte mit ausgestreckter Kelle, dass er anhalten sollte. Er folgte der Anweisung. Nachdem er den Transporter zum Stehen gebracht hatte, öffnete er das Seitenfenster.

»Scheiß Wetter. Nicht wahr? Ich hoffe, ich war nicht zu schnell?«

»Nein, nein. Darum habe ich dich auch nicht angehalten«, entgegnete der Polizist. »Darf ich bitte einen Blick auf die Papiere werfen?«

»Ähm. Ja. Natürlich.«

Iwan griff zum Beifahrersitz. Dort hatte er das Mäppchen mit den Unterlagen zu seiner Ladung liegen. Er holte den Frachtbrief heraus. Reichte diesen dem Beamten hinüber.

Der Polizist schüttelte den Kopf. »Ich meinte deinen Ausweis. Darf ich bitte deinen Ausweis sehen?«

»Hä … ja … klar. Tut mir leid.«

»Die Papiere«, wiederholte der Polizist. »Bitte.« Seine Stimme klang deutlich fordernder als zuvor. Das Scheißwetter schlug ihm zunehmend aufs Gemüt.

Wenig später hielt Iwan seinen Pass in der Hand. Dieser, war echt. Wie auch sein Visum für Norwegen.

Der Polizist nickte. »Gut.« Er machte sich einige Notizen. »Was hast du geladen?«

»Rinderhälften. Ich fahre nach Kirkenes.«

Iwan griff die Waffe, die er zwischen Tür und Sitz geklemmt hatte. Eine einfache 9mm. Nicht registriert. Bisher jungfräulich; mit keiner Straftat in Verbindung zu bringen. Er hatte die Pistole erst vor Antritt seiner Fahrt übergeben bekommen. Der Polizist sah ihn erwartungsvoll an. Wusste nichts von der brisanten Fracht, die sich im Laderaum des Transporters befand. Iwan war vehement daran interessiert, dass es auch dabei bleiben würde.

Einige Zeit später an einem anderen Ort

Es war dunkel. Stockdunkel. Es war kalt. An den Wänden spürte sie die kalten, teils feuchten und klebrigen Backsteine. Zwischen ihren Zehen fühlte sie das Stroh. Die wenigen, noch trockenen Halme dessen, kitzelten ihre Füße. Ein verhöhnendes Gefühl, war ihr doch all ihr Lebenswille abhandengekommen. Vor ihrem geistigen Auge sah sie noch immer das Mädchen vor sich. Sie sah das Blut, das aus der Wunde an ihrem Hals spritzte. Sah, wie dieses sich zu einer Lache auf dem Boden sammelte, bevor es allmählich begann zu versickern. Nie wird sie diesen Moment vergessen, der ihre Träume auf brutalste Art zerstört hatte.

Darja war nicht alleine. Nicht mehr. Wie viele es waren, wusste sie nicht. Keiner, weder Darja noch eines der anderen Mädchen, fühlte sich in der Lage zu sprechen. Darja hörte an ihrem Schluchzen, an der Art wie sie weinten, dass diese wohl noch jünger waren als sie selbst.

Eine von ihnen begann ohne erkennbaren Grund zu schreien.

Lautstark.

Markerweichend und alles durchdringend.

Angst.

Ein jede von ihnen hatte Angst. Fürchterliche Angst. Angst davor, dass sie die Nächste sein könnte. Darja saß zusammengekauert in einer Ecke des Raumes, des Lochs, in das man sie alle eingesperrt hatte.

Draußen hörten sie einen Mann. Darja vermutete, dass es der Mann war, der sie zu Hause, in Babajewo, verschleppt hatte. Wirklich wissen konnte sie es jedoch nicht. Wollte es eigentlich auch nicht wissen. Hoffte, diesen Typen nie wieder sehen zu müssen. Sie fühlte sich betäubt. Ihre Gedanken wirkten verschwommen. Alles schmerzte. Ihr Körper schmerzte. Ihr Arm schmerzte. Ihre Erinnerung an das, was geschehen war, nachdem er ihr die Spritze gegeben hatte, war noch immer nicht vollständig wiedergekehrt.

Getrunken hatte Darja schon lange nichts mehr. Ihre Kehle war trocken. Kratzte. Dennoch. Ihre Blase drückte. Ihre Nieren schmerzten. Schon lange hatte sie dem Drang sich zu erleichtern widerstehen müssen. Doch allmählich ging es nicht mehr. Sie konnte nicht anders. Trotz der Dunkelheit fühlte sie sich beobachtet, als sie ihre Unterhose über ihre Knie gleiten ließ und sich entblößte. Die Erleichterung war groß, als sie dem inneren Druck endlich nachgeben konnte. So wie auch andere vor ihr, was ihr der penetrante Geruch verriet, der sie umgab.

Draußen, vor der Tür ihres Kerkers, hörte Darja Schreie. Erst vor wenigen Minuten hatte dieses perverse Schwein – wenn sie könnte, so würde sie ihn töten – eine von ihnen zu sich geholt. Die anderen Mädchen weinten.

»Hör endlich auf zu schreien, du elendes Miststück«, dröhnte die sonore Stimme des Mannes zu ihnen hindurch.

Doch hörte das Mädchen nicht auf. Wurde stattdessen immer lauter. Gar hysterisch. Dann hörte Darja etwas, was wie Schläge klang. Minutenlang. Irgendwann wurde es ruhig. Lediglich das Schluchzen des gepeinigten Mädchens drang noch zu ihr hindurch. Die Geräuschkulisse, die Darja in den folgenden Minuten umgab, schien der Hölle entsprungen zu sein. Sie versuchte all das auszublenden. Schloss ihre Augen. Wippte hin und her. Dabei summte sie leise ein Lied, das ihre Eltern immer wieder für sie gesungen hatten. Ein Volkslied, welches stolz von ihrer Heimat und den Träumen ihres Landes erzählte.

Darja schrie.

Weinte.

Schlug um sich.

Der Mann lag über ihr. Hielt ihr den Mund mit beiden Händen zu. Presste so kräftig, dass ihr Kiefer zu schmerzen begann.

Er hauchte ihr ins Ohr: »Das sind wichtige Leute, mit denen du es zu tun haben wirst. Es würde sie nicht gerade glücklich stimmen, wenn du ihnen gegenüber ein solches Geschrei veranstaltest. Und wenn sie unglücklich sind, wären die einzigen, die sich noch an dir erfreuen könnten, diese scheiß Köter draußen in dem Käfig.«

Er schlug zu.

Kräftig.

Hart.

Immer wieder.

Er war bedacht darauf, ihr Gesicht nicht zu verletzten. Zielte auf die Nieren und rammte ihr sogleich sein Knie zwischen die Beine. Darja wollte schreien, waren die Schmerzen, die sie ertragen musste, schier unerträglich. Doch es gelang ihr nicht. Noch immer hielt dieser Widerling seine Hand über ihren Mund.

WIEDER ZU HAUSE

Kirkenes, Norwegen. 20. Juni, 21:36 Uhr

Es war bereits später Abend, als ich über das Rollfeld des Flughafens in Kirkenes lief. Normalerweise hatte ich nach dem Verlassen des Flugzeuges direkt zum Parkplatz gehen können, ohne das Terminal betreten zu müssen. Doch heute, obwohl kaum ein Passagier an Bord der kleinen Maschine gewesen war, wurden wir alle vom Flughafenpersonal nach drinnen geleitet. Das Terminal war nicht mehr als eine flache, einstöckige Blechkonstruktion. Geschichtsträchtige Architektur jedenfalls sah anders aus. Aber diesen Anspruch hatte hier oben im Norden wohl kaum jemand. Schon während der Planung des Neubaus hatte man einzig und allein Wert auf den praktischen Nutzen des Gebäudes gelegt. Aus diesem Blickwinkel betrachtet, war das Vorhaben geglückt.

Drinnen angekommen, ging ich an den noch leeren Gepäckbändern vorbei. Den ausgestopften Bären, der neben der rot leuchtenden Werbetafel eines der örtlichen Hotels auf einem Podest stand, hatte ich noch nie leiden können. Ich hasste dieses Ding regelrecht. Hinter den Gepäckbändern sah ich zwei meiner Kollegen, die normalerweise im Ort Streife fuhren. Es waren Emil und Henrik. Beide trugen ihre Uniformen und, zu meiner Überraschung, waren sie beide bewaffnet.

»Was macht ihr denn hier?«

»Hey Ronja«, antwortete Henrik und schaute lächelnd zu mir hinüber. »Wir nehmen die Personalien der Reisenden auf.«

»Was ist los?«

»Anordnung von oben.«

»Von Marius?«, fragte ich skeptisch.

»Genau dem haben wir es zu verdanken, dass wir uns hier die Nacht um die Ohren schlagen dürfen«, beschwerte sich Emil und hielt sich die Hand vor den Mund, während er lautstark gähnte.

»Was ist passiert? Sucht ihr jemanden?« Ich war nicht wirklich überrascht. Wollte erfahren, was eigentlich hier vonstattenging. Schon Kjell hatte ein Geheimnis daraus gemacht und es mir einfach nicht erzählen wollen.

»Ach. Keine Ahnung. Uns wurde nicht wirklich etwas gesagt.«

Na toll. Dann bin ich wenigstens nicht die Einzige, der man nichts erzählt.

»Ich weiß nur, dass der PST wünscht, dass die Personalien aller Reisenden erfasst werden.«

»Hm. PST? Die sind auch hier oben?«

»Ja.«

»Und was ist damit?«, fragte ich mit Blick auf die Pistolen der beiden.

»Es ist scheinbar ernst«, antwortete Emil.

Als Polizistin wusste ich, was das Tragen von Dienstwaffen zu bedeuten hatte.

Natürlich.

Hier in Norwegen war es äußerst ungewöhnlich für einfache Streifenpolizisten, wenn diese ihre Waffen bei sich trugen. Normalerweise blieben diese im Wagen liegen. Verschlossen in einer Box. Verstaut im Kofferraum. Letztmalig hatte sich daran nach dem Anschlag vor ein paar Jahren etwas geändert. Für eine gewisse Zeit hatte man selbst die örtliche Polizei in den Provinzen angewiesen, ihre Waffen zu tragen. Eine Reaktion auf den Anschlag. Den Anschlag in Oslo und auf Utøya. 77 Menschen hatte dieses verrückte Arschloch erschossen und so – leider – Norwegens Polizei das eigene Versagen vor Augen geführt. Selbst der PST hatte hilflos zusehen müssen und war einfach zu träge gewesen. Ein Fehler, den man dieser Tage offensichtlich nicht wiederholen wollte.

Emil ergriff wieder das Wort und sagte: »Irgendwas muss in Bugøynes passiert sein.«

Das glaub ich jetzt nicht. Was ist los? Auch, wenn ich selbst müde und völlig erschöpft von der langen Reise war, wurde ich hellhörig. »In Bugøynes?«

»Ja. Aber mehr als ein paar Gerüchte sind bei mir auch nicht angekommen. Es redet niemand darüber.«

Gerüchte? Hier oben meist ziemlich treffsicher. »Was in Gottes Namen ist denn da passiert?«

»Keine Ahnung. Aber auch die Beredskapstroppen hat man hierher beordert.«

Ach. Das wusste sogar ich schon. »War es ein Anschlag?«

»Keine Ahnung. Ich weiß nur, dass es einige Tote gegeben haben muss.«

Tote? Wie … was … »Was … was ist …?«, begann ich und hielt dann doch inne. Ich wollte es wissen, doch wurde mir schnell klar, dass keiner der beiden mir dabei hätte, behilflich sein können, Antworten auf all die Fragen zu finden, die schlagartig vor meinem geistigen Auge aufpoppten. »Gut, Jungs. Ihr wollt jetzt also tatsächlich meinen Ausweis sehen?«

»Glaube, auf deinen Ausweis können wir verzichten«, sagte Emil. Er lachte. Notierte schließlich nur meinen Namen auf seinem kleinen Notizblock und wünschte mir noch eine gute Nacht.

Ich verließ das Gebäude. In Gedanken versunken ging ich über den mit Pfützen überzogenen Parkplatz zu meinem Wagen, verstaute meine Sachen, stieg ein und fuhr los.

Was auch immer passiert sein mag. Das alles ist nicht gut. Die Beredskapstroppen. Die Waffen. Tote. Scheiße! Ich dachte darüber nach. Nur kurz. *Warum hat Kjell mir nichts erzählt? Dieser elende Mistkerl*, fluchte ich innerlich. *Arschloch bleibt Arschloch.* Dann wanderten meine Gedanken ab. Jetzt wollte ich nur noch nach Hause.

Während der Fahrt griff ich immer wieder zu meinem Handy. Erst versuchte ich es bei Thor.

Nichts.

Nicht einmal ein Freizeichen.

Scheiße. Elende Scheiße.

Dann wählte ich die Nummer meiner Schwiegereltern. Neben dem Festnetzanschluss besaßen die beiden ein gemeinsames Handy. Dort versuchte ich es zuerst.

Wieder.

Nichts.

Kein Freizeichen.

»Was soll das denn? Ist in der gesamten Familie niemand mehr in der Lage, sein Handy aufzuladen?«, nuschelte ich vor mich hin. Dann versuchte ich es auf dem Festnetzanschluss. »Das kann doch bald nicht mehr wahr sein. Ich raste hier noch aus. Was ist los?«, wunderte ich mich, als auch hier kein Gespräch zustande kam.

Als ich von der Straße abbog, um in die Einfahrt unseres Hauses zu fahren, begrüßte mich sofort das bekannte Knarzen. Es war der Kies, der unter der Last des Wagens spürbar zusammensackte.

Ähnlich klang das Geräusch meiner Schritte, als ich dem Eingang entgegeneilte. Es war spät. Ich wusste, dass weder Alva noch Thor mich freudestrahlend begrüßen würden, als ich die Tür öffnete und in den Hausflur trat. Hinter mir verschloss ich die Tür.

Sorgfältig.

Sehr sorgfältig.

Auch prüfte ich es noch einmal, indem ich die Türklinke nach unten drückte. Dann legte ich die Sicherheitskette ein.

»Endlich geschafft.« Ich gähnte. Laut. Konnte es mir nicht verkneifen.

Dann schlüpfte ich aus meiner Jacke. Hing sie an den Kleiderhaken, setzte mich auf die knarzende Holzbank und streifte alsbald meine Schuhe von den Füßen. Ich atmete tief durch. Ein Lächeln kroch über meine Lippen. Auch wenn Alva tief und fest schlafen würde, freute ich mich darauf, meinem kleinen Engel, im Bett liegend, einen dicken Kuss auf die Wange geben zu können und den Duft ihrer Haare einzuatmen. Ich seufzte. Nicht vor Traurigkeit. Nein. Ich war glücklich. Froh, wieder zu Hause zu sein.

Erschöpft ging ich die Treppe hinauf. Wunderte mich, dass auch dort noch Licht durch die Fenster der kleinen Zimmer ins Innere des Hauses fiel. Selbst das Treppenhaus lag nicht, wie eigentlich zu dieser Zeit üblich, im Dunkeln. Das genaue Gegenteil dessen, was ich erwartet hatte vorzufinden, war der Fall. Der Flur erstrahlte hell im Glanz des natürlichen Lichtscheins. Die Rollläden hatte offenbar niemand heruntergefahren.

»Was ist denn hier los?«

Mit immer schneller werdenden Schritten ging ich in Richtung des Kinderzimmers. Die Tür zu diesem stand offen.

»Alva?«

Niemand antwortete.

Niemand war da, der hätte antworten können.

Ich war sichtlich irritiert.

Blickte auf das gemachte Bett meiner Tochter. Jedes Kissen, jedes Kuscheltier stand an seinem Platz. Ordentlich drapiert, wie mein Engel es mochte. Unordnung konnte sie nicht leiden. Das hatte sie sicherlich nicht von mir, wie ich mir schmunzelnd eingestehen musste.

Dann holte mich das Pochen meines aufgebrachten Herzens schlagartig wieder zurück ins Hier und Jetzt. »Alva?«, wiederholte ich meine Frage.

Wieder keine Antwort.

Ich drehte mich um. Rannte hinüber zu meinem, zu unserem gemeinsamen Schlafzimmer, das weiter den Flur hinunter lag. Es war das letzte Zimmer auf der rechten Seite. Meine Atmung wurde schneller. Ich war nervös. Aufgeregt. Nicht wie ein Kind vor Heiligabend, in Vorfreude auf einen Berg aus Geschenken, sondern verängstigt. Die Tür zum Schlafzimmer war geschlossen. Ich atmete erleichtert auf, als ich dies sah.

»Jetzt beruhig dich erst einmal«, sagte ich zu mir selbst. »Du bist echt paranoid.« *Bestimmt liegt Alva bei ihrem Vater kuschelnd im Arm und schläft tief und fest.*

Noch immer spürte ich die Nervosität, doch schien diese sich mit jedem meiner bewusst ausgeführten Atemzüge zu legen. Vorsichtig umschloss ich mit meiner rechten Hand die Türklinke und drückte diese herunter. Langsam. Ebenso vorsichtig schob ich die Tür auf.

Ich schaute ins Zimmer hinein.

Erwartungsvoll.

Kurz darauf die Gewissheit.

Nichts.

Die zuvor gespürte Erleichterung? Weg!

Es traf mich wie ein Schlag ins Gesicht. Wie auch im Kinderzimmer blickte ich auf das gemachte, leere Bett. Ich schüttelte den Kopf. Ungläubig ließ ich meinen Blick durch das Zimmer wandern.

»Wo seid ihr?« Noch auf der Türschwelle, ohne das Zimmer auch nur betreten zu haben, drehte ich mich wieder um. Ich rannte zurück in Alvas Zimmer. Schnell hatte ich gefunden – oder eben nicht – was ich wissen wollte. »Hm. Deine Pauline hast du also mitgenommen. Immerhin.«

Pauline war Alvas Lieblingskuscheltier, ein kleiner Hund mit langen Schlappohren, ohne den sie keinen Tag hätte auskommen können. Die Farbe, ursprünglich war er rosa gewesen, als Thor und ich ihn gemeinsam in Bergen gekauft hatten, war schon lange nicht mehr zu erkennen. Mittlerweile war es eher ein zartes Grau geworden. Zu Beginn der Schulzeit hatte Alva noch mit mir darüber diskutiert, warum sie Pauline zu Hause lassen sollte. Diese Diskussion hatte Alva natürlich gewonnen und Pauline fortan tief unten in der Schultasche versteckt. Unter den Schulbüchern und ihren Pausenbroten. Ich schwelgte in meinen Erinnerungen.

Wenigstens hatte sie sich mit dem Tag der Einschulung das Daumennuckeln abgewöhnt, was nur den Kommentaren ihrer Zahnärztin zu verdanken gewesen war. Ein jeder Versuch, den Thor oder ich zuvor unternommen hatten, war kläglich gescheitert und so hatten wir die Hoffnung schon fast aufgegeben.

Ich blinzelte. Riss mich aus meinen Tagträumen heraus. Ging hinüber zum Kleiderschrank, der gegenüber dem Fenster an der Wand direkt neben der Zimmertür stand. Es war ein weißer, ein romantisch gestalteter Holzschrank mit viel Platz für Kleider, Hosen und Sweatshirts. Auf dessen Tür klebte ein großes Herz. Alva hatte es gebastelt. Geschmückt war es mit Fotos von ihr, Thor und natürlich auch mit Fotos von mir. Ich öffnete den Schrank und ließ meinen Blick über die Sachen wandern, die aufgeräumt an ihrem Platz ruhten. Ihr rosa Rucksack, der ebenfalls in dem Schrank hätte sein sollen, fehlte. Ich hatte es sofort gesehen. Gleiches galt für ein paar ihrer Jeans, Sweatshirts und für ihre bunte Bomberjacke, die mit Blumenmotiven übersät war.

Ich saß auf dem Sofa im Wohnzimmer und schaute durch das große Fenster hinaus in Richtung des Fjords. Unterhalb des Hauses befand sich ein kleiner Hafen, an dessen Ende sich ein Holzschuppen neben den anderen reihte. Allesamt waren sie rot gestrichen und doch wirkte ein jeder anders.

Die Zeit war unaufhaltsam vorangeschritten. Ich kämpfte mit mir. Wollte eigentlich bis zum Morgen warten. Doch dann konnte ich die Anspannung, unter der ich stand, nicht länger bändigen. Ich griff zu meinem Handy, das vor mir auf dem kleinen Tisch lag und wählte seine Nummer. Es klingelte und er antwortete bereits nach dem zweiten Freizeichen.

Marius klang müde. »Ronja?«, fragte er verwundert über meinen Anruf. »Du weißt, wie spät es ist?«

»Ja, ich weiß es. Tut mir leid.«

»Na ja. Schon gut. Ich war sowieso wach.«

»Alva und Thor sind nicht zu Hause.«

»Du bist zu Hause? Nicht mehr in Rena?«

»Das Programm wurde abgebrochen und …«

»Das war zu erwarten.«

»Wo sind die beiden? Ich habe sie auch schon einige Tage nicht erreicht. Dachte, Thor hätte sein Handy verlegt oder sonst etwas damit angestellt.

Auch seine Eltern sind nicht zu erreichen. Die Leitungen sind tot. Ich komme einfach nicht durch.« Ich machte eine kurze Pause, dann fügte ich hinzu: »Irgendetwas stimmt hier nicht. Und dann waren da noch Emil und Henrik am Flughafen. Sie trugen ihre Waffen und haben sämtliche Personalien aufgenommen. Sind wir jetzt in einem gottverdammten Überwachungsstaat? Was ist hier los, Marius?«

Ich hatte unzählige Fragen. Er musste mir jetzt Rede und Antwort stehen.

Das Schnaufen, das durch die Lautsprecher des Telefons zu mir durchdrang, wirkte bedrohlich. Ich zuckte zusammen.

»Du hast recht. Hätte ich gewusst, dass du früher wieder zurückkommst, hätte ich es dir natürlich alles im Vorfeld erklärt.«

»Was meinst du? Ist etwas mit Alva passiert?«

»Um Gotteswillen, nein, Ronja«, antwortete Marius und klang dabei ebenso aufgebracht, wie sicher. Doch dann stockte er, bevor er deutlich nachdenklicher weitersprach: »Nein. Ich denke nicht. Aber es ist etwas passiert, worüber wir beide dringend reden sollten.«

»Was ist los, Marius?«

»Das kann … ich möchte nicht am Telefon darüber reden.«

»Ist ihnen etwas passiert?«, wiederholte ich meine Frage. Wilde Gedanken schwirrten mir durch den Kopf und formten unvorstellbare Bilder. *Mord? Entführung?* »Wo ist Alva?«

»Das weiß ich nicht«, gab er kleinlaut zu.

Er klang bestürzt. Unsicher. So kannte ich ihn nicht.

»Marius«, forderte ich ihn auf. »Erzähl mir bitte sofort, was mit meiner Tochter los ist. Was ist hier passiert?«

»Ich sagte es doch bereits. Ich weiß es nicht. Bis du mich angerufen hast, wusste ich nicht einmal, dass sie verschwunden ist.«

»Dann mach doch nicht so ein Geheimnis um das, was hier vorgefallen ist. Erzähl es mir doch einfach.«

»Komm zu mir nach Hause.«

Ernsthaft? »Jetzt?«

»Ja. Jetzt«, bestätigte er. »Komm vorbei. Dann reden wir.« Auch wenn er versuchte, geduldig zu wirken, konnte er nicht gänzlich verbergen, dass er sich von meiner Art bedrängt fühlte. Ich spürte es. Hörte es eindeutig in seiner Stimme. Es war dieser ungewohnte Unterton, in dem er zu mir sprach.

Marius wohnte in einem kleinen Ort namens Hesseng, der über die E6 in unter zehn Minuten zu erreichen war. Ich war noch mit dem Telefon in der Hand nach draußen gestürmt, in mein Auto gesprungen und losgefahren. Ich fuhr viel zu schnell. Aber egal. Auch als ich in die Straße bog, in der Marius wohnte. Sein Haus lag am Ende einer kleinen Zufahrtsstraße. Ich trat fest auf die Bremse, um das Auto zum Stehen zu bringen. Die Reifen gruben sich in den Kies, der auch die Einfahrt vor Marius Haus zierte. Die Reifen hinterließen tiefe Furchen. Zudem tobte das Geräusch der auffliegenden Steine durch die Nacht, wie eine Büffelherde durch die Prärie.

Mit dem Verstummen des Motors wurde es wieder still. Ich stieg aus und lief die Treppenstufen hinauf, die zum Hauseingang führten. Es war ein recht herrschaftlich anmutendes Haus. Marius war nach seiner Trennung von seiner Frau hier eingezogen. Hatte es einem angesehenen, norwegischen Geschäftsmann abgekauft, mit dem er noch heute sehr gute Beziehungen zu pflegen schien. Marius erwartete mich bereits und öffnete sogleich die Tür. Vermutlich hatte er mich kommen sehen. Vielleicht hatte er mich aber auch gehört.

Ich sah ihn mit weit aufgerissenen Augen an. Konnte es nicht abwarten. »Marius, jetzt sag es mir doch endlich. Was ist los? Warum kann ich niemanden erreichen?«

Während meine Stimme laut und durchdringend klang, versuchte Marius ruhig und besonnen zu bleiben.

»Jetzt komm erst einmal rein, setz dich hin und warte, bis ich uns einen Tee gemacht habe.«

Ich seufzte. Atmete tief durch. Wusste, dass mir keine andere Wahl blieb. Marius ließ sich nichts vorschreiben. Das war mir klar. Also stimmte ich zu.

»Ich kann dich gut verstehen. Auch ich fühle mich mit der Situation nicht wohl. Aber komm. Wir gehen ins Kaminzimmer.«

Ich umarmte ihn kurz, dann folgte ich ihm nach drinnen. Während er, wie angekündigt, in der Küche verschwand, ging ich hinüber in sein Kaminzimmer. Zu dieser späten Stunde war der Kamin natürlich nicht in Betrieb.

Er wirkte kalt.

Nicht warm.

Traurig.

Davor standen zwei Ledersessel. Es waren zwei einladende Club-Sessel in dunklem Braun, deren Leder bereits eine Patina trug, die es vermochte Geschichten über längst vergangene Zeiten zu erzählen. Geschichten, die man sich wohl gerne vor einem knisternden Kaminfeuer erzählte, dachte ich.

Ich ging an den Sesseln vorbei und begann damit mir die Familienfotos anzusehen, die auf dem Kaminsims platziert worden waren. Ich kannte sie nur zu gut. Ich schmunzelte. Ein Foto, das Foto mit seiner Frau – seiner Ex – und seiner Tochter, suchte ich jedoch vergebens. Ich wusste, wie schlecht sein Verhältnis zu seiner Tochter war. Sie selbst hatte mir davon erzählt.

An der Wand zu meiner Linken hing die Stereoanlage, von der Marius immerzu schwärmte. Eine in die Jahre gekommene Bang & Olufsen. Ich konnte diesem Ding nicht sonderlich viel abgewinnen, obwohl ich das schlichte Erscheinungsbild und die damit verbundene Zurückhaltung irgendwie mochte. Ich schaute auf die CD, die sich in der Anlage befand. Puccini. Es handelte sich um dessen Oper Gianni Schicchi. Ein Meisterwerk, wie auch ich fand.

Dann betrat Marius das Zimmer. In seinen Händen hielt er die versprochenen Tassen mit frisch aufgebrühtem Tee. Ich war noch damit beschäftigt, mir die Fotos auf dem Kaminsims anzusehen.

»Das war in Venedig. Nicht wahr?«

»Ja. Das war in Venedig«, bestätigte er. »Setz dich doch bitte, Ronja.«

Ich stellte das Foto wieder zurück zu den anderen. Auch ich selbst reiste gerne. Würde gerne reisen. Doch hatte ich es in den vergangenen Jahren nicht einmal mehr geschafft, die Landesgrenze zu überqueren. Hoffnungsvoll drehte ich mich zu Marius um und schaute ihm tief in die Augen. *Jetzt sag es endlich. Ich habe keine Lust noch länger auf diese elende Ungewissheit.* Ich wollte es jetzt endlich wissen. Dann ließ ich mich in einen der Sessel fallen und wartete, bis auch Marius, neben mir Platz genommen hatte.

»Was hast du denn bisher gehört?«, wollte er zunächst nur wissen, um wohl besser einschätzen zu können, wo er mit seiner Erzählung starten sollte. »Weißt du ansatzweise, was passiert ist?«

»Ich weiß nur, dass etwas passiert ist. Mehr aber auch nicht.«

»Na gut. Dann werde ich es dir erzählen.« Er vergrub seinen Körper tief in dem Polster des Sessels, in dem er saß. Die Tasse mit dem wärmenden Tee umschloss er dabei fest mit beiden Händen. Der emporsteigende

Dampf hüllte sein Gesicht in einen gespenstigen Schleier. »Wir haben es hier oben mit einer Art Epidemie zu tun bekommen.« Er machte eine kurze Pause.

Gut. An so was sind wir ja irgendwie schon gewöhnt.

Er schaute mich an und beobachtete meine Reaktion. Diese blieb aus. Ich nippte stattdessen unbeeindruckt an dem Tee, den auch ich mit meinen Händen fest umschlungen hielt.

Als könnte er meine Gedanken lesen, ergriff Marius wieder das Wort: »Nicht in der Art und Weise, wie wir es aus der Corona-Zeit her kennen. Schlimmer. Viel schlimmer. Es fing alles damit an, dass einige in Bugøynes mit recht merkwürdigen Symptomen zu kämpfen bekamen.«

Jetzt machst du es aber wirklich spannend. »Was für Symptome?«

»Keine Ahnung. Ausschlag und dergleichen. Aber das ist jetzt auch nicht so wichtig.«

Ist es nicht? »Was ist dann wichtig?«

Ich schien ungeduldig.

Nein.

Ich war ungeduldig.

»Wieso lässt du mich mitten in der Nacht zu dir kommen, wenn es nicht wichtig ist? Jetzt erzähl schon.«

»Gut, gut. So war es nicht gemeint«, versuchte er mich zu beruhigen.

Er griff meine Hand. Ich ließ es zu. Seine Stimme zitterte leicht, während er mit seiner Erzählung fortfuhr. Es war also eine Epidemie. So viel stand fest. Gut. Oder auch nicht. Marius erzählte, was er selbst erst seit kurzem zu wissen schien. Einiges passte nicht richtig zusammen, wie ich fand. An manch einer Stelle schien er sich gar zu widersprechen, was zeigte, dass selbst er kein genaues Bild der Lage hatte.

»Weißt du, ob …?«

Kopfschüttelnd unterbrach er mich. »Nein, Ronja. Nein. Wir wissen es nicht.« Auch er stellte sich wohl diese Frage, seit ich ihn angerufen und von ihrem Verschwinden berichtet hatte. Er zögerte. Dann redete er weiter. »Sofie hat sich angesteckt.«

Was denn noch alles? Mist. »Ist sie … ?«, fragte ich mit weit aufgerissenen Augen.

»Nein«, antwortete Marius. »Sie lebt. Aber es sieht wohl nicht gut aus.«

Scheiße, dachte ich, verkniff es mir aber gerade noch rechtzeitig und behielt den Kommentar für mich. »Ich kann es einfach nicht glauben.«

»Aber so ist es. Wir können jetzt nur hoffen, dass es nicht noch schlimmer wird.«

»Was können wir tun?«, fragte ich. Auch meine Stimme zitterte.

»Nicht viel«, erwiderte Marius. »Als dein Chef empfehle ich dir ein paar Tage freizunehmen. Wir haben genug Personal. Die Kontrollen, die der PST einfordert, schaffen wir also auch ohne dich.«

»Und? Das ist alles?«

»Ja.«

»Was wirst du machen?«

»Ich werde dafür Sorge tragen, dass der Laden läuft. Hab einfach etwas Geduld, Ronja. Es wird sich alles aufklären.«

»Und das war es? Ernsthaft?«, fragte ich. »Ich soll einfach nur dasitzen und abwarten?«

Marius atmete tief durch. Auch er schien zu kämpfen. Müdigkeit gepaart mit Verzweiflung spiegelten sich in seinen gläsern wirkenden Augen wider. Er antwortete nicht.

»Hat Thor irgendetwas gesagt, als du ihn das letzte Mal getroffen hast?«

»Es ist lange her, dass wir richtig miteinander gesprochen haben. Das letzte Mal war vor gut einem Monat. Bei euch zu Hause.«

Das kann doch alles nicht wahr sein. Wach endlich auf, Ronja! Wach auf! Ich schlug aufgebracht auf die Armlehne des Sessels. »Das ist doch nicht normal. Wohin ist er mit ihr verschwunden?« Meine Hand, geballt zu einer festen Faust, versank tief in dem Lederpolster. Angespannt, ohne eine Regung zu zeigen, saß ich einfach nur da.

Ich entspannte mich.

Etwas.

Öffnete meine Hand. Zaghaft streichelte ich über die Armlehne des Sessels. Was ich erfahren hatte, konnte ich nicht glauben. Nicht richtig einordnen. Noch immer wähnte ich mich in einem bösen Alptraum. Doch leider wurde ich nicht wach und allmählich gesellte sich die Erkenntnis hinzu, dass ich auch niemals aufwachen würde.

Ich wusste es.

Natürlich.

Ich träumte nicht.

Alles, was um mich herum passierte, war echt.

DAS CAFÉ

Moskau, Russland. 21. Juni, 00:11 Uhr

Wladimir hatte jegliches Zeitgefühl verloren. Tage. Vielleicht sogar Wochen waren vergangen. Plötzlich waren sie unachtsam geworden. Hatten seine Fesseln nicht wieder angelegt und die Tür nicht verschlossen.

Er hatte fliehen können.

Draußen war es dunkel. Nur zögerlich neigte sich die Nacht dem Ende zu. Ein jedes Mal, wenn ein Auto durch das große Schaufenster des Cafés hindurch zu sehen war, zuckte Wladimir zusammen. Glaubte, seine Entführer seien ihm gefolgt. Zusammengekauert saß er auf dem Boden. Direkt vor der Theke. Seine Beine hatte er dicht an seinen Körper gezogen. Umschlang diese mit seinen Armen. Wippte hin und her.

»Fuck, fuck, fuck«, wimmerte er leise schluchzend.

Die Schmerzen, die er verspürte, trübten sein Bewusstsein und so dauerte es einige Zeit, bis er wieder begann klar denken zu können. Dann versuchte er aufzustehen. Er stützte sich mit den Händen ab. Hangelte sich an der Theke entlang. Er erreichte, auf wackligen Beinen humpelnd, das Hinterzimmer.

»Wo … ?«

Seine Atmung war ungleichmäßig. Unterbrochen von kurzen, abrupten Aussetzern. Das Sprechen fiel ihm schwer. Er ging hinüber zum Schreibtisch, der links an der Wand stand. Er zog den Stuhl zurück und setzte sich. In dem kleinen Rollcontainer unter der Tischplatte hoffte er, zu finden, wonach er suchte. Er öffnete ihn. Durchwühlte dessen Inhalt.

»Gut. Das muss reichen.«

Auch das Panzertape und die Schere würde er brauchen. Beides lag bereits auf dem Tisch. In gekrümmter Haltung verließ er den Raum.

Ging zurück ins eigentliche Café und warf alles auf die grün schimmernde Marmorplatte, der Theke. Er drehte sich um. Achtete nicht darauf, welche Flasche er griff. Er nahm einfach eine. Noch während er versuchte, den Schraubverschluss zu öffnen, rutschte ihm die Flasche aus der Hand und zerschellte mit einem lauten Knall auf dem harten Boden. Die Glassplitter und der recht hochpreisige Inhalt der Flasche schossen kreisförmig und einige Meter weit in alle Richtungen.

Wladimir störte sich nicht daran. Er stand mit dem Rücken zur Theke gewandt. Glich einer bronzenen Statue. Starrte auf den vor ihm liegenden Spiegel. Starrte das Bild seiner selbst an, das er kaum noch zu erkennen vermochte. Sein Gesicht war nicht mehr das seine. Nicht mehr das, was er gewohnt war, zu sehen. Überall Brandblasen. Kleine und große. Getunkt in eitrige Flüssigkeit und klebrig erscheinende Blutreste. Dort, wo sein Auge hätte sein sollen, sein linkes Auge, thronte eine dicke Fleischwulst. Es war eine Wulst, bestehend aus schwarzem, verkohltem Fleisch. Überzogen von einer dicken Kruste. Sein Auge selbst konnte er nicht sehen. Auch spürte er es nicht. Im Bereich der Wange, als einzelne Wunde kaum von den anderen Verletzungen in seinem Gesicht trennbar, thronte eine offene Stelle. Es war, als hätte dieser Widerling vorgehabt, ihm die Glühbirne regelrecht durchs Fleisch zu brennen. Doch geschafft hatte er es nicht. Die Muskelstränge, die Ober- und Unterkiefer zusammenhielten, hatten es vermocht, dieses Vorhaben zu unterbinden. Doch lagen sie nun blank, ungeschützt und für jeden deutlich zu sehen in seinem Gesicht.

Er sah es in Gedanken. Die Erinnerung an diesen einen Moment. An den Moment der Schmerzen. Er sah alles, sich selbst, als würde er ein Außenstehender, ein Zuschauer sein. Wladimir versuchte sich dagegen zu wehren. Er schlug seinen Kopf von einer Seite zur anderen. Rüttelte sein Gehirn durch; mit Schlägen gegen seine Stirn. Er schrie. Wollte die Erinnerungen daran hindern, erneut aufzukeimen. Doch half all das nicht. Er sah es immer wieder und wieder vor sich. Den Moment, in dem ihm die brennend heiße Glühbirne mit roher, barbarischer Gewalt ins Gesicht gepresst wurde.

Das Geräusch.

Das Geräusch seiner Haut, die wie ein Braten in der Pfanne zu garen begann.

Der Geruch.

Der Geruch des verbrannten Fleisches. Seines Fleisches.

Ein Schauer durchfuhr seinen Körper. Er begann zu zittern. Allein diese Bilder vor seinem geistigen Auge versetzten ihn in einen regelrechten Ausnahmezustand. Das Adrenalin übernahm die Kontrolle über seinen Körper. Ließ den Takt seines Herzens schneller und schneller werden. Die Abstände zwischen den einzelnen Atemzügen, die Wladimir erfolglos zu kontrollieren versuchte, wurden immer kürzer.

Dann entlud sich seine Wut.

Seine Faust schnellte nach vorne. Durchbrach den Spiegel. Glassplitter prasselten zu Boden. Wladimir stützte sich mit dem Kopf an die Wand und begann zu weinen.

Vorsichtig balancierte er um die am Boden liegenden Glasscherben herum. Die Scherben des Spiegels bildeten ein harmonisches Bild mit denen der zerbrochenen Flasche. Ein Bild der perfekten Symbiose.

Wieder griff er ins Regal. Wieder scherte es ihn einen Dreck, welche Flasche es war. Lediglich Wodka sollte es sein. Der hochprozentige Alkohol würde gewiss eine antibakterielle Wirkung haben, wie er glaubte. Sicher war er sich dessen jedoch nicht. Wieder öffnete er die Flasche. Wieder hatte sie einen Schraubverschluss. Mit der geöffneten Flasche in der Hand griff er eines der sauberen Tücher, die allesamt ordentlich gestapelt neben der Spüle lagen. Nadja hatte hier für Ordnung gesorgt. Wladimir kannte dieses Bild von zu Hause. Es war eindeutig ihre Handschrift, ihre ganz persönliche Art Handtücher zu falten.

Er drückte das Tuch auf den Flaschenhals und drehte die Flasche sogleich auf den Kopf. Das Tuch nahm nur wenig des flüssigen Inhalts auf. Der Grund war simpel, wie Wladimir wusste. Es fehlte der Luftaustausch. Er lupfte das Tuch ein wenig. Nur einige Millimeter. Und sogleich ergoss sich eine beachtliche Menge des Wodkas über das Tuch in seiner Hand. Lief entlang dieser dem Boden entgegen und tropfte hinunter.

»Ruhig. Nur ruhig«, sprach er zu sich selbst. Er wusste, dass das, was er vorhatte, unangenehm werden würde. Er seufzte. Wimmerte. Wollte die zuvor erlittenen Schmerzen nicht ein weiteres Mal durchleben müssen.

Sein Schrei hallte durch das leere Café.

Animalisch.

Wieder und wieder trat er gegen die neben ihm stehenden Wasserkästen. Fluchte. Schrie. Es war ein langanhaltender Schrei, der seinen weit aufgerissenen Mund verließ. Es war ein Schrei, der es vermochte, Geschichten zu erzählen. Geschichten seiner Qualen. Hätte man ihn vorab gefragt, hätte er vermutet, dass sich Alkohol, wie jede andere Flüssigkeit, kühl auf der Haut anfühlen würde. Das stimmte auch. Allerdings nur, solange er nicht in die tieferen Hautschichten eindrang. So wie es unweigerlich in seinem Gesicht geschehen war. Die Hitzereaktion, die der Wodka dort hervorrief, katapultierte die zu ertragenden Schmerzen in schier unvorstellbare Sphären.

Wladimir wurde schwarz vor Augen. Er fiel zu Boden. Mit ihm das Tuch, das er zur Desinfektion seiner Wunden genutzt hatte.

21. Juni, 06:34 Uhr

Pawel kam die Straße entlang und ging geradewegs auf den Eingang seines Cafés zu. In aller Ruhe griff er in seine Jackentasche. Holte den Schlüssel heraus und schloss auf. Er trat ein. Schloss die Tür hinter sich ab, da es noch zu früh war, um das Lokal zu öffnen. Den Schlüssel ließ er, wie gewohnt, von innen stecken. Seine Umhängetasche legte er auf einen der Barhocker. Zog seine Jacke aus und warf sie über die Theke.

Er stockte.

»Wer ist da?«

Es war ein Stöhnen gewesen, das ihn hatte aufhorchen lassen. Vorsichtig lehnte er sich nach vorne, um über die Theke, auf den dahinterliegenden Boden blicken zu können.

»Wowa? Scheiße, Mann. Du lebst?«

Pawel rannte zu seinem Freund. Stützte ihn und half ihm dabei, sich in den Nebenraum zu schleppen. Dort setzte er ihn vorsichtig in den alten Sessel. Eigentlich ließ er ihn mehr oder weniger dort fallen. Wladimir jedenfalls war nicht bei Bewusstsein. Sackte unweigerlich in sich zusammen. Seine Arme ruhten über den weich gepolsterten Lehnen. Sein Kopf war weit in den Nacken gestreckt.

Er schrie vor Schmerzen auf.

Pawel, er hatte soeben eine der Mullbinden auf die Wunde gelegt, blickte entsetzt auf das zerfledderte Gesicht seines Freundes. Wieder schrie dieser, als er die Mullbinden mit etwas zu viel Druck fixierte. Mit Panzertape. Etwas anderes hatte auch schon Wladimir zuvor nicht finden können.

Nachdem er wieder zu sich gekommen war, begann Wladimir zu erzählen, was passiert war.

»Verdammt nochmal, Wowa. Wir müssen damit aufhören und unseren Arsch …«

»Einen Scheiß müssen wir«, unterbrach dieser ihn. »Ich will, dass diese verfickten Säcke dafür in den Knast gehen.« Er war aufgebracht. Verständlicherweise.

»Die einzigen, die dafür in den Knast wandern, werden wir sein.«

»Diese verdammten Wichser haben mich reingelegt.«

»Wer war es?«, wollte Pawel wissen. »Hast du sie erkannt?«

»Nein. Keine Ahnung, wer das war. Aber vielleicht war schon der verfickte Norweger eine Falle des FSB.«

Ein Schreck schoss Pawel durchs Mark. Er schaute seinem Freund tief in die Augen. »Nadja«, sagte er.

»Was ist mit ihr? Geht es ihr … ist bei ihr alles in Ordnung?«

»Sie war bei mir.«

»Und? Wo … wo ist sie jetzt?«

»Sie hat sich auf den Weg nach Norwegen gemacht.«

»Wieso? Was will sie in Norwegen?«

»Sie wollte es für dich zu Ende bringen. Sie sucht den WIKINGER.«

»Fuck! Wenn diese Schweine sie erwischen, dann ist sie tot! Scheiße, Mann. Wieso hast du sie gehen lassen?«

Pawel reagierte nicht darauf. Nicht, weil er es nicht gewollt hätte, sondern weil er durch das Geräusch der sich öffnenden Eingangstür aufgeschreckt worden war.

»Wowa. Ich bin mir sicher, dass ich abgeschlossen hatte«, flüsterte er und rannte sogleich zu seinem Schreibtisch und griff die Pistole, die er dort aufbewahrte. Es war zu spät.

Maskierte, schwer bewaffnete Männer stürmten ins Café.

Pawel lief ihnen entgegen. Stellte sich ihnen in den Weg. »Was soll das?«, schrie er aufgebracht. Fuchtelte nervös mit seiner Pistole herum.

Doch kam er nicht mehr dazu, diese auch einsetzen zu können. Einer der Männer stürzte sich auf ihn. Riss ihn zu Boden und zerrte ihn sogleich in den Nebenraum.

Schützend zog er seine Hände vors Gesicht. Versuchte die Wucht der Tritte abzudämpfen. Es gelang ihm nicht.

Er schrie.

Die Tritte stoppten.

»Steh auf«, wurde er aufgefordert.

Zögerlich machte er, was ihm gesagt worden war. Er stand auf. Seine Knie zitterten. Waren weich wie Pudding und vermochten es kaum seinen Körper in eine stabile Position zu bringen. Blut überzog sein Gesicht. Es lief ihm aus der Nase. Vermutlich war sie gebrochen. Er schaute hinüber zu Wladimir, der nicht in der Lage schien sich zu bewegen.

Schock.

Auch er wurde von einem der Maskenträger fixiert.

Vor Pawel bäumte sich einer der Männer auf. Griff mit einer Hand, er trug einen schwarzen Lederhandschuh, Pawels Nase und drückte feste zu.

Die Schmerzen zwangen ihn in die Knie.

»Aufstehen!«

Einer der Männer, die hinter ihm standen, packte ihn. Richtete ihn auf. Vor ihm noch immer dieses Monster. Starrte ihn an. Kam immer näher. Nur Millimeter vor ihm hielt dieser inne. Hauchte ihm seinen warmen Atem ins Gesicht.

»Du wirst dafür sorgen, dass unser Freund hier sich ab sofort aus unseren Angelegenheiten raushalten wird. Als Gegenleistung für deine Treue dem Kreml gegenüber lassen wir dich gehen.«

»Ihr spinnt doch. Ihr kranken Wichser.«

Sein Gegenüber stieß ein gehässiges Lachen aus. Wandte sich von ihm ab. »Du hast bereits in der Vergangenheit bewiesen, dass du ein guter Russe bist. Jetzt ist es an der Zeit, dass du den nächsten Schritt machst und all dem ein Ende bereitest.«

»Nein. Ich kann nicht …«

»Psst. Nicht so voreilig. Hör dir doch erst einmal an, was wir dir zu bieten haben.«

»Pawel?«, rief Wladimir aufgebracht. »Was ist hier los? Was soll das?«

Er schaute zu Boden. »Es tut mir leid, Wowa. Es ging nicht anders.«

»Fuck! Hast du diesen Schweinen etwa …«

»Sorgt dafür, dass der Typ seine Schnauze hält«, erging der Befehl an den Mann, der neben Wladimir stand.

Wladimir selbst konnte nicht reagieren. Konnte nicht verhindern, dass man ihm ein zusammengeknülltes, dreckiges Tuch in die Mundhöhle stopfte. Er würgte. Schüttelte seinen Kopf.

Dann musste er sich geschlagen geben. Starrte mit weit aufgerissenen Augen seinen Partner an; seinen Freund. Zumindest hätte er ihn zuvor noch als diesen bezeichnet.

»Lasst ihn gehen«, versuchte Pawel zu fordern. Nicht mit Nachdruck, sondern mehr, als wäre es das Mindeste, was er machen müsste, um sein eigenes Gewissen beruhigen zu können.

»Das können wir leider nicht.«

»Was wollt ihr?«

»Liegt dir das Wohl deiner Familie am Herzen?«

»Verdammte Scheiße. Was … was soll das? Lasst meine Familie da raus. Ich habe euch alles gesagt, was ich …«

»Du hast dich dafür bezahlen lassen. Und wir haben dich nicht nur für Informationen bezahlt, mein Freund.«

»Wir sind keine Freunde.« Er spuckte angewidert auf den Boden.

Unbeeindruckt antwortete sein Gegenüber: »Das ist auch gut so. Schließlich habe ich selbst erlebt, wie du mit dem Vertrauen deiner Freunde umzugehen pflegst.« Er grinste höhnisch, was selbst unter der Sturmhaube, die er trug, deutlich zu erkennen war. »Aber kommen wir zurück zu meinem Angebot.«

»Was ist es?«

»Siehst du das Foto? Einer meiner Männer hat es vor ein paar Minuten aufgenommen.«

»Fuck! Was soll der Scheiß? Was wollt ihr?«

»Wenn du es nicht machst, dann reicht eine kurze SMS und weder Frau noch Kinder werden den nächsten Sonnenaufgang erleben. Gerne können wir ihnen auch eine letzte Nachricht von dir übermitteln, bevor wir …«

»Ihr verdammten Schweine«, nuschelte er kaum verständlich, während er sich mit dem Handrücken das Blut abtupfte, das aus seiner Nase lief.

»Willst du wirklich, dass wir ihnen das sagen?«

»Fick dich.« Pawel spuckte ihm ins Gesicht.

Der Mann zückte ein Taschentuch, welches er stets in seiner Hosentasche aufbewahrte. Es war ein Stofftuch, jenes ein florales Motiv zierte. Blaue Blüten. Ton in Ton. Damit wusch er sich die Spucke aus dem Auge. Ansonsten zeigte er keinerlei Reaktion.

Dann wandte er sich einem seiner Männer zu. »Wir haben genug geredet. Gebt ihm seine Pistole wieder.«

Und so geschah es. Pawel hielt Sekunden später seine eigene Pistole in der Hand.

»Und jetzt erschieß diesen elenden Vaterlandsverräter.«

Wladimir, seine Augen weit aufgerissen, starrte Pawel an. Immer noch ungläubig dessen, was er soeben hatte mit anhören müssen. Er röchelte. Nuschelte. Versuchte etwas zu sagen. Doch das Tuch, das noch immer in seinem Mund steckte, wusste dies zu verhindern.

Er versuchte sich loszureißen. Versuchte aufzustehen.

Chancenlos seine Bemühungen.

»Los! Mach dem ein Ende. Oder soll ich lieber dafür sorgen, dass meine Jungs deine Frau mal so richtig drannehmen?«

Ein Schuss löste sich. Das Projektil schoss aus dem Lauf der Pistole. Riss Wladimirs Schneidezähne mit sich, die durch die Wucht des Schusses in kleinste Stücke zerplatzten. Danach durchbohrte es dessen Gaumen, seinen Schädelansatz und drang im Nacken wieder aus. Der geschundene Körper seines besten Freundes sackte leblos in sich zusammen.

Stille.

ALARM

Tromsø, Norwegen. 21. Juni, 07:29 Uhr

Elia und Leander befanden sich im Laborbereich. Fokussiert gingen sie ihrer Arbeit nach.

»Hier sind die Proben«, sagte Leander und richtete diese auf dem Mikroskop aus, das vor ihnen auf dem Tisch stand. Hätte er gekonnt – angesichts des Schutzanzuges war es jedoch schier unmöglich – hätte er Elia dabei zärtlich über die Schulter gestreichelt. So blieb ihm jedoch nur der Gedanke daran.

»Danke.« Elia lächelte. Hinter dem Kunststoffvisier vor ihrem Gesicht konnte man dies jedoch nur erahnen. »Wie geht es Frederik? Hast du dir nochmal seine Blutwerte angesehen?«

»Ja. Habe ich gemacht.«

»Und?«

»Bisher ist alles unauffällig.«

»Immerhin.«

»Ja. Immerhin.«

»Wie geht es ihm ansonsten?«

»Hast du noch nicht mit ihm gesprochen, Elia?«

»Nur kurz. Ich hatte bisher nicht die Zeit und auch nicht die Lust, Smalltalk mit ihm zu führen.«

»Schon gut. Du musst dich nicht entschuldigen. Also zumindest nicht bei mir. Frederik nimmt es gelassen. Hat es sich mit seinem Notebook in seinem Isolationszimmer gemütlich eingerichtet und hilft weiterhin bei den Analysen.«

»Er wird die kommenden Tage da drinbleiben müssen. Ist ihm das bewusst?«

»Ja. Ich glaube er weiß es.« Leander grinste. »Wir könnten ihn vielleicht sogar länger als notwendig dort drinnen schmoren lassen. Dann hätten wir beide wenigstens mal Ruhe bei der Arbeit. Daran könnte ich mich gewöhnen.«

Auch Elia lachte. Zaghaft.

»Wie steht es um die Patientin?«, fragte Leander, während er dabei zusah, wie Elia die Proben durch das Mikroskop hindurch betrachtete.

»Sie ist stabil. Aber ...«

»Meinst du, sie macht es noch lange?«

Elia atmete tief ein. »Ich habe ehrlich gesagt nicht die geringste Ahnung. Aber ihre Blutwerte scheinen stabil zu sein. Die Proben sehen auch unverändert aus.«

»Unverändert?«

»Ja.«

»Ich habe ihr doch antivirale Mittel, Viroststika, mit Breitbandwirkung verabreicht. Mittlerweile müsste das Zeug doch anschlagen.«

»Wie gesagt. Noch scheint mir alles unverändert zu sein. Weder schlechter noch besser. Solange ihre Organe mitmachen, hat sie vielleicht eine Chance.«

»Und was jetzt?«

Elia hob die Schultern. Untermauerte damit ihre eigene Ratlosigkeit. »Wir ...«

Dann passierte es.

Der Alarm löste aus.

»Das ist nicht der Feueralarm«, stellte Leander überrascht fest. »Jemand muss eine der Sicherheitstüren geöffnet haben.«

Elia schaute ebenso verwundert drein. Gemeinsam drehten die beiden sich um. Die Tür zwischen Labor und Vorraum stand offen.

WOHIN DIE SPUREN FÜHREN

Kirkenes, Norwegen. 21. Juni, 07:31 Uhr

Ich saß in meinem Wagen. Geparkt hatte ich auf dem Gehweg, um die Straße nicht unnötig zu blockieren. Die Parkbuchten vor dem eigentlichen Eingang zur Schule wurden von Eltern, die ihre Kinder mit dem Auto dorthin brachten, blockiert. Länger als nötig, wie ich fand. Einige brachten ihre Kinder sogar bis in den Klassenraum. Sei es aus Misstrauen gegenüber ihrer eigenen Kinder oder aber aus Angst sie selbst könnten nicht genug Aufmerksamkeit von diesen bekommen. Ich musste schmunzeln. Regte mich aber sogleich, wie üblich, über dieses gluckenhafte Verhalten auf.

Auch Alva ging hier zur Schule. Und auch ich wäre ihr gegenüber vielleicht deutlich anhänglicher, wenn sie nicht einen so starken, ausgeprägten Drang zur Selbstständigkeit besitzen würde. Schon lange hat sie dafür gesorgt, dass ich genug Abstand hielt, wenn sie von mir zur Schule gebracht wurde.

Die Schule selbst und der Schulhof waren durch eine etwa zwei Meter hohe und in tristem Grau gehaltene Betonmauer vor neugierigen Blicken abgeschirmt. Nur neben dem Eingangsbereich war ein großflächiges Graffiti zu erkennen, das etwas Auflockerung mit sich brachte. Ich beobachtete eben diesen Eingangsbereich. Die Hoffnung war da. Allerdings hatte ich Alva bisher nicht unter all den anderen Kindern entdecken können. Ich suchte weiter. Nach Alva. Nach dem Rucksack meiner Tochter. Nach einem mir bekannten Kleidungsstück. Aber ich konnte nichts entdecken.

Wirklich nichts.

Ich öffnete das Handschuhfach und begann zwischen Kassenzetteln und allerlei Kleinkram herumzuwühlen. »Wo ist das Ding denn jetzt schon wieder?«, nuschelte ich vor mich hin. »Ah. Das ist es ja.« In der Hand hielt ich einen blauen, in dicke Folie eingeschweißten Zettel. Darauf zu sehen eine Kopie meines Dienstausweises und die Aufschrift Politi på vakt. Ich platzierte den Zettel hinter der Windschutzscheibe, direkt vor dem Lenkrad. Mir war klar, dass ich nicht im Dienst war, doch schützte es mich vor den anderen Eltern, die mich ansonsten mit Sicherheit ansprechen und belehrend darauf hinweisen würden, dass ich im Halteverbot geparkt hatte.

Sicher war sicher.

Nachdem ich das Schulgebäude betreten hatte, ging ich geradewegs in Richtung des Lehrerzimmers, wo die Lehrer sich üblicherweise vor und zwischen den einzelnen Unterrichtsstunden aufhielten. Die Tür stand offen und ich konnte direkt hineingehen. Ich schaute mich um.

Wo bist du nur?

Die meisten in dem Raum kannte ich. Nicht unbedingt alle persönlich, aber gut genug. Mein Job brachte es mit sich, ob ich wollte oder nicht. Häusliche Gewalt. Drogen. Wilderei. Auch Lehrer – natürlich würden sie es nur ungern zugeben – waren alles andere als frei von Schuld.

Da! »Nilas«, rief ich durch den Raum. Lauter als ich es eigentlich beabsichtigt hatte.

Nilas war Alvas Klassenlehrer. Er saß über den Tisch gebeugt vor seinen Unterlagen. Vermutlich korrigierte er gerade Hausarbeiten der Kinder oder bereitete sich auf die erste Stunde vor. Vielleicht las er auch nur eine Zeitung.

Um sehen zu können, wer nach ihm gerufen hatte, blickte er auf und drehte sich zum Eingang des Lehrerzimmers hin um. Er sah mich. Seine blonden Locken standen kraus zu Berge. Es wirkte, als hätte ich ihn aus dem Schlaf gerissen. Er rückte seine Brille zurecht, grüßte mich aus der Entfernung, schob den Stuhl zurück und stand auf. Dann kam er mir entgegen.

»Ronja«, begrüßte er mich. »Wie komme ich denn zu dieser Ehre? Ich hoffe doch, es ist nichts Dienstliches?«

»Nicht direkt«, antwortete ich.

»Hat eines der Kinder etwas angestellt?«

»Nein«, wiegelte ich ab. »Deswegen bin ich nicht hier.«

»Ist etwas mit Alva passiert?«, brachte er es auf den Punkt.

»Genau darüber möchte ich mit dir sprechen.«

»Dann lass uns besser in den Nebenraum gehen«, sagte er und schob mich mit einer sanften Umarmung in Richtung der Tür, die sich seitlich von uns befand.

Wir betraten den kleinen Raum, von wo aus man, durch ein großes Fenster, auf den Schulhof blicken konnte. Immer mehr Kinder versammelten sich dort und warteten auf den Beginn der ersten Schulstunde. Manche ruhig. Andere wiederum liefen wild umher und waren noch damit beschäftigt ihre überschüssige Energie abzubauen, bevor es dann schon bald heißen sollte: Bleib ruhig auf deinem Platz sitzen. Mittig in dem kleinen Zimmer standen zwei Tische. An den langen Seiten zu einer Einheit zusammengeschoben. Es waren zwei normale Tische, wie sie auch in den Klassenzimmern zum Einsatz kamen. Rundherum standen Stühle. Auch diese schienen einem der Klassenzimmer entsprungen zu sein. Einige von ihnen hatten die Kinder mit Textmarkern beschmiert. Es waren ausrangierte Möbel, wie ich glaubte.

»Setz dich bitte«, sagte Nilas und rückte mir einen der Stühle zurecht.

»Danke. Aber ich bleibe lieber stehen«, entgegnete ich und schaute unbeirrt dessen weiter aus dem Fenster. Ich versuchte insgeheim immer noch Alva unter den vielen Kindern auszumachen.

Vergeblich.

Auch Nilas gesellte sich zu mir ans Fenster und verschränkte die Arme vor seiner Brust. »Du wolltest also über Alva sprechen?«, fragte er mit ruhiger Stimme. »Wie geht es ihr?«

»Sie ist verschwunden«, platzte es aus mir heraus.

Nilas war überrascht. Ich konnte es ihm ansehen. »Verschwunden?« Ungläubig sah er mich an. Zog dabei seine Augenbrauen hoch und rückte erneut seine Brille zurecht, die immer wieder und wieder seine Nase herunterzurutschen drohte. »Alva ist verschwunden?«

»Ja. Es sieht leider danach aus«, bestätigte ich und kämpfte mit den Tränen. Meine Augen funkelten, wie die Tautropfen, die des Öfteren morgens an den Grashalmen der norwegischen Landschaft hingen. »Zumindest aber habe ich keine Ahnung, wo sie sein könnte.«

»Thor hatte sie doch erst vor ein paar Tagen krankgemeldet.«

Echt jetzt? »Krankgemeldet?« Jetzt war ich ebenso verwundert. »Was hat er denn gesagt?«

»Lediglich, dass es ihr nicht gutgehen würde und er sie deswegen ein paar Tage aus der Schule lassen wolle.«

»Hm«, nuschelte ich in mich hinein. *Warum hat er mir davon nichts gesagt. Scheiße. Was ist, wenn auch Alva …?* Ich traute mich nicht den Gedanken zu Ende zu führen, doch konnte ich ihn auch nicht mehr gänzlich verdrängen. Wenn sie in Bugøynes war, als es anfing, dann würde das erklären, warum ich niemanden mehr erreichen konnte. *Scheiße!* »Kannst du mir die Krankmeldung zeigen?«, fragte ich. Dabei ließ sich auch das Zittern in meiner Stimme nicht verbergen. Ich hatte Angst.

»Sicher. Warte bitte einen Moment. Ich bin gleich wieder da.«

Mit diesen Worten machte er sich auf den Weg. Er ging ins Sekretariat, wo die Unterlagen der einzelnen Schüler aufbewahrt wurden. So auch Alvas Krankmeldung.

Wenig später kam er mit einer Mappe aus grauem Karton zurück. Auf dem Aufkleber, dieser war in der oberen rechten Ecke platziert worden, stand in großen Druckbuchstaben ALVA LUND. Darunter ihr Geburtsdatum, die aktuelle Klasse, der sie angehörte, sowie der Name ihres Lehrers.

»Hier sind die Unterlagen.« Er balancierte die Mappe in seiner linken Hand, während er seine andere Hand dazu nutzte, um die Mappe aufzuschlagen. »Hm«, stutzte er. »Das …«

»Was hast du?« Ich schaute ihn an. Wieder sah ich dieses Stirnrunzeln in seinem Gesicht. *Was ist los?*

»Die Krankmeldung ist wohl noch nicht abgeheftet worden.« Er schlug die Mappe wieder zu, drehte sich um und ging zur Tür. »Ich werde im Sekretariat nachfragen. Bin sofort wieder zurück.«

Mir blieb nichts anderes übrig, als erneut zu warten. Aber, so wie Nilas es versprochen hatte, dauerte es nicht lange und er tauchte kurz darauf wieder bei mir in dem kleinen Zimmer auf. Er schloss die Tür hinter sich. Seine Hände waren leer.

»Scheinbar hat niemand eine Krankmeldung für Alva abgegeben. Dabei fehlt sie bereits mehrere Tage und wir brauchen jetzt definitiv ihre Krank…«

»Und mein Mann selbst war es, der sie krankgemeldet hatte?«

»Ja. Er hat mich sogar persönlich angerufen.«

»Kannst du dich an irgendetwas erinnern, was er zu dir gesagt hat? Irgendetwas?«, fragte ich. Dabei klang ich fordernd. Unbeabsichtigt.

»Nein.« Er schüttelte mit dem Kopf. »Vermutest du, dass Thor …«

Ich unterbrach ihn: »Die Spekulationen solltest du mir überlassen.« Über böswilligen Kindesentzug wollte ich nun wirklich nicht nachdenken. So etwas hätte ich Thor auch nicht zugetraut. »Und obendrein ist es einfach nicht der richtige Zeitpunkt, um irgendwelche Vermutungen zu äußern.«

»Schon gut«, lenkte er gleich wieder ein. »Entschuldige.«

»Solltest du etwas von Alva hören, ruf mich bitte sofort an.«

»Selbstverständlich«, sicherte er mir zu und versuchte dabei so ruhig, wie nur irgendwie möglich zu klingen. »Haben wir deine Nummer?«

Ich griff in meine Jackentasche und holte eine meiner Visitenkarten hervor. »Hier. Nimm bitte die Nummer auf der Karte. Darunter erreichst du mich. Jederzeit.«

»In Ordnung.« Er nahm die Karte entgegen und sah sie sich an, als versuchte er sich die Nummer einzuprägen. Dann steckte er sie in die Brusttasche seines Hemdes. »Sollten wir etwas von ihr hören, werden wir uns sofort melden. Hoffentlich ist das nur ein dummer Irrtum und es klärt sich alles schnell auf.«

»Ja, hoffentlich«, stimmte ich ihm zu.

Draußen auf dem Schulhof, die erste Unterrichtsstunde hatte noch immer nicht begonnen, hielt ich einen Moment inne und schaute mich um. Doch ich konnte nichts sehen, was meine Aufmerksamkeit verdient hätte. Der Gong der Schule läutete und signalisierte den nahenden Beginn des Unterrichts. Wie von Geisterhand gesteuert begannen die Kinder sich in Richtung des Eingangs zu bewegen. Den etwas Älteren unter ihnen, mussten vereinzelt ein paar Lehrer den Weg weisen.

Auch ich entschloss mich, zu gehen. Zurück zu meinem Auto.

»Autsch«, stöhnte ich, als eines der Kinder genau gegen mich lief, während es um die Betonmauer geschossen kam.

»Tut mir leid«, sagte das Mädchen.

Erst jetzt bemerkte ich ihre roten Haare. Es war die kleine Lilly. Alvas beste Freundin, seitdem die Mädchen sich vor zwei Jahren im Hip-Hop-Tanzkurs kennengelernt hatten, der vom örtlichen Sportverein organisiert worden war. Oft hatte ich selbst die beiden nach der Schule abgeholt und dort hingefahren. Besonders viel Freude hatte es ihnen bereitet, und ebenso viel Staunen bei den Jungs aus ihrer Klasse verursacht, wenn ich dafür den Streifenwagen hatte nutzen können.

»Alles gut, Lilly? Hast du dir wehgetan?«, fragte ich mit mütterlicher Fürsorge, die schon allein durch den Tonfall in meiner Stimme deutlich wurde.

»Nein. Alles gut. Aber ich muss mich jetzt wirklich beeilen.«

Sie wollte soeben wieder weiterlaufen, als ich sie an der Jacke packte und daran hinderte. Überrascht schaute die Kleine zu mir auf.

»Hast du die letzten Tage etwas von Alva gehört?«

»Ich muss jetzt wirklich gehen. Ich komme sonst noch zu spät. Der Unterricht fängt gleich an«, versuchte Lilly sich um eine Antwort zu drücken.

Nicht so schnell, meine Kleine. »Warte bitte.« Ich sah sie an, wie eine Mutter, die ihr Kind beim Klauen von Süßigkeiten erwischt hatte. Oder eben, wie eine Mutter, die dabei war, einen Schwindel aufzudecken. »Du weißt etwas. Oder?«

Es zeigte Wirkung. Lilly begann zu erzählen, wobei sie nervös von einem Bein auf das andere wippte: »Ja. Aber ich habe versprochen, niemandem etwas zu sagen.«

»Schon gut, Lilly. Ich werde es ihr nicht verraten und es wird auch niemand mit einem von euch beiden schimpfen. Egal, was passiert ist. Aber dafür muss ich jetzt wirklich wissen, wo Alva ist. Es ist wichtig.«

»Versprochen?«, fragte sie, während sie zu mir hinaufblickte, als würde sie es sein, die über die Spielregeln zu entscheiden hätte.

Auch war es das Versprechen von mir, das sie wohl zur Beruhigung ihres eigenen Gewissens benötigte. Immerhin war sie gerade dabei, das zuvor ihrer besten Freundin gegenüber erteilte Versprechen zu brechen.

»Versprochen«, sicherte ich ihr zu, ohne zu zögern, und untermauerte dies, indem ich ihr den kleinen Finger meiner rechten Hand entgegenstreckte. Mit einer engelsgleichen Geduld und einem ebenso bestärkenden Lächeln.

Lilly tat mir gleich und wir hakten unsere Finger ein und besiegelten damit den neuen Schwur.

»In Ordnung. Aber ich weiß nicht wirklich, wo sie ist«, begann sie ihre Erklärung. »Ihr Vater hatte nur die Idee, sie krankzumelden und ein paar Tage mit ihr wegzufahren. Sie hat mich vorher noch angerufen, weil sie sich nicht entscheiden konnte, welche Jacke sie mitnehmen sollte und …«

»Wo wollte sie denn mit ihrem Vater hin?«, versuchte ich die Erzählung ein wenig zu beschleunigen und auf das zu fokussieren, was mir wichtig erschien.

»Sie sagte was von einem Besuch bei ihrer Oma und ihrem Opa.«

Mist. Also doch. Das kann doch nicht wahr sein! »Hat sie sich seitdem noch einmal bei dir gemeldet?«, wollte ich schließlich noch wissen.

Sie schüttelte nur schüchtern mit ihrem Kopf und schaute betroffen zu Boden.

»Danke dir, Lilly«, sagte ich daraufhin und schubste das kleine Mädchen sanft von mir weg. In Richtung des Eingangs.

Ohne sich noch einmal umzudrehen, lief Lilly davon und verschwand im Schulgebäude. Ich schaute ihr verwundert nach. Sicherlich plagte sie, trotz meines Versprechens, fortan ein schlechtes Gewissen. Ich blieb alleine zurück, der Schulhof war mittlerweile leer, und stand wie angewurzelt dar. Jetzt hatte ich Gewissheit. Zumindest ansatzweise. Zuvor war es lediglich eine Befürchtung. Eine dunkle Vorahnung. Soeben war daraus bittere Realität geworden. Ich kämpfte mit den Tränen, als ich mir dessen bewusst wurde.

Verdammt nochmal. Was ist hier los? Ich versuchte noch immer zu begreifen, was das alles zu bedeuten hatte.

Erfolglos.

Ich saß wieder in meinem Wagen. Unfähig, den Schlüssel ins Zündschloss zu stecken und den Motor zu starten. *Jetzt denk nach, Ronja! Du musst es doch wissen. Denk nach!* Ich holte mein Handy hervor. Wählte die Nummer, die ich bereits in der Nacht zuvor gewählt hatte. Marius nahm das Gespräch nach dem ersten Klingeln entgegen. Er wurde immer schneller.

Ich erzählte, was ich hatte in Erfahrung bringen können.

»Marius. Bitte versteh mich doch«, flehte ich ihn an. »Ich muss nach Bugøynes.«

»Wie stellst du dir das vor? Die haben rundherum alles abgesperrt. Die Beredskapstroppen sind vor Ort. Da kommt nicht einmal mehr eine Maus unbemerkt rein oder raus.«

»Alva und Thor sind dort.«

Erst jetzt schien auch Marius zu realisieren, was die Worte zu bedeuten hatten. Und er wusste sicherlich, dass es nicht leicht sein würde, mich von meinem Vorhaben abzubringen. »Sie werden dich nicht reinlassen«, versuchte er es dennoch.

Ich dachte nach. Dann traute ich mich, die Frage zu stellen. Die alles entscheidende Frage, deren Antwort alles hätte verändern können: »Kannst du herausfinden, ob die beiden unter den Toten sind?«

Mit dieser Frage krampfte mein Magen sich zusammen. Es fühlte sich an, als würde jemand versuchen, diesen auszuquetschen, wie einen nassen Waschlappen.

»Ronja. Bitte mach dich doch nicht verrückt. Es wird dafür sicherlich eine andere Erklärung geben.«

»Kannst du es herausfinden, Marius?« Mir war nicht mehr danach, irgendeine Diskussion zu führen. Ich wollte es nur noch wissen. Und zwar schnell.

»Bisher hält der PST alle Informationen diesbezüglich unter Verschluss.« Marius schien die drohende Gewissheit, die eine Antwort auf die von mir gestellte Frage mit sich bringen würde, ebenso zu bedrücken wie mich selbst. Seine Stimme und die etwas längeren Pausen zwischen den einzelnen Worten, die er sprach, ließen darauf schließen. Letztendlich sicherte er mir dann aber seine Unterstützung zu: »Okay. Okay, Ronja. Ich werde versuchen, es herauszufinden.«

»Danke Marius. Danke.« Damit beendete ich das Gespräch und legte auf.

Wenig später

Noch immer hielt ich das Handy in meiner Hand. Es war, als wäre ich für einige Minuten weggetreten. Es war, als hätte ich versucht, all dem Chaos zu entkommen, indem ich mich in eine andere Welt flüchtete.

Vergeblich.

Was ist das?

Mein Blick fiel auf einen Zettel, den mir jemand unter die Scheibenwischer geklemmt haben musste, während ich mit Nilas gesprochen hatte. Ich seufzte. Genervt. *Schon klar. Das Halteverbot.* Ich stieg aus. Lehnte mich über die geöffnete Tür und griff nach dem Zettel. Mit diesem in der Hand ließ ich mich wieder auf den Fahrersitz fallen. Zog die Tür hinter mir zu.

Klack. Lautstark fiel sie ins Schloss.

Der Zettel war gefaltet. Genau einmal. Akkurat. Ich schlug ihn auf, wie ein Buch und begann die Nachricht zu lesen, die mir handschriftlich überbracht wurde:

If your husband isn't in danger himself, he might be responsible for the disappearing and death of my friend. We should meet tonight at 10 pm. Found the street behind the museum quite nice. I try to help. So please do trust me.

Kopfschüttelnd warf ich den Zettel auf den Beifahrersitz, startete den Motor und fuhr los.

HERZEN IN FLAMMEN

Tromsø, Norwegen. 21. Juni, 07:45 Uhr

Seit Minuten kreischte die Sirene des Zutrittsalarms. Nicht alleine. Der Feueralarm hatte ebenfalls zwischenzeitlich angeschlagen. Viel zu laut für den kleinen Raum des Labors. 120 Dezibel auf nicht einmal dreißig Quadratmetern. Reflektiert von größtenteils nackten Betonwänden.

Auf einem der Monitore, die sich im Aufenthaltsraum der Forschungseinrichtung befanden, waren Elia und Leander zu sehen. Die anderen Monitore zeigten Bilder der Isolationsräume. In einem der Zimmer lag die Patientin. Sofie. Sie schien von all dem, was um sie herum geschah, nichts mitzubekommen. Sie lag auf ihrem Bett. Die Flammen hatten bereits den Großteil des Zimmers für sich vereinnahmt. Bedrohlich fauchend kroch das Feuer auf die schutzlos daliegende junge Frau zu. Wie in einem hundertjährigen Schlaf, dem Schlaf einer Prinzessin, lag sie da. Es dauerte nicht lange und die elektronischen Geräte, die ihr Überleben hatten sichern sollen, begannen im Flammenmeer unterzugehen, das sie umzingelt hatte. Die Dämpfe verschmorter Plastikteile gesellten sich zu dem erstickenden Rauch des Feuers. Dann begann auch das Bett in Flammen aufzugehen. Zunächst brannte nur das Bettlaken am Fußende. Von dort aus kroch das Feuer über Sofies Körper und hüllte diesen in seine wärmende Umarmung. Auch die Matratze begann der Hitze nicht länger standhalten zu können. Dort, wo noch vor wenigen Minuten weicher Stoff ihren Rücken gewärmt hatte, schossen nun zuckende Flammen empor. Sie war nicht bei Bewusstsein, doch zuckten ihre Gliedmaßen wild hin und her, als die Flammen sich in ihren Körper fraßen. Ihr Puls schoss in die Höhe, was auch der vor sich hin glimmende Vitaldatenmonitor neben dem Bett anzeigte. Dann öffnete sie ihren Mund. Riss diesen weit auf und schrie. Ihre Gesichtsmuskeln zuckten synchron mit den Flammen im Raum. Ihr Körper krampfte. Wie die äußerste Schicht eines Filetsteaks war auch ihre Haut binnen weniger Sekunden von einer braunen Kruste überzogen. Schlagartig schoss die Temperatur im Innersten ihres Körpers nach oben. Jetzt begannen ihre Organe von innen heraus zu garen. Kurz darauf blieb ihr Herz stehen und setzte den Qualen ein Ende. Manch einer mochte glauben, dass es Gott war, der sich ihrer nun doch noch gnädig erweisen wollte und sie zu sich holte.

Doch war es nicht so.

Auch das Zimmer, in dem Frederik festgehalten wurde, blieb nicht verschont. Er stand vor seiner Zimmertür. Schlug und trat auf diese ein. Verängstigt, gar panisch, drehte er sich immer wieder um. Schaute hinüber zu den Flammen, die auf ihn zusteuerten. Er hustete. Dann schaute er genau in die Kamera.

Seine Augen zeigten es. Er hatte Angst. Angst davor, sterben zu müssen. Angst vor dem Tod.

Es war kein schöner Tod.

Er verbrannte.

Schreiend.

Was geschehen war

»Halt! Sofort stehen bleiben«, rief Carsten, einer der beiden Polizisten, als sich zwei Männer am Eingang des Hochsicherheitsbereiches zu schaffen machten.

Einer von ihnen war Dimitrij. Der andere war Jegor. Jeder der beiden trug einen Rucksack bei sich. Sie wirkten nicht sonderlich überrascht und machten, was ihnen gesagt worden war.

Sie blieben stehen.

»Geh rüber und sieh nach, was die Kerle da machen. Ich bleibe hier und gebe dir Deckung«, wies Carsten seinen Partner an.

»Geht klar«, erwiderte dieser. Sein Name war Sverre.

»Halt dich aus der Schusslinie.«

»In Ordnung.« Mit diesen Worten verließ Sverre seine Deckung.

Er, wie auch sein Kollege, hatte hinter einem der großen Wäschewagen ausgeharrt, von wo aus der Eingangsbereich sehr gut zu überblicken gewesen war. Mit vorgehaltener Waffe ging er auf die beiden Männer zu. Er hörte einen von ihnen etwas sagen. Was, konnte er jedoch nicht verstehen.

»Auf den Boden! Sofort!«

Keiner der beiden reagierte.

»Los! Auf den Boden!«, wiederholte er seine Forderung, blieb stehen und legte an. Er konzentrierte sich auf den rechten der beiden Männer, konnte er sich schließlich darauf verlassen, dass sein Partner den anderen nicht aus den Augen lassen würde. So hatten sie es immer wieder trainiert. Eine zu schnelle Bewegung und der Typ vor ihm hätte nicht einmal mehr den Schuss wahrgenommen. Betont und mit durchdringender Stimme befahl er den beiden Männern ein weiteres Mal, sich auf den Boden zu legen. »Ich sagte sofort auf den Boden. Und zwar sofort!«

Es wäre das letzte Mal gewesen. Ohne eine weitere Warnung hätte er geschossen. Es wäre ein zielgenauer Schuss gewesen. Dieser hätte die Kniescheibe der Zielperson zertrümmert. Irreparabel. Der Schuss wäre nicht tödlich gewesen. Nur äußerst schmerzhaft. Gleiches hätte Carsten mit seinem Ziel gemacht.

Doch dazu kam es nicht.

Dimitrij und Jegor legten sich hin.

»Arme hinter den Rücken. Und ich will sie die ganze Zeit über sehen..«

Auch das taten sie. Die Situation war unter Kontrolle.

»Hey Carsten«, rief er seinem Partner zu, ohne den Blick von den beiden Männern abzuwenden. »Komm rüber und hilf mir.«

Hinter sich hörte er Schritte.

Wie erwartet.

Nur waren es nicht die Schritte seines Partners.

Es war zu spät. Das Kräfteverhältnis hatte sich in genau diesen Sekunden nachhaltig verändert. Dimitrij und Jegor waren nicht alleine gekommen. Michail war ebenfalls vor Ort. Noch bevor Sverre darüber hatte nachdenken können, spürte er das kalte Metall der scharfen Klinge, die über seine Kehle glitt. Das Blut seines Partners haftete bereits an dieser. Und das seine sollte schon bald folgen. Erst riss das Messer die Haut auf der linken Seite seines Halses auf. Durchtrennte Sehnen, Muskeln und schließlich auch die Hauptschlagader, während es ruckartig zur anderen Seite geführt wurde. Dabei drückte Sverres Gegner ihm dessen Knie ins Rückgrat und zog seinen Kopf kraftvoll nach hinten. Überdehnte sein

Genick. Halswirbel zersplitterten. Sverre begann zu röcheln. Schaum bildete sich vor seinem Mund. Eine Mischung aus Speichel und Rotze, die er durch die Nase in den Gaumen gezogen und anschließend in seiner Mundhöhle gesammelt hatte. Zitternd ließ er sein Gewehr fallen. Griff panisch an seinen Hals. In seinen Händen spürte er das warme Blut, das mit jedem Atemzug und Schlag seines Herzens weiter durch die offene Wunde herausgepresst wurde. Er versuchte zu schreien. Doch vermochte er nicht mehr als ein klägliches Gurgeln hervorzubringen. Er bekam immer weniger Luft. Das Bild vor seinen Augen begann zu verschwimmen. Die Kraft verließ ihn. Seine Knie gaben nach, doch sackte er nicht in sich zusammen. Das Gewicht seines Körpers ruhte in den Armen des Mannes, der sein Opfer noch immer fest umschlungen hielt. Blut tropfte an der Klinge des Messers hinunter und fiel zu Boden. Es war nicht viel, gemessen an der Schwere der Verletzung. Das Flimmern vor Sverres Augen wurde stärker. Er konnte kaum noch sehen, was um ihn herum geschah. Doch er spürte sehr wohl, dass sein Körper in Bewegung war. Seine Füße hatten den Halt verloren und sein Körper schien zu schweben. Dann fiel er zu Boden, wie ein Stück Vieh, das im Schlachthof von seinen Peinigern arglos niedergemetzelt worden war. Er röchelte. Zaghaft. Lag mit dem Gesicht auf dem Boden in seinem eigenen Blut, an dem er – wenn er nicht zuvor verblutete – schon bald ersticken sollte.

Michail, er hatte gerade zwei Polizisten getötet, begann damit, die Klinge seines Messers zu reinigen. Mit einem dunklen Tuch, das er immer bei sich trug. Bei dem Messer handelte es sich um eine Sonderanfertigung aus Klimovsk, die Michail sehr zu schätzen wusste. Es war ein Elf, ein besonders aufwendig gefertigtes Kampfmesser, das durch seine eher schmale Klinge, mit einseitiger Schärfung und Wellenschliff auf dessen Rücken auffiel. Der Klinge konnte so gut wie nichts widerstehen und zudem hatte sie bis zum heutigen Tag, trotz mehrmaligen Einsatzes, nichts ihrer Schärfe einbüßen müssen. Sämtliche Metallteile des Messers waren mit schwarzem Chrom überzogen. Zudem war der Griff hohl und vermochte es, zusätzliches Equipment aufzunehmen. Michail bewahrte dort KO-Tropfen auf, die jedoch nur selten zum Einsatz kamen.

Unbeirrt dessen, was gerade geschehen war, ging Michail zu Dimitrij und Jegor hinüber. Er schien zufrieden mit seiner Arbeit. Und genau das war es für ihn: ein Job, mit dem er seine Familie zu Hause versorgen konnte. Von seiner Tat zeugten nur ein paar Blutflecken auf dem grauen

Betonboden im Verbindungsgang zwischen Hubschrauberlandeplatz und Notaufnahme. Das Blut hätte von jedem beliebigen Patienten stammen können und würde mit Sicherheit keine Aufmerksamkeit erzeugen.

»Dimitrij. Hast du die Karte und den Code?«, wollte Jegor wissen.

»Ja«, gab dieser kleinlaut zu verstehen. Sein Gesicht war blass. Blasser als sonst.

»Dann mach schon. Wir haben nicht viel Zeit.«

Dimitrij, noch immer schien er erschrocken über das, was vor seinen Augen passiert war, zog eine Zugangskarte aus der Hosentasche. Diese gehörte nicht ihm, wie das Foto des Mannes verriet, das auf der Karte zu erkennen war. Der Mann auf dem Bild lächelte. Dimitrijs Miene hingegen wirkte versteinert. Er hielt die Karte vor das Lesegerät. Anschließend gab er den dazugehörigen Code über das Bedienfeld ein: 160971. Es war nicht sonderlich schwer gewesen, den Code herauszufinden; es war das Geburtsdatum dessen Frau, wie er es überall auf seinen Systemen nutzte.

»Gut. Also los, Jungs. Ich will in spätestens zehn Minuten wieder draußen im Wagen sitzen.«

»Geht klar. Wir sind soweit.«

Michail und Dimitrij nickten zustimmend.

Sorgfältig ließen die Männer die Tür hinter sich ins Schloss fallen. So konnten sie das Risiko, überrascht zu werden, deutlich verringern. Der Weg war nicht schwer zu finden. Es gab nur einen langen, tunnelähnlichen Gang, dem sie zu folgen hatten. Allesamt trugen sie dunkle, unauffällige Kleidung. Keine Kampfanzüge oder dergleichen. Doch hielt mittlerweile jeder von ihnen eine Waffe im Anschlag. Choreografisch perfekt aufeinander abgestimmt, drangen sie immer tiefer in den geheimen Trakt des Klinikums ein.

Dann war es so weit. Sie hatten ihr Ziel, den Vorraum des eigentlichen Forschungstraktes erreicht. Bis dahin war alles ruhig geblieben.

»Dimitrij, du nimmst dir das Labor vor.«

»Da.«

Anschließend wandte sich Jegor an Michail: »Du sicherst den Aufenthaltsraum, setzt die Sprinkleranlage außer Gefecht und schaltest danach die Zielpersonen in den Isolationsräumen aus.«

»Da«, bestätigte auch dieser den Befehl.

»Gut. Ich werde die Sprengsätze in der Leichenkammer platzieren. Ihr habt genau drei Minuten. Danach raus hier. Klar?«

Michail und Dimitrij antworteten synchron: »Alles klar.«

Jetzt musste es schnell gehen. Ein jeder von ihnen holte seine ABC-Schutzmaske aus seinem Rucksack und zog sie an.

Langsam näherte sich Dimitrij der Tür mit der Aufschrift Laboratorium. Ob jemand in dem Raum sein würde, konnte er nicht wissen. Er war auf alles vorbereitet. Und er war entschlossen, seinen Auftrag auszuführen. Mit nennenswerter Gegenwehr musste er jedenfalls nicht rechnen. Dimitrij griff die Türklinke. Mit seiner linken Hand. In der anderen hielt er seine Waffe. Behutsam und nahezu geräuschlos drückte er den Griff der Tür hinunter. Als er spürte, dass der Zapfen des Schlosses vollständig im Türblatt eingetaucht war, gab er der Tür einen leichten Schubs und sie öffnete sich.

Dann passierte es.

Der Alarm löste aus.

»Das ist nicht der Feueralarm«, hörte Dimitrij den Mann rufen, der mit dem Rücken zu ihm gewandt vor einem Tisch inmitten des Raumes stand. »Jemand muss eine der Sicherheitstüren geöffnet haben.«

Dann drehte dieser sich um. So wie auch die Frau, die neben ihm stand. Die beiden sahen direkt in den Lauf der Waffe, die auf sie gerichtet war. Ungläubig blickten sie drein. Dimitrij erkannte den Mann, trotz des Schutzanzuges, den dieser trug. Es war der Mann, dessen Ausweis er zuvor in einem Hotel hatte mitgehen lassen. Vor ihm standen Leander und Elia.

Leander machte eine ruckartige Bewegung – wollte sich vor Elia stellen – wobei er unbedacht das Mikroskop vom Tisch riss. Noch bevor es auf dem Boden aufschlug, löste sich der erste Schuss.

Geräuschlos.

Von dem Projektil, das seine Stirnwand durchbrach und gespickt von Knochensplittern, Hirnmasse und Blutspritzern an seinem Hinterkopf wieder austrat, hatte er selbst nichts mehr wahrnehmen können.

Gut so.

Nur die Frau neben ihm, Elia, musste es mit ansehen. Schlagartig wurde sie kreidebleich im Gesicht, als sie sah, wie Leander leblos hintenüberkippte, mit dem Hinterkopf auf die Tischplatte knallte und, geleitet von der Schwerkraft, zu Boden ging. Sie starrte ihn an. Es war nicht der erste Tote, den sie erblickte. Im Raum nebenan lagen schließlich noch weitere. Einer von ihnen lag mit aufgeschnittenem Brustkorb auf dem Seziertisch.

Mittig in dem kleinen Raum neben dem Labor. Sie selbst hatte die Öffnung des Brustkorbes mit einer kleinen Handkreissäge vollzogen. Als Nächstes, so hatte sie es vorgehabt, hätte sie dieselbe Säge benutzt, um dessen Schädelwand zu öffnen. Danach hätte sie das Gehirn des Mannes entnommen und weitere Analysen durchgeführt.

Doch dazu sollte es nicht mehr kommen.

Schreie ertönten. Es waren angsterfüllte Schreie. Ihre Schreie. Zeitgleich löste sich ein weiterer Schuss. Ebenso lautlos, wie schon zuvor.

Die Schreie verstummten und auch in ihrer Stirn klaffte ein kreisrundes Einschussloch. Wenig später lag auch sie auf dem Boden des Labors. Direkt neben Leander. Neben ihrem Ehemann. Das Blut ihrer beiden Körper vermischte sich und bildete eine große Lache.

Keine zwei Minuten später versammelten sich Jegor, Michail und Dimitrij wieder in dem kleinen Vorraum.

»Los! Raus hier, Jungs.«

»Die Isolationsräume sind noch nicht bereinigt«, gab Michail zu bedenken. »Die sind von außen verschlossen.«

»Scheiß drauf. Das erledigt sich gleich von alleine.«

Als sei nichts passiert, verließen die drei wenig später das Krankenhaus. Sie gingen schnell, aber nicht so schnell, als dass es jemandem hätte auffallen müssen. Sie gingen über den Hubschrauberlandeplatz, der etwas erhöht auf den Dächern des einstöckigen Gebäudeteils lag, vor dem sie ihren Wagen geparkt hatten.

»So. Dann wollen wir mal loslegen.« Jegor holte ein Handy aus der Tasche. Wählte eine Nummer. Diese gehörte zu einem Gerät, das als Zünder der Sprengvorrichtung diente. Jegor hatte es gemeinsam mit dieser unter einem der Tische in der Leichenkammer angebracht.

Wenig später hörten die Männer einen dumpfen Knall.

Eine Explosion.

Dimitrij zuckte zusammen. Kurz.

Dann war es vollbracht.

DIE VERABREDUNG

Kirkenes, Norwegen. 21. Juni, 21:59 Uhr

Es war kurz vor zehn. Wie verabredet fuhr ich in den Süden der Stadt. Hinter dem Museum, das seinen Besuchern die historische Entwicklung der Region bis hin zur Besetzung durch deutsche Truppen im Zweiten Weltkrieg aufzeigte, folgte ich dem kleinen, geschotterten Weg, der mich auf eine Anhöhe hinter dem Gebäude führte. Schwarzweiß gehaltene Schilder mit der Aufschrift Innkjøring forbudt wiesen darauf hin, dass die Durchfahrt unerwünscht war. Ich störte mich nicht daran.

Nun wartete ich, im Wagen sitzend, auf meine Verabredung. Mein Blind Date.

»Was mache ich überhaupt hier?«, fragte ich mich. Schüttelte den Kopf. Schaute auf die neben mir liegende 9mm. Die Waffe war geladen. Entsichert. Also jederzeit griff- und schussbereit.

Im Rückspiegel entdeckte ich ein Auto. Langsam kam es näher. Ich sah es nicht nur, sondern hörte es auch. Der Wagen kam zum Stehen. Ich atmete tief durch, griff meine Pistole und öffnete die Tür. Ich stieg aus. Gleiches machte auch die Fahrerin, ja, es war eine Frau, des anderen Wagens. In respektvollem Abstand standen wir uns gegenüber. Musterten einander.

»What do you want to tell me?«, fragte ich schließlich, ohne viel Zeit verstreichen zu lassen. War aufgrund der englischsprachigen Nachricht, die ich erhalten hatte, auch direkt dabei geblieben und hatte es erst gar nicht mit Norwegisch versucht. »Was weißt du über meinen Mann und meine Tochter?«

»Ähm«, entgegnete die mir gegenüberstehende Frau und hielt inne. Sie wirkte unentschlossen. Vielleicht aber auch einfach nur unsicher.

»Was willst du dann jetzt von mir?«

»Ich hatte gehofft, dass …«

»Wie heißt du eigentlich?«

»Nadja.«

»Einfach nur Nadja?«

»Ja. Einfach nur Nadja.«

»Gut. Also Nadja.« Ich runzelte die Stirn.

Die Frau, diese Nadja, sprach mit einem deutlichen Akzent. Sie war Russin. Unverkennbar.

»Also Nadja? Was willst du von mir?«

»Ähm … es geht um deinen Mann. Du bist doch die Frau von Thor Lund. Nicht wahr?«

»Ja. Was weißt du über ihn?«

»Leider nicht sonderlich viel.«

»Na toll.« Genervt trat ich einen vor mir liegenden Stein weg und schaute ihm hinterher, wie er, ohne ein Geräusch zu machen, zwischen den Sträuchern verschwand.

»Er wollte sich mit meinem Freund treffen. In Moskau. Er hatte etwas für ihn …«

Ich unterbrach sie. »Moskau? Was wollte er in Moskau? Weißt du etwa doch, wo er ist?«

Diese Nadja sah mich mit ihren großen, rehbraunen Augen an. Schüttelte zaghaft mit dem Kopf. Eine Haarsträhne fiel ihr dabei ins Gesicht. Keck pustete sie diese weg. Dann fragte sie: »Er ist also verschwunden?«

Das ist ja super! Jetzt stellst du mir die Fragen und erwartest von mir die Antworten? Gut. Vielleicht hilft es ja doch noch irgendwie. »Ja. Er ist verschwunden.«

»Wann?«

»Vor einigen Tagen. Wann genau es passiert ist, weiß ich leider nicht.«

»Darf ich dir etwas zeigen?«

»Darum sind wir hier. Richtig?« Ich lächelte. Versuchte fortan, den Zynismus in meiner Stimme unter Kontrolle zu halten.

»Ähm … ja. Natürlich.« Auch Nadja lächelte. Die Anspannung, die ihr noch wenige Minuten zuvor ins Gesicht gezwungen worden war, schien plötzlich wie weggeweht.

Durch die offene Wagentür beugte sie sich ins Innere dessen. Reflexartig griff ich zu meiner Pistole. Auch wenn sie mir sympathisch und aufrichtig erschien, beäugte ich die junge Frau noch immer mit einer gewissen Skepsis. Eine falsche Bewegung und ich hätte die Pistole im Anschlag gehalten. *Was weiß sie?*

Zitternd hielt ich die Zettel in meinen Händen, die sie mir gegeben hatte. Schnell war mir klar, dass sie etwas mit Thors Verschwinden zu tun haben mussten. Und somit auch mit dem von Alva.

Ich ärgerte mich.

Innerlich.

Wieso habe ich nicht daran gedacht? Dieses verdammte Notebook. Ich bin so doof!

23:22 DerBotschafter:	Bist du da?
00:08 WIKINGER:	Ja.
00:08 DerBotschafter:	Bist du bereit?
00:09 WIKINGER:	Ja. Wie verabredet.
00:09 DerBotschafter:	Noch kannst du aussteigen. Überlege es dir also gut.
00:09 WIKINGER:	Ich habe es mir überlegt. Es ist alles vorbereitet. Wann treffen wir uns?
00:10 DerBotschafter:	Komm in zwei Tagen nach Moskau.
00:11 WIKINGER:	Nach Moskau?
00:11 DerBotschafter:	Ja. Ist das ein Problem?
00:11 WIKINGER:	Nein. Kein Problem. Wo treffen wir uns?
00:11 DerBotschafter:	Ich schicke dir ein Foto des Ortes, an dem wir uns treffen.
00:12 DerBotschafter:	>eingebundene Bilddatei<
00:14 WIKINGER:	Und woher soll ich nun wissen, wo das ist? Ich habe echt keine Ahnung.
00:14 DerBotschafter:	Du hast zuvor eine Anschrift bekommen. Der Ort auf dem Foto ist zu Fuß genau 346 Meter entfernt. Den Rest findest du mit jeder Karten-App selbst heraus. Mehr kann ich hier nicht sagen.
00:15 WIKINGER:	Okay. Wann?

00:15	DerBotschafter:	Punkt 0300. Ich werde nur 10 Minuten in dem Zimmer der oberen Etage warten. Danach gehe ich.
00:16	WIKINGER:	Welches Zimmer?
00:16	DerBotschafter:	Es wird nur eines offen sein. Die anderen Türen sind alle verschlossen. Du wirst es also finden.
00:16	WIKINGER:	Okay.
00:16	DerBotschafter:	Sei pünktlich. Und pass auf, dass dir niemand folgt. Solltest du Zweifel daran haben, mach dich vom Acker und warte, bis ich dich kontaktiere.
00:19	WIKINGER:	Wie erkenne ich dich eigentlich?
00:19	DerBotschafter:	Ich weiß, wie du aussiehst.
00:19	WIKINGER:	Woher?
00:20	DerBotschafter:	Deine Kamera ist nicht abgeklebt.
00:20	WIKINGER:	Arschloch
00:20	Der Botschafter:	Bleib cool. Wenn die Sache durch ist, interessiert sich schon bald keiner mehr für dich.
00:21	WIKINGER:	Schon gut. Wie wird es danach weitergehen?
00:21	DerBotschafter:	Du musst lediglich machen, was besprochen war. Der Rest erledigt sich quasi von alleine.
00:21	WIKINGER:	Und mein Geld?
00:22	DerBotschafter:	Das bekommst du. Keine Sorge.
00:22	WIKINGER:	50.000,- US-Dollars. Wie abgemacht. Klar?
00:23	DerBotschafter:	Wie abgemacht. Erledigst du deinen Teil, dann erledigen wir unseren.
00:23	WIKINGER:	Gut.
00:23	DerBotschafter:	Noch Fragen?
00:23	Wikinger:	Nein.
00:24	DerBotschafter:	Sicher? Es wird vor unserem Treffen keinerlei Kontakt mehr geben.
00:25	WIKINGER:	Alles gut.

00:25 DerBotschafter verlässt den Raum

00:27 WIKINGER verlässt der Raum

»Was ist das?«, fragte ich. Ebenso wie meine Hände, zitterte auch meine Stimme. Ich holte tief Luft. »Worum geht es hier überhaupt?«

»Um Informationen.«

»Was für Informationen?«

»Illegale Konten. Firmenkonstrukte, die zur Geldwäsche genutzt werden. Hier in Norwegen. In Kirkenes. Und es geht um ranghohe Offiziere Russlands. Den Kreml und …«

»Was hat Thor damit zu tun?«

»Er hatte offensichtlich Informationen diesbezüglich. Hatte sie meinem Freund zum Kauf angeboten, aber dann ist …«

»Und wo ist er jetzt?« Ich wiederholte mich. Hatte ihr ein und dieselbe Frage nun schon mehrere Male gestellt und so konnte ich auch ihre Antwort vorhersehen: Keine Ahnung.

Und so war es dann auch. Zaghaft sagte sie: »Keine Ahnung. Deswegen bin ich hier.«

»Das verstehe ich nicht. Wieso suchst du nach ihm?«

»Vielleicht ist er untergetaucht, nachdem …«

»Nachdem was?«

Nadja seufzte. Holte tief Luft. »Die Übergabe hat nicht stattgefunden. Jedenfalls nicht …«

Wieder unterbrach ich sie. Eine schlechte Angewohnheit von mir, doch wollte ich sie mir nicht so spontan abgewöhnen. Zumindest nicht in diesem einen Moment. »Was soll das bedeuten?«

»Wladimir ist tot. Sie haben meinen Freund getötet. Getötet!«

»Getötet?« *Fuck! Was hat Thor nur gemacht?*

»Ja. Und das alles vermutlich nur wegen dieser Unterlagen, die dein Mann ihm versprochen hatte.«

»Wer war es? Wer hat ihn getötet?«

»Vielleicht der russische Geheimdienst. Vielleicht irgendwelche Auftrags-Killer, die der Kreml auf ihn angesetzt hatte. Das ist aber jetzt auch egal. Ich muss herausfinden, was passiert ist.«

»Und wie soll ich dir dabei helfen?«

Sie wandte ihren Blick von mir ab. Senkte diesen. Stocherte mit der Spitze ihrer Sneakers im staubigen Boden herum. »Entweder wurde dein Mann daran gehindert, nach Moskau zu reisen, oder aber er hat es sich anders überlegt … vielleicht sogar von Beginn an anders geplant.«

»Geplant? Was soll Thor geplant haben?«

»Vielleicht arbeitet er für den FSB. Hat er vielleicht irgendetwas darüber erzählt?«

Thor? Geheimdienst? Nein. Garantiert nicht. Ich schüttelte den Kopf. Versuchte die Unsicherheit zu überlagern, die ich in mir trug, indem ich schnell und entschlossen antwortete: »Nein.« *Was hat dieser verfluchte Idiot gemacht?*

Diese Nadja war also auf der Suche nach Unterlagen. Unterlagen, die Thor ihrem Freund zum Kauf angeboten hatte. Ich wusste nichts von diesen Unterlagen. Konnte nicht mehr, als ihr zuzusichern, dass ich mich zu Hause umsehen würde.

Und damit trennten sich unsere Wege an diesem Abend. Ich hatte ihre Telefonnummer. Und sie die meine.

MÜLL

Kirkenes, Norwegen. 21. Juni, 23:09 Uhr

Ich stand zu Hause in der Küche. Stützte mich mit beiden Händen auf den Esstisch. Mein Kopf, nach vorne gesenkt, ruhte auf meinem Brustbein.

»Wo ist dieses verdammte Notebook?«, murmelte ich. Hatte bereits das komplette Haus auf den Kopf gestellt, es aber nicht finden können. »Was hat er gemacht? Verdammte Scheiße.« Ich schlug mit der geballten Faust auf den Tisch.

Energisch.

Wütend.

Resigniert.

Ich richtete mich auf. Drehte mich um.

Laut schlug das, unachtsam von mir zu Boden geworfene Glas auf. Zersplitterte in all seine Einzelteile, die wie kleine Diamanten umherflogen.

»Scheiße!«, fluchte ich lautstark. »Was für ein elender Mist.« Ich versuchte nicht, meine Stimme zu zügeln. Hatte schließlich keinen Grund dazu. Ich war alleine, was mir in diesem Moment noch einmal richtig bewusst wurde.

Tränen benetzten die Hornhaut meiner Augen, die im Lichtschein der tief stehenden Sonne funkelten. Unten, im Küchenschrank unter dem Spülbecken, bewahrte ich einen Handfeger auf. Kurz überlegte ich noch, ob ich die Glasscherben nicht einfach liegen lassen sollte. Doch entschied ich mich anders. Holte den Handfeger und kehrte die Scherben zu einem kleinen Haufen zusammen. Dann schob ich diesen auf das Kehrblech.

Draußen vor dem Haus standen die Mülltonnen. Mit dem Kehrblech in der einen Hand und dem Handfeger unter die Achsel geklemmt, hob ich mit der noch freien Hand den Deckel an. Im nächsten Moment fielen die Scherben hinein. Ich schaute ihnen hinterher. Die Mülltonne war bereits bis oben hin gefüllt. Gerade als ich den Deckel wieder schließen wollte, fiel mein Blick auf ein Papierstück. Unachtsam zusammengeknüllt.

Die Handschrift! Es war Thors Handschrift. Er schrieb gerne mit einem Füllfederhalter und schwarzer Tinte. Hätte ich nicht genau hingesehen, wäre es mir entgangen. Ich nahm das zusammengeknüllte Blatt und ging wieder zurück nach drinnen.

Ich saß auf dem Sessel, der in der Ecke unseres Wohnzimmers stand. Direkt neben der großen Pflanze, der Strelitzie, die bereits eine Höhe von mehr als zwei Metern erreicht hatte. In der einen Hand hielt ich ein rosa schimmerndes Kristallglas, das bis zur Hälfte gefüllt war. Auf dem Beistelltisch, den ich erst kurz vor Antritt des Trainings in Rena gekauft und leicht versetzt vor dem Sessel platziert hatte, stand die dazugehörige Flasche. Auf dem Etikett in großen Buchstaben zu lesen: ARESOLVET HELT KLAR. Es war ein Schnaps mit gut 40% Alkoholanteil. Dieser, wie nahezu alle Aquavits, gehörte zu den beliebtesten Spirituosen im Land. Ansonsten standen Milch und Kaffee in Norwegen hoch im Kurs. Ich hatte beidem allerdings noch nie sonderlich viel abgewinnen können.

In meiner anderen Hand hielt ich den Brief. Thors Brief. Oder zumindest das, was einmal ein Brief hätte werden sollen. Ich starrte ins Leere und trank immer wieder einen Schluck aus dem schweren Kristallglas in meiner Hand. In Gedanken versunken betrachtete ich die Strelitzie neben mir. Ich erinnerte mich daran, wie überglücklich Alva mich eines Morgens geweckt hatte, nachdem sie zwischen den großen Blättern eine wunderschöne Blüte entdeckt hatte. Auch ich war überrascht gewesen, hatte ich zu diesem Zeitpunkt selbst nicht gewusst, dass die Pflanze, die ich wegen ihrer großen Blätter im Supermarkt gekauft hatte, solch wundervolle Blüten tragen würde. Nach kurzer Suche im Internet hatte ich herausgefunden, dass die Pflanze auch Paradiesvogelblume genannt wurde. Beim Anblick der Blüte erschien dies recht plausibel, glich sie doch dem Profil eines Vogels, der einen glamourösen Haarkamm trug.

Das kann doch nicht wahr sein, sagte ich wieder und wieder zu mir selbst. Ohne dass sich meine Lippen dabei bewegten. *Das kann doch alles nicht sein.* Die Muskelspannung wich aus meinen Fingern. Schlagartig. Das Glas, samt Inhalt, fiel zu Boden. Der dumpfe Schlag, mit dem das Glas aufschlug, ließ mich nicht einmal zusammenzucken. Der Geruch des

Aquavits, der sich soeben über dem geölten Eichenboden ergossen hatte, kroch durch die Luft und erfüllte schon bald vollständig den Raum. Ich atmete tief ein. Genoss die Nuancen von Anis und Kümmel, die meine Sinne betäubten.

All das zog an meinem geistigen Auge vorbei, als sei ich in einem Traum gefangen und dazu verdammt zuzusehen, wie das Leben um mich herum verging. Und dazu die Bilder des immer schwächer werdenden Lachens meiner Tochter.

Wenig später stand ich im Bad. Meine Augen brannten. Ich rieb mir mit der flachen Hand übers Gesicht. Auch hatte ich Kopfschmerzen. Ich war völlig übernächtigt. Meine Jeans und das Shirt hatte ich über den Handtuchhalter neben der Dusche geworfen. Unachtsam. So wie ich es immer machte. Ich betrachtete mein Spiegelbild. Fixierte es regelrecht. Meine Haut war blass. Meine Augenringe fand ich genau dort vor, wo sie sich offensichtlich nur zu wohl fühlten. Es war das Bild einer erschöpften Frau, welches ich nur zu gut kannte. Doch war in dieser Nacht irgendetwas anders. Ich brauchte einige Zeit, um zu sehen, was es war. Es war mein Blick. Ich selbst wäre diesem nur zu gerne ausgewichen. Er war kalt. Leer. Von Traurigkeit erfüllt. Doch kam es mir vor, als würden meine Augen das erste Mal überhaupt mein wahres Ich, mein Innerstes offenbaren.

Erschöpft ließ ich mich wenig später auf mein Bett fallen, tastete nach dem Lichtschalter am Nachttisch und kuschelte mich, nachdem ich das Licht erfolgreich gelöscht hatte, tief in die flauschige Bettdecke. Noch immer versuchte ich die Gedanken in meinem Kopf zu sortieren. Wusste nicht, was Thor mir mit diesem Brief eigentlich hatte sagen wollen.

DER BRIEF

~~Liebe Ronja,~~ Geliebte Ronja,

~~mit diesem Brief möchte ich mich bei Dir entschuldigen.~~ Ich ~~möchte nicht~~ kann nicht verlangen, dass Du mich verstehst. Ich wollte das Richtige tun. Und es war richtig, es zu tun. Ich weiß es. ~~Ohne Finn , meinem Chef ,~~ Ich habe die Informationen an die richtigen Leute weitergegeben. Was sie damit machen? Ob sie etwas damit machen? Ich kann es nur hoffen. ~~Es macht aus mir keinen besseren Menschen. Dafür ist meine Schuld zu groß.~~

Leider kämpft man Kriege nur selten an einer einzigen Front. Ich habe mich mit dem Teufel eingelassen. Wollte ~~mich~~ uns finanziell absichern. ~~Hätte nie gedacht, dass er~~ Anfänglich war alles nicht so wild. Ich habe nur ~~für ihn~~ ein paar Pakete für ihn ausgeliefert. ~~Wusste, dass es nicht richtig war, aber er hat gut dafür gezahlt.~~ ~~Und er ist doch~~ Bis zu diesem einen Tag. ~~Die Mädchen~~ Dieser Scheiß hat mich verändert. Ich selbst habe es gemerkt. Ich selbst schäme mich. Kann nicht mehr in den Spiegel schauen, ohne zu heulen. Leider habe ich Fehler gemacht. Fehler, die ich in meinem restlichen Leben nicht wieder gut machen kann. ~~Ich dachte, er würde mir helfen, doch~~

FUCK! FUCK! FUCK! FUCK! FUCK! FUCK!

KEIN MORD BLEIBT UNENTDECKT

Nahe Kirkenes, Norwegen. 22. Juni, 00:32 Uhr

Pete war im Einsatz. Mit eingeschaltetem Blaulicht folgte er der E6. Weit fahren musste er nicht. Kurz nachdem er Kirkenes verlassen hatte, konnte er zu seiner Linken den am Straßenrand geparkten Wagen, einen alten T3-Bus sehen. Grün. Mit einem weißen Aufstelldach. Es war offensichtlich der Bus derer, die den Notruf gewählt hatten. Touristen, wie Pete mit Blick auf das Kennzeichen des VWs feststellte: AC T 3333. Das D innerhalb des Sternkreises stand als Länderkürzel für Deutschland.

»Ach du heilige Mutter Gottes.«

Was er sah, hatte keinerlei Gemeinsamkeit mit der heiligen Maria. Im Gegenteil. Hier schien der Teufel höchstpersönlich seine Finger im Spiel gehabt zu haben.

Eine Frau.

Nackt.

Tot.

Um ihren Hals ein Kabelbinder. Fester zuziehen ließ dieser sich nicht mehr. Die darunterliegende Haut quoll an den Seiten hervor. Blut ran ihren Hals herunter. Ihr Gesicht war kreidebleich. Der Mund der Frau war weit aufgerissen. Kurz vor ihrem Tod muss sie ihn in Hoffnung auf einen letzten Atemzug geöffnet haben. Ihr Blick wirkte immer noch lebendig. Mit weit geöffneten Augen schien sie Pete anzustarren. Erfüllt von Angst und Verzweiflung. Vermutlich galt der Blick ihrem Mörder, als der sie zum Sterben hier zurückgelassen hatte.

Sie war hübsch, dachte Pete. Er schaute die Frau an. *Älter als dreißig wird sie nicht gewesen sein. Eine Schande.* »Scheiße. Das ist absolute Scheiße.«

Unweit der Stelle, an der die Leiche gefunden worden war, lag eine Handtasche. Ebenso achtlos entsorgt, wie die Leiche selbst. Von der Straße aus gut sichtbar. In dieser das Portemonnaie der Frau.

Und ihr Ausweis.

Wenig später hielt Pete den Ausweis in der Hand. Nun hatte die Tote einen Namen: Nadeschda Saizew.

TEIL 5

Wieso können wir nicht sehen, was wir nicht wissen?

ZIELPERSON LOKALISIERT

Nahe Bugøynes, Norwegen. 22. Juni, 04:32 Uhr

Ein starker Regenschauer ließ die Wasseroberfläche des Fjordes schäumen, als würden Abermillionen kleiner Fische dafür verantwortlich sein. Ansonsten war das Meer an diesem frühen Morgen ausgesprochen ruhig. Die beiden Männer, Dimitrij und Michail, sprachen kein Wort. Der Müdigkeit trotzten sie dank diverser Pillen, die sie davon abhielten, in einen tiefen Schlaf zu fallen. Nicht zuletzt aufgrund der logistischen Herausforderungen war die Operation mit ihren weit auseinanderliegenden Einsatzorten eine Gratwanderung.

Michail manövrierte das Boot dem Ziel entgegen. Dicht am Ufer und vorbei an scharfkantigen Steinen, die heimtückisch unter der Wasseroberfläche lauerten. Für Michail, er wusste genau, was er zu tun hatte, war es Routine, und so steuerte er das Boot geschickt durch den Parcours. Ihr Ziel lag nur noch wenige hundert Meter entfernt vor ihnen. Eine kleine Hütte, die einsam und verloren inmitten unwegsamen Geländes lag. Mit dem Boot hatte es von ihrem provisorisch errichteten Stützpunkt in der kleinen Bucht auf der Insel Kjelmøya keine vierzig Minuten gedauert. Zudem war das Boot ideal für den geplanten Transport geeignet und die Gefahr entdeckt zu werden war um einiges geringer als auf dem Landweg.

»*My priyekhali*«, sagte Dimitrij. »Da vorne ist es.« Er zeigte auf die nächste Biegung, die der Fjord vor ihnen machte.

»*Da.*« Michail nickte und ließ das Boot sogleich langsamer werden.

Kurz darauf setzte das Schlauchboot auf der Sandbank auf. Die Hütte konnten sie von dort aus nicht sehen, doch wussten sie genau, wo sie hinmussten. Jeden Schritt hatten sie in ihre Planung akribisch vorbereitet.

Michail wandte sich Dimitrij zu. Er streckte ihm eine Maschinenpistole, eine russische PP2000 entgegen. Auch Michail selbst hatte eine solche, mit einem Tragegurt befestigt, um seine rechte Schulter hängen. Beide Waffen waren mit einem Laser zur Zielerfassung und einem taktischen Licht ausgestattet, das dazu dienen sollte, ihre Gegner zu blenden. Nachts um einiges effektiver, aber dank der hohen Leuchtkraft auch am Tage nicht völlig nutzlos.

»Hast du die Trage und den Leichensack geprüft?«, fragte Michail.

»Ja. Alles funktioniert und ist an seinem Platz.«

»Gut. Also noch einmal. Wir gehen da jetzt rein und schnappen uns die Leiche. Dann sofort zurück zum Boot. Jegor sollte bis dahin alles für die Abreise vorbereitet haben.«

»Geht klar.«

»Sobald wir die Gasmasken aufgesetzt haben, werden wir sie erst wieder absetzen, nachdem wir die Desinfektion im Lager durchgeführt haben. Verstanden?«

»Da. Ponyal«, bestätigte Dimitrij. Entschlossen zog er die Gasmaske über sein Gesicht und vergewisserte sich, dass diese auch richtig funktionierte. »Ich bin bereit«, hauchte er Michail entgegen. Durch die Maske und den integrierten Filter, klang seine Stimme blechern. Es war ein surreal anmutendes Bild. Einerseits eine schier endlos wirkende, idyllische Landschaft. Andererseits die beiden Männer, die in Schutzanzüge gehüllt, gerade dabei waren, ihr Boot zu verlassen.

An der Hütte angekommen, legten sie die mitgeführte Trage ab und legten stattdessen ihre Waffen an. Die roten Punkte ihrer Laserpointer zuckten nervös über den Boden, während sie sich der Hütte in leicht nach vorne gebeugter Haltung näherten. Michail signalisierte Dimitrij er solle die Umgebung absichern. Er hingegen schlich sich bis zum Eingang vor. Um sie herum schien alles ruhig zu sein. Lediglich ein paar Schafe blökten ungeachtet des Regens entspannt vor sich hin und die Grashalme raschelten unter der Last der Wassertropfen.

Wenig später betraten sie die Hütte. Fliegen. Alles war überzogen mit Fliegen. Die Zielperson lag auf dem Bauch über das Bett gelehnt, als hätte sie noch versucht, sich hinzulegen. Im Nacken des Mannes waren deutlich die eiternden Wunden zu erkennen, aus denen Wundsekret auslief.

Dimitrij schaute sich aufmerksam um. Der Lauf seiner Waffe folgte seinem Blick. »Hey. Sieh nur. Die Schuhe.«

Auch Michail hatte sie gesehen. »Mist. Der Kerl war nicht alleine hier. Die Schuhe gehören einem Kind. Fuck, fuck, fuck.«

Die Schafe wurden unruhig. Ihr Blöken lauter als zuvor. Dimitrij und Michail sahen sich an. Dann stürmte Dimitrij aus der Hütte.

»Stoyat!« Sein Schrei übertünchte die Töne der Natur. Klang dumpf, was der Gasmaske geschuldet war, die er noch immer trug.

Er legte an. Sah sein Ziel im Fadenkreuz der Zielvorrichtung. Er legte seinen Finger um den Abzug seiner Maschinenpistole.

VERWIRRUNG

E6 / Fv355 Bugøynes, Norwegen. 22. Juni, 06:03 Uhr

Wann er das letzte Mal richtig geschlafen hatte, konnte Eirik nicht sagen. Nach der ganzen Hektik war er nicht mehr zur Ruhe gekommen. Er hatte es versucht.

Vergeblich.

Wach hatte er die Nacht auf seinem Bett verbracht. Um das ständige Tageslicht gänzlich ausblenden zu können, trug er, wie auch alle anderen in dem Zelt, eine Schlafmaske. Half diese zwar dabei, abschalten zu können, blieb die Problematik rund um diese verdammten Feldbetten bestehen. Die Dinger waren einfach unbequem. Egal, wie er sich drehte. Nach wenigen Minuten drückten die Stahlfedern durch die viel zu dünne Matratze. Jedes Mal, wenn sich jemand auf seinem Bett umdrehte, ertönte dieses elende Quietschen. Gefühlt geschah dies immer in dem einen Moment, in dem Eirik gerade hatte einschlafen können. Da half es auch nicht, dass die einzelnen Schlafbereiche mit Sichtschutz voneinander abgetrennt waren. Privatsphäre war in den letzten Tagen schlichtweg nicht gegeben. Schlafmangel und eine deutlich verminderte Konzentrationsfähigkeit waren die Folgen. Im Ergebnis: ein Teufelskreis immer länger werdender Diskussionen, die sich allesamt im Leeren verliefen.

Seine Gedanken kreisten um all das, was passiert war. Ungeordnet. Wirr.

Was war da in Tromsø nur los? Mist? Wer schlachtet ohne Skrupel Polizisten ab? Fuck! Wann hat das alles ein Ende? Fängt es vielleicht gerade erst richtig an? War es doch ein Terroranschlag? Aber wer wäre in der Lage, etwas derartiges zu tun? Und wieso? Wieso hier und nicht in einer Stadt wie Oslo? Wer wusste von unserem Labor? Und wer wäre in der Lage, dort einzudringen? Wie haben sie das nur gemacht? Und wieso?

Für Eirik war es an der Zeit aufzustehen, bevor ihn seine Gedanken noch näher an den Rand des Wahnsinns hätten treiben können. Leise, insofern dies überhaupt möglich war, rollte er sich aus dem Bett, richtete sich auf und ging hinüber zu seinen Sachen, die er über einen kleinen Stuhl gelegt hatte. Er zog seine Hose und die Schuhe an. Danach sein Hemd. Nachdenklich schloss er einen Knopf nach dem anderen. Angefangen hatte er oben. Den ersten Knopf hatte er dabei ausgelassen. Das Hemd war nicht sonderlich stark geknautscht, doch zeugte der gelb angelaufene Kragen davon, dass Eirik es bereits längere Zeit trug.

Er verließ das Zelt. Die Luft war frisch, doch dank der Sonnenstrahlen, die auf sein Gesicht fielen, fühlte sie sich viel wärmer an, als sie tatsächlich war. Eirik ging hinüber zur Straße, wo er einen der Wachleute antraf.

»Guten Morgen«, begrüßte dieser ihn.

»Morgen«, erwiderte Eirik, nickte freundlich und ging an ihm vorbei.

Eirik ging einfach nur geradeaus. Folgte der Straße. Wollte noch ein paar Minuten Ruhe haben.

Plötzlich zuckte er zusammen.

Ein lauter Knall.

Ein Schuss.

Eirik schaute sich um. Konnte nichts sehen. Als er daraufhin zu den Zelten zurückkehrte, herrschte dort reges Treiben. »Was ist passiert?«

SIE RANNTE UND RANNTE

Nahe Bugøynes, Norwegen. 22. Juni, 04:43 Uhr

Es war früh am Morgen. Gefühlt noch mitten in der Nacht. Sie rannte um ihr Leben. Eine schier unbeschreibliche Angst hatte die Kontrolle über ihren Körper an sich gerissen.

Panische Angst.

Ihre Finger, die Finger ihrer linken Hand krampften. Zwischen diesen ein Kuscheltier. Ein kleiner Hund mit langen Schlappohren, den sie nicht gewillt war zurückzulassen. Tränen kullerten ihre Wangen hinunter. Fielen gemeinsam mit den Regentropfen zu Boden, wo sie an den Grashalmen hängen blieben. Wie Tautropfen am Morgen.

Die Schafe blökten aufgebracht. Fühlten sich von der, durch das Mädchen verströmten Hektik, in ihrer Ruhe gestört. Sie drehte sich nicht um. Versuchte, all das hinter sich zu lassen. Sie lief. So schnell sie nur konnte. Sie rannte. So schnell, wie es ihre dünnen Beine zuließen. Den Hügel hinauf. Weg vom Fjord. Weg von der Hütte, in der sie die letzten Tage verbracht hatte. Die weichen Grashalme kitzelten ihre Fußsohlen. Ein Gefühl, das sie mochte. Gerne hätte sie sich diesem hingegeben. Gerne hätte sie den Moment genossen. Doch war es ihr nicht vergönnt, innehalten zu können.

Plötzlich zuckte sie erschrocken zusammen. Duckte sich reflexartig.

»Stoyat!«, hörte sie eine gedämpfte Stimme hinter sich, die klang, als würde sie aus einem alten Lautsprecher kommen.

Sie blieb nicht stehen. Auch wurde sie nicht langsamer.

Nichts passierte.

Und dann schien sie es geschafft zu haben. Sie hatte den schützenden Waldrand erreicht. Sie drehte sich um. Konnte niemanden sehen. Sie zitterte. Ihr Körper bebte, als habe ein gewaltiger Schlag sie getroffen. Sie ignorierte das Gefühl. Sie lief weiter. Setzte einen Fuß vor den anderen. Immer wieder und wieder. Kleine spitze Steine und Dornen bohrten sich in die zarte Haut ihrer Füße. Die Schmerzen spürte sie nicht. Das Adrenalin, das ihr Körper ausgeschüttet hatte, sorgte dafür, dass ihre Sinne sich auf das konzentrierten, was ihr Überleben sichern sollte. Die Schmerzimpulse blieben aus. Drangen nicht zu ihrem Gehirn vor. Blut. Dennoch floss Blut. Schon nach kurzer Zeit sahen ihre Füße aus, als wäre sie durch schwarze Farbe gelaufen. Es war ihr Blut, das gefärbt vom Dreck des Waldbodens, schwarz wie Pech geworden war.

22. Juni. 06:19 Uhr

Sie keuchte vor Erschöpfung. Ihre Kehle brannte. Ein jeder ihrer Muskeln stand kurz davor, schon bald in Stücke gerissen zu werden. Wie Feuer brannte ihre Haut. Glühte deutlich sichtbar. Ihre Haare, ebenso wie ihre Kleidung, völlig durchnässt.

Sie zitterte. Schluchzte vor Verzweiflung. Ihre Schritte wurden immer kleiner.

»Halt! Stehen bleiben!«

Ein Mann.

Seine Stimme klang bedrohlich.

Erschrocken blickte sie auf. Blieb stehen, wie von ihr gefordert. Der Mann, der vor ihr auftauchte, trug eine Sturmhaube. Er richtete seine Maschinenpistole auf sie. Die Tatsache, dass sie noch ein Kind war, hielt ihn nicht davon ab. Mit weit aufgerissenen Augen starrte sie ihn an. »Bit… bitte … ich …« Sie stotterte nur so vor sich hin. »Da … ich … bitte …« Sie vermochte es nicht, ihre Gedanken in Worte zu fassen.

Der Mann kam einen Schritt auf sie zu. Streckte seine Hand nach ihr aus, während der Lauf seiner Maschinenpistole, weiterhin jeder ihrer Bewegungen folgte.

Sie schrie.

Schlug um sich.

Dann rannte sie wieder los. Ihr kleines Herz pochte. Raste, wie sie es noch nie zuvor gespürt hatte.

»Ich sagte, sofort stehen bleiben!«, wiederholte der Mann seine Forderung.

Doch sie blieb nicht stehen. Rannte an ihm vorbei. Der Mann reagierte. Drehte sich um. Legte an. Er zögerte. Jedoch nur für den Bruchteil einer Sekunde.

Dann geschah es.

Er schoss.

Ihr Schrei kroch über die weite Hügellandschaft, von der sie umgeben war. Ihre Beine verdrehten sich. Einer ihrer Füße bohrte sich in den Boden. Zwang sie in die Knie. Sie sackte in sich zusammen. Schlug hart auf dem, mit Gras bedeckten Boden auf und blieb regungslos liegen.

EIN VERWIRRENDER TAG BEGINNT

Kirkenes, Norwegen. 22. Juni, 08:02 Uhr

Diese Nadja. Der Brief. Thor? Gottverdammte Scheiße. »Fuck, fuck, fuck!« *Was hat er gemacht? Was hat dieser Idiot nur gemacht?*

Ich bog von der E6 in eine kleine Seitenstraße ab. Ich befand mich nun direkt im Zentrum, dem kleinen, beschaulichen Stadtkern von Kirkenes. Ich bremste ab, als ich die Kreuzung erreichte, an der links von mir das Barents-Sekretariat lag, von wo aus das ein oder andere weitreichende und zudem grenzüberschreitende Wirtschafts- oder auch Umweltprojekt administrativ betreut wurde. Ich bog rechts ab. Fuhr auf den großen Parkplatz und stellte den Wagen in eine der freien Lücken. Ich stieg aus und ging zurück zur Straße. Dort blieb ich stehen. Schaute zuerst nach links, dann nach rechts. Ich vergewisserte mich, dass kein Auto kam und wechselte auf die gegenüberliegende Straßenseite. Auch das russische Generalkonsulat lag in der Nähe. Es war also nicht verwunderlich, dass Xentis, eine norwegisch-russische Firma, unter der Beteiligungen aus diversen Bereichen der Schwermetallindustrie und Energiewirtschaft konsolidiert wurden, sich für eben diesen Standort seines regionalen Ablegers entschieden hatte. Eröffnet hatte man ihn vor einigen Jahren. Thor arbeitete dort. Ich selbst hatte ihn bereits einige Male in seinem Büro besucht. Immer dann, wenn es sich einrichten ließ. Um gemeinsam die Pausen zu verbringen. Beim Mittagessen. Doch hatten wir irgendwann damit aufgehört. An das letzte gemeinsame Mittagessen konnte ich mich nicht einmal mehr erinnern. Wieso es dazu gekommen war, dass wir damit aufgehört hatten, konnte ich ebenso wenig sagen. Es war einfach passiert. Und ich hatte es zugelassen.

Ich ging geradewegs auf den Empfang zu, der sich seitlich von der großen Drehtür im Erdgeschoss des Gebäudes befand. Ich wusste nicht so recht, was ich mir von diesem Besuch erhoffte. Doch wollte ich nichts unversucht lassen. Und Thors Brief war diesbezüglich unmissverständlich: Sein Chef, dieser Finn, musste etwas wissen.

»Ich bin wegen meines Mannes hier. Thor Lund. Ich möchte Finn, seinen Chef sprechen«, gab ich hektisch und ungeachtet jeder Höflichkeitsfloskel zu verstehen, als ich vor den Tresen trat.

Die Frau, sie war etwas älter als ich selbst, sah mich missmutig an, was nichts anderes als eine direkte Reaktion auf mein Verhalten war. So viel stand fest.

»Entschuldigung? Wen willst du sprechen?«

»Finn. Ich glaube Finn Pettersson. Den Chef meines Mannes. Thor Lund. Er arbeitet hier«, wiederholte ich meine Forderung. Versuchte dabei aber auch sogleich etwas freundlicher zu klingen.

»Pettersson? Finn Pettersson?«

»Ja«, erwiderte ich. Ungehalten. Mein Vorhaben, ruhig zu bleiben, war gescheitert. »Es ist wichtig.«

Die Dame am Empfang blieb unbeeindruckt. »Der Name deines Mannes ist Thor Lund?«

»Ja.«

»Ich schaue nach. Warte einen Moment.« Mit schnellen Bewegungen flogen ihre Finger über die Tastatur ihres Computers. Dabei klackten die Tasten dermaßen laut auf, als würde sie vor einer alten Schreibmaschine sitzen.

Es wurde ruhig und die Frau vor mir schaute auf den Bildschirm. Dann klickte sie ein paar Mal mit dem Zeigefinger ihrer rechten Hand auf die linke Taste der Maus. »Thor Lund, sagtest du?«

Ich stieß einen genervten Atemstoß aus. »Ja. Thor Lund. Soll ich das Ganze etwa noch buchstabieren?« Ich selbst wusste, dass mein Verhalten nicht gerade förderlich war, doch konnte ich angesichts der Anspannung nicht aus meiner Haut heraus. Auch der mittlerweile ausgeprägte Schlafmangel wirkte sich nicht gerade positiv auf meinen Gemütszustand aus. Viel hätte nicht gefehlt und ich wäre entweder zusammengebrochen oder durchgedreht. Ich hoffte, beides noch eine Zeit lang von mir fernhalten zu können.

»Ich finde hier keinen Thor Lund. Es tut mir leid.«

»Das kann doch nicht sein.«

»Ich sagte es ja. Es tut mir leid. Da kann ich leider auch nichts machen.«

Ich dachte kurz nach. Schaute meiner Gesprächspartnerin dabei zu, wie sie sich wieder ihrer Arbeit widmete und damit das Gespräch als beendet erklären wollte. Ich allerdings war da anderer Meinung. Zog meinen Dienstausweis und lehnte mich über den Tresen. »Ich schlage vor, dass wir das jetzt schnell klären. Einverstanden?« *Ich liebe meinen Job.*

Die Frau sah mich zunächst nur skeptisch an. Betrachtete den Ausweis, den ich ihr direkt vor die Nase hielt.

Sie nickte mir zu und sagte in ruhiger Stimme: »Verstehe.« Dann griff sie zum Telefon und wählte eine dreistellige Nummer. »Hier ist jemand für Herrn Bogdanow. Eine Dame von der Polizei.« Sie machte eine kurze Pause. »Ja. Genau darum geht es.«

Wenig später trat ein junger Mann aus dem Aufzug. Begleitet wurde er von zwei weiteren Herren. Ganz offensichtlich Bodyguards. Aufpasser. Schläger.

»Nikolaj Bogdanow«, begrüßte er mich. »Und Sie sind?«

»Ronja Lund.« Wie üblich in Norwegen duzte ich auch ihn. Ungeachtet der Tatsache, dass er Russe war. »Bist du hier der …?«

»Komm doch bitte mit«, unterbrach er mich und bat mich sogleich, ihm in einen der Räume im hinteren Teil des Gebäudes zu folgen.

Ich folgte ihm. Wollte in Erfahrung bringen, was er mir zu sagen hatte. Wenn er überhaupt etwas zu sagen hatte.

Auf dem Weg dorthin schwiegen wir. Die Stille wirkte bedrückend. Seine Begleiter postierten sich vor dem Eingang des Besprechungszimmers. Nikolaj ging an ihnen vorbei. Betrat den Raum. Hinter mir schlossen seine Gorillas die Tür. Von außen. Wir waren ungestört. Mittig im Raum stand ein schwarzer, länglicher Tisch mit sechs Stühlen. Drei auf jeder Seite. In einer Ecke, an der Seite, an der sich auch die Fenster befanden, stand noch ein Flipchart. Es war leer. Wohl lange nicht mehr benutzt worden.

»Es wäre gelogen, wenn mich ein unangekündigter Besuch der Polizei freuen würde«, eröffnete er das Gespräch. »Weswegen bist du hier?«

»Wegen meines Mannes. Thor Lund. Ich …«

»Thor Lund?«, wiederholte Nikolaj den Namen. »Ich erinnere mich. Aber er hat doch vor geraumer Zeit gekündigt.« Er grinste. Nicht aufrichtig, sondern überheblich.

Was? Gekündigt? Darüber hat Thor nicht ein Wort verloren. Wieso? Die Überraschung stand mir ins Gesicht geschrieben, wollte ich doch einfach nicht wahrhaben, was ich soeben erfahren hatte. Thor hatte nicht ein einziges Mal schlecht über seinen Job geredet. Im Gegenteil. Eigentlich hatte er nie über seinen Job geredet, wie ich mir beim Versuch mich daran zu erinnern, eingestehen musste. *Also hat er vielleicht doch?* Es erschien mir nicht abwegig und stellte eine gar plausible Erklärung für sein merkwürdiges Verhalten der letzten Wochen dar.

»Wann war er das letzte Mal hier?«

Nikolaj drehte sich um und ging hinüber zu den Fenstern hinter dem Besprechungstisch, der bei genauerer Betrachtung eher wirkte, als wäre er dem Esszimmer eines mondän eingerichteten Hauses entsprungen. »Da müsste ich die Personalabteilung fragen. Ich hoffe, ihm ist nichts zugestoßen?«

Der Typ grinste. Ich konnte die Spiegelung seines Grinsens in der Fensterscheibe vor ihm erkennen. Eindeutig. Er grinste.

»So groß ist das Büro hier nicht. Du wirst dich doch wohl daran erinnern.«

Er gab sich nachdenklich, was er aber bestimmt nicht war. »Hm. Als ich hier vor gut einem Monat die Leitung übernommen habe, war er bereits weg. Er hat für meinen Vorgänger gearbeitet. Ich habe ihn nie kennengelernt. Aber bist du jetzt eigentlich als seine Frau oder als Polizistin hier?«

Ich antwortete nicht. Wusste genau, worauf er hinauswollte. Mehr als eine Standpauke von Marius hatte ich allerdings nicht zu befürchten, sodass die subversiv enthaltende Drohung hinter seiner Frage, mich nicht wirklich interessierte.

Dennoch.

»Ich gehe davon aus, dass dein Vorgesetzter nicht weiß, dass du hier bist?«, versuchte er seiner Drohung mehr Gewicht zu verleihen. Er schaute auf die Uhr an seinem Handgelenk. Ging zeitgleich hinüber zur Tür und öffnete sie. »Ich muss leider zurück in meinen Termin. Ich wünsche dir noch einen schönen Tag.«

Er verließ den Raum. Hatte für sich entschieden, das Gespräch zu beenden.

Ich stand draußen vor dem Gebäude und konnte noch immer nicht glauben, was ich soeben erfahren hatte. *Thor? Wieso hat er gekündigt?* Es machte für mich keinen Sinn. *Wir brauchen doch das Geld, um den Kredit unseres Hauses abzuzahlen. Wieso hat er mir nichts erzählt? Aber der Brief.*

Er schrieb etwas von dem Geld. Dann also doch? Kraftlos senkte ich meinen Kopf und ließ mich von meinen Gedanken treiben, während ich den Gehweg entlangschlenderte. Auf dem Weg zurück zu meinem Wagen.

»Ronja?«, hörte ich eine mir bekannte Stimme rufen.

Ich hob meinen Kopf und schaute zur Straße hinüber. Direkt neben mir erkannte ich Petes Wagen. Diesen kleinen roten Schrotthaufen, den er von seinen Eltern übernommen hatte. Er lehnte sich über die Mittelkonsole hinweg in meine Richtung und schaute mich lächelnd an. Das Fenster war geöffnet. »Soll ich dich irgendwo hin mitnehmen?«

»Ähm. Nein danke, Pete«, antwortete ich. »Ist nicht nötig.«

»Hast du schon gefrühstückt?«, fragte er.

»Nein. Noch nicht.« *Der Gedanke ist aber nicht ganz so übel. Ein bisschen Ablenkung kann nicht schaden.*

»Sollen wir ins Café neben der Kirche?«

Pete war kein Unmensch. Etwas nervig, aber ansonsten vollkommen harmlos. Ich hätte in diesem Moment wohl so fast jedem seiner Vorschläge zugestimmt. Etwas Ablenkung konnte ich jetzt gut gebrauchen. Auch wenn es nicht gerade euphorisch klang, antwortete ich: »Na gut. Ich denke, ein Frühstück ist jetzt genau das Richtige für mich.«

Pete ließ sich das nicht zweimal sagen und parkte seinen Wagen nur wenige Meter von meinem entfernt. Ich ging hinüber zu ihm und wartete, bis er seine Sachen zusammengepackt hatte und ausstieg.

Das kleine Café war nicht weit entfernt. Es lag in einer der unzähligen Seitenstraßen, die sich vom Parkplatz aus in sämtliche Himmelsrichtungen erstreckten. Es war eine für den Durchgangsverkehr gesperrte Straße.

Der Geruch frisch aufgebrühten Kaffees war das Erste, was ich wahrnahm. Wir setzten uns an einen der leeren Tische – etwas abseits von dem aufkommenden Trubel des Morgens.

Ich blätterte durch die Karte. Konnte mich zunächst nicht wirklich entscheiden. Als die Kellnerin neben uns erschien, um die Bestellung aufzunehmen, wählte ich spontan das Rührei und dazu noch eine Portion Pancakes. Petes Bestellung unterschied sich nur darin, dass er zusätzlich noch Bacon und Beans orderte. Die Portionen waren groß genug, um notfalls auch für den verbleibenden Tag ausreichend Energie zu spenden.

»Was machst du hier?«, fragte er.

»Ich?«

»Ja. Dachte, du wärst noch länger in Rena.«

»Du weißt doch, was hier oben los ist«, erwiderte ich beiläufig und stocherte lustlos in meinem Rührei herum. »Und das Training wurde deswegen abgebrochen.«

»Bist du dann heute im Dienst?«

»Nein. Ich habe ein paar Tage Urlaub genommen.«

»Ich … also ich will … ich will nicht …«

»Was willst du, Pete?«

»Entschuldigung. Also …«

»Lass es einfach sein«, unterbrach ich ihn. »Eigentlich steht mir nicht der Sinn nach Smalltalk.«

»Oh. Schon okay. Wir können auch einfach nur in Ruhe essen, wenn dir das lieber ist.«

»So war es nun auch nicht gemeint. Es ist nur … tut mir leid. Ich bin gerade echt neben mir.«

»Was ist es? Ist es wegen dieser Sache in Bugøynes?«

Ich schaute ihn an. Statt zu antworten, fragte ich: »Hast du eigentlich Thor die letzten Tage gesehen? Oder vielleicht sogar …« Ich stockte. Ärgerte mich, das Thema ihm gegenüber angesprochen zu haben. *Obwohl? Vielleicht hat er ihn doch gesehen. Immerhin pflegten es die beiden, sich ab und an auf ein Bier zu treffen.*

»Er ist weg?«

»Ja.«

»Oh.«

»Das kannst du laut sagen.«

»Wo könnte er denn deiner Meinung nach sein?«, fragte Pete, während er, anders als ich, unaufhaltsam sein Frühstück in sich hineinschaufelte.

»Wusstest du, dass er gekündigt haben soll?«

Er schüttelte den Kopf und nuschelte mit vollem Mund: »Ne. Ist mir neu.«

»Er hat zu Hause nie ein Wort darüber verloren und fuhr jeden Morgen zur Arbeit. Zumindest hatte er das immer behauptet.« Ich spürte, dass es mir guttat darüber zu reden. Auch wenn es nur Pete war, der mir zuhörte. Nie hätte ich es für möglich gehalten, mit ihm über mein Leben, über meine Beziehung, über Thor oder gar unsere Probleme zu sprechen. Und jetzt, in genau diesem Moment, machte ich es.Genau das.

»Das sieht ihm aber doch irgendwie ähnlich«, spottete Pete.

Wusste ich es doch, dass du das direkt wieder als Anlass nimmst, um über Thor herzuziehen. Drecksau! »Wie kommst du darauf?«

»Na ja … weißt du …«

Und jetzt wieder ausweichen. Nicht mit mir, Pete. »Was ist es? Spuck schon aus.«

»Ähm … er hat letztens mal eure anstehende … na, eure Scheidung angerissen und erwähnt, dass er die monatlichen Alimente fürchte, die dir und der Kleinen zustehen.«

Ich war fassungslos. *Du verdammtes Arschloch. Thor würde mit dir doch nicht über unsere Scheidung sprechen. Aber falsch! Offensichtlich hat er es ja getan. Ich glaub es nicht.* »Was hat das nun mit seiner Kündigung zu tun? Komm zum Punkt.«

Er kratzte sich am Hinterkopf. Mit der Hand, in der er gleichzeitig noch seine Gabel hielt. Anschließend aß er unbeirrt weiter und sagte: »In gewisser Weise ist es vielleicht sogar meine Schuld.«

»Was?«

»Es war einfach nur ein dummer Kommentar von mir.«

»Ein Kommentar?«

»Ja.«

»Was hast du ihm gesagt?«

»Wir beide hatten ein paar Bier intus, als er das Thema ansprach. Ich habe nicht weiter darüber nachgedacht und meinte, er solle sich doch arbeitslos melden. Dann würdest du für ihn aufkommen müssen und er könnte sein Geld auf Seite …«

»Du hast was? Bist du eigentlich total bescheuert?« *Ich weiß, dass du durchgeknallt bist, aber für so blöd hätte ich selbst dich nicht gehalten.*

»Sorry. Ich wollte …«

»Lass gut sein, Pete.«

Wir schwiegen.

Das ohnehin nicht gerade freudige Gespräch war endgültig ins Stocken geraten. Ich stocherte mit der Gabel in meinem Rührei herum. Schob es von einer Seite des Tellers auf die andere. Irgendwann ergriff er wieder das Wort. Startete einen neuen Versuch und fragte: »Hast du denn eine Idee, wo du nach ihm suchen willst?«

»Nein.«

»Du musst doch etwas wissen.«

Ich runzelte die Stirn, während ich in einen meiner Pancakes biss. Noch kauend antwortete ich mit einem »Nein« und nahm den nächsten Bissen zu mir.

Offenbar unzufrieden mit meiner Antwort versuchte er es erneut: »Du musst doch eine Idee haben, wo der sich rumtreiben könnte. Er ist schließlich dein Mann.«

»Nein. Woher auch. Ich wusste doch auch nicht, dass er gekündigt hat und habe auch keine Ahnung, wo er sich immer rumtrieb. Du scheinst ihn fast besser zu kennen als ich.«

»Das kann doch nicht sein«, stieß Pete aus und erhob dabei ungewollt seine Stimme. Wirkte gar drohend, wofür er sich aber sogleich wieder entschuldigte. »Sorry. Das wollte ich so nicht sagen.« Mit verhaltener Stimme redete er weiter: »Ich bin nur etwas angespannt. Ich hatte eine lange Nacht … die Tote … die Nutte am Straßenrand und der ganze Papierkram.«

»Was war passiert?«, fragte ich fast beiläufig, um das Gespräch in Gang zu halten. War mit meinen Gedanken jedoch nicht bei der Sache.

»Letzten Abend kam ein Notruf rein, weil ein paar Touristen eine Leiche am Straßenrand entdeckt hatten. Draußen an der E6 Richtung Hesseng.«

»Oh.«

»Ne Nutte aus Russland. War splitterfasernackt. Ich weiß auch nicht, was die hier alle suchen.«

Eine Russin? »Was ist passiert?«

»Die war übelst zugerichtet. Na ja. Hatte wohl Stress mit ihrem Stecher bekommen und der hat sie daraufhin entsorgt. Und ich durfte mir wegen dem Mist dann auch noch die Nacht um die Ohren schlagen. Die Kollegen in Moskau waren aber äußerst kooperativ und konnten schnell Licht ins Dunkel bringen.«

»Die Kollegen aus Moskau? Licht ins Dunkel?« Irgendwie verstand ich nicht so recht. *So schnell läuft das normalerweise aber nicht mit den Kollegen in Russland.*

»Ja. Die Nutte kam aus Moskau. Hatte zum Glück ihren Ausweis dabei, was es mir etwas leichter machte. Ich habe dann in Moskau angerufen und siehe da: keine Unbekannte. Drogen und Straßenstrich. Und zudem hatte sie ihren Zuhälter angezeigt. Er hatte wohl damit gedroht, sie umzubringen. Erst vor ein paar Tagen. Unrecht hatte sie scheinbar nicht. Der Typ ist jetzt zur Fahndung ausgeschrieben. Die vermuten ihn in Russland. Fall für uns erledigt.«

Die Grenzen sind dicht. Das wirkt doch irgendwie konstruiert. Irgendetwas stimmt hier nicht. »Wer war sie?«

»Sagte ich doch: Eine einfache Nutte aus Moskau.«

Du bist und bleibst ein elendes Arschloch, Pete. »Hast du einen Namen für mich?«

»Ähm … wieso? Seit wann interessierst du dich für russische Nutten?« Ein unterdrücktes Lachen zischte zwischen seinen Lippen hervor. Dann aß er weiter.

»Mach schon, Pete. Ich will es doch einfach nur wissen.«

»Keine Ahnung.«

»Pete!«

»Ja. Schon gut. Warte.« Er zückte sein Handy und entsperrte es. Schien etwas zu suchen.

Dann schob er es über den Tisch. Zu mir hinüber. Ich schaute auf das Display. Es war ein Foto. Ein Foto ihres Ausweises. Ich erkannte sie sofort. Diese Augen. Ich kannte diese Augen. Ihr Gesicht. Und dann der Name: Nadeschda Saizew. *Nadja!*

»Sie ist tot?«

»Ja. Sagte ich doch. Hörst du mir eigentlich nicht zu?«

»Doch, doch, Pete. Schon gut.«

VERÄNDERUNGEN

E6 / Fv355 Bugøynes, Norwegen. 22. Juni, 08:12 Uhr

Kjell hatte das Mädchen gefunden. Inmitten der Quarantänezone. Er wusste nicht, woher sie gekommen war. Vermutete zunächst, es handelte sich um ein Kind aus dem Dorf. Sie war plötzlich aufgetaucht. Wie aus dem Nichts. Barfuß. Völlig durchnässt. Er hatte die Angst in ihren Augen sehen können. Seine Hand nach ihr ausgestreckt, um ihr zu helfen. Doch war sie in Panik. War einfach weitergerannt. Der Schuss, den er hatte abfeuern müssen, um sie aufzuhalten, lag mehr als eine Stunde zurück. Der laute Knall, der Schreck, hatte sie zu Fall gebracht. Sie hatte sich ihren Fuß verdreht. Sie war gestürzt. Es war ein Warnschuss gewesen. Er hatte in die Luft geschossen. Hatte sie nur aufhalten wollen.

Man hatte sie direkt ins Quarantänezelt gebracht. Ein Arzt war bei ihr. Kjell hatte sich nach ihrem Wohl erkunden wollen, doch wurde er nicht zu ihr gelassen. Nicht nur nervlich trieb ihn die Ungewissheit der Situation allmählich an seine Grenzen. Auch sein Kaffeekonsum hatte in den letzten Tagen ein bedenkliches Level erreicht. Ein Großteil der Flüssigkeiten, die er zu sich nahm, bestand aus stark koffeinhaltigen Getränken. Nicht nur Kaffee. Abwechslung brachten Energiedrinks.

Während er die Straße entlang schlenderte, um wieder einen klaren Kopf zu bekommen, und seinen Blick, in Richtung der sanften Hügel wandern ließ, kramte er eine schmale Metallschatulle hervor. Er blieb stehen. Öffnete die Schatulle und nahm eine der Tabletten heraus. Schon vor der Aufnahme bei den Beredskapstroppen hatte er von Zeit zu Zeit, und letztendlich sogar regelmäßig, diese Tabletten geschluckt, um dem immer größer werdenden Druck standhalten zu können. Privat, wie auch beruflich. Es reichte nicht aus, gut zu sein. Man musste unter den Besten mitspielen, um aufgenommen zu werden. Anders hätte er es nicht geschafft, wie er damals geglaubt hatte. Erst als er sein Ziel – nicht wegen – sondern trotz Einnahme dieses Teufelszeugs erreicht hatte, wurde er sich dessen auch bewusst. Es war seinem Freund, Sjur, zu verdanken gewesen, dass er nicht noch tiefer in eine Abhängigkeit gerutscht war.

Doch jetzt war Kjell an einem Punkt – wieder – an dem er es aus eigener Kraft nicht mehr zu schaffen schien. Er drehte die Tablette zwischen seinen Fingern hin und her. Dabei handelte es sich um verschreibungspflichtige Medikamente gegen das Aufmerksamkeits-Hyperaktivitätssyndrom ADHS. Langsam, ohne sich weiter Vorwürfe deswegen zu machen, führte er die weiße Pille zu seinem Mund. Öffnete ihn und würgte das Ding mit Hilfe seiner eigenen Spucke hinunter. Sein Hals schmerzte, war es doch keine gute Idee gewesen, die Pille ohne Hinzunahme von Wasser zu schlucken. Aber so hatte er es auch früher schon immer gemacht. *Wenn das hier alles vorbei ist, höre ich sofort wieder damit auf*, sagte er sich und ging weiter. Atmete tief ein und wieder aus. Genoss die frische Luft, die seine Lungen füllte.

Dann.

Ohne Vorwarnung.

Er schrie. Lautstark. Es war ein anarchisch anmutender, in der Ruhe seiner Umgebung gar grotesk wirkender Schrei, der seine Stimme an seine Leistungsgrenze zu bringen drohte. Dann wurde es wieder ruhig. Doch war Kjell kurz davor, innerlich zu explodieren. Seine Nerven lagen blank. Er war nicht mehr er selbst. Mit weit aufgerissenen Augen stand er einfach nur da. Seine Pupillen zitterten. Ebenso seine Hände.

Währenddessen vor dem Quarantänezelt, in dem sich das kleine Mädchen befand. Eirik und seine Partnerin Melissa warteten. Auch sie mussten sich gedulden.

»Wenn sie wirklich nicht aus dem Dorf kommt, wieso war sie dann in dem Sperrgebiet?«, versuchte Eirik noch immer zu verstehen.

»Definitiv ist sie dort nirgends registriert«, warf Melissa fast beiläufig ein, während sie durch die letzten Mails auf ihrem Smartphone stöberte. »Keiner vermisst ein Kind. Wir haben das alles mehrfach überprüft.«

»Hast du gesehen, wie panisch sie war, als die Jungs vom Seuchenschutz sie abgeholt haben? Die Arme ist fast ohnmächtig geworden, so hat sie geschrien.«

»Verständlich. Sieht auch alles recht gruselig aus. Also als Kind hätte ich auch Angst bekommen. Und Kinder steigern sich auch gerne mal in solche Sachen rein, Eirik. Die schreien doch auch ohne Grund los, wenn ihnen ein Furz quer liegt.«

»Sie ist kein Baby mehr.«

Melissa grinste. »Die sind doch alle gleich. Kind ist Kind.«

Er schaute seine Partnerin an. Schnaufte. »Wusste bisher gar nicht, dass du Kinder hast und dich so gut damit auskennst. Wie alt sind sie denn?« Auch er grinste.

»Lass gut sein«, antwortete Melissa leicht eingeschnappt. »Man muss keine Kinder haben, um zu wissen, wie Kinder sich verhalten«, schob sie noch hinterher, um wenigstens das letzte Wort zu behalten.

Noch bevor die beiden ihr Gespräch weiter hätten vertiefen können, wurde die Zeltplane zur Seite geschoben und der behandelnde Arzt kam heraus.

»Doktor? Wie geht es ihr?«, fragte Erik sofort.

Melissa drängte sich an ihm vorbei. Bäumte sich regelrecht vor ihm auf. »Was hat sie gesagt? Irgendetwas von Bedeutung?«

»Nicht sonderlich viel. Sie redet nur wirres Zeug.«

»Was?«, hakte Melissa nach. »Sind keine brauchbaren Informationen aus ihr rauszubekommen?«

»Tja. So richtig bekomme ich das auch alles nicht mehr zusammen, was sie gesagt hat. Ich habe sie schließlich nicht verhört, sondern untersucht. Aber sie sprach von einer Hütte unten am Meer. Von Außerirdischen, die ihren Vater entführen wollten. Sie ist total dehydriert und ich schätze, ihre Sinne haben ihr einen üblen Streich gespielt.«

»Wusste ich es doch. Die ist doch total durch den Wind.«

»Wie geht es ihr?«, fragte Eirik erneut. Nutzte dafür einen Moment des Schweigens, den Melissa mit ihrer Aussage provoziert hatte.

Der Arzt seufzte. »Ich denke, es geht ihr den Umständen entsprechend gut.« Er klang nicht traurig, sondern vielmehr erschöpft.

»Was bedeutet das?«

»Na ja. Sie scheint stark traumatisiert zu sein. Aber ich bin kein Psychologe. Jedenfalls …«

Melissa unterbrach ihn. »Ist sie infiziert?«

Der Arzt sah sie über den Rand seiner Brille hinweg an. »Dazu wollte ich gerade kommen. Also darf ich?«

»Nur zu.«

»Wo war ich? Ach ja.« Er strich sich mit der rechten Hand über sein Kinn. »Sie hat sicherlich einen ausgewachsenen Schock erlitten. Wodurch? Keine Ahnung. Gut möglich, dass es durch die Festnahme und den Schuss ausgelöst wurde. Aber wie gesagt, ich bin kein Psychologe und nicht hier, um dies zu beurteilen.« Er machte eine kurze Pause. Wieder galt sein Blick Melissa. »Was das Virus angeht, kann ich jedenfalls Entwarnung geben.«

»Sie ist nicht infiziert?« Eirik war überrascht. Positiv überrascht. Seine Stimme klang erleichtert.

»Nein. Sie ist nicht infiziert. Alle Tests sind negativ«, bestätigte der behandelnde Arzt. »Ich schlage vor, dass wir sie ins Krankenhaus nach Kirkenes verlegen lassen. Dort können sich die Kollegen besser um sie kümmern.«

Zustimmung.

22. Juni, 09:58 Uhr

Der schwarze Rauch der Flammen war auch aus der Distanz deutlich zu sehen. Der Brand hatte für einige Aufregung gesorgt. Jetzt schien er jedoch unter Kontrolle zu sein.

»Wie ist es überhaupt dazu gekommen?«, fragte Eirik.

Kjell antwortete: »Entweder hat eines der Kühlaggregate versagt oder aber die Dorfbewohner selbst haben …«

Melissa, auch sie wollte wissen, was passiert war, unterbrach ihn. Spitz. »Das in dem Kaff sind alles Bauern. Und deine Leute sind bis über beide Ohren bewaffnet. Wie soll das bitte gehen?«

Kjell grinste: »Es wäre lediglich eine mögliche Erklärung. Aber ich gehe auch nicht wirklich davon aus, dass jemand aus dem Dorf das Feuer absichtlich verursacht hat. Es ist vielmehr davon auszugehen, dass eines der Aggregate durch einen Kurzschluss in Brand geraten ist. Wie ich es bereits sagte.«

»Wie sieht es jetzt da draußen aus?«, fragte Eirik.

»Wir haben den Brandherd weiträumig abgesperrt. Es ist alles unter Kontrolle.«

»Waren die Container noch voll oder hattet ihr bereits mit dem Abtransport der Leichen begonnen?«

»Tz. Begonnen?«, fragte Kjell höhnisch lachend. »Wir warten immer noch auf Freigabe der Regierung. Die Container waren allesamt voll.«

Melissa brachte es auf den Punkt. In der von ihr gewohnten Art. »Dann haben wir jetzt ein Problem weniger.«

Eirik seufzte.

22. Juni, 11:56 Uhr

Eirik eilte hinüber zu dem LKW, der samt Zugmaschine hinter den Zelten auf dem Parkplatz stand. Kjell hatte ihn zu sich gerufen. Weswegen er hatte hierherkommen sollen, wusste er noch nicht. Kjell wartete bereits auf ihn. Stand vor der Führerkabine des LKW. Lehnte sich lässig an dessen Kühlergrill. Seine Sturmhaube hatte er hochgeschoben, als sei sie eine Mütze. Er sah gestresst aus. Aber ein jeder hier sah gestresst aus.

»Was ist los?«, fragte Eirik, bemüht nicht angestrengt zu wirken, was er nach dem kurzen Sprint jedoch war.

Kjell wartete, bis Eirik dicht neben ihm stand. Dann antwortete er: »Wir haben Neuigkeiten.«

»Was für Neuigkeiten?«

»Wir haben bei den Kühlcontainern jemanden aufgeschnappt …«

Eirik schüttelte ungläubig den Kopf. »Ihr habt was? Wen? Und wieso?«

Kjell sah ihn an. Sein Blick wirkte kalt. Für einige Sekunden schwieg er. Dann sagte er: »Das alles hier ist kein Zufall.«

»Was?«

»So ist es.«

»Wen habt ihr gefunden?«

»Das kann ich nicht mit Sicherheit sagen. Jedenfalls ist der Typ kein stümperhafter Amateur.« Kjell seufzte. »Der Typ war schwer bewaffnet. Russisches Militär. Geheimdienst. Söldner. Keine Ahnung. Der wusste genau, was er macht. Trug zudem ABC-Abwehrausrüstung bei sich.«

»Irgendwie überrascht es mich nicht«, kommentierte Eirik. »War er alleine?«

»Außer ihm wurde niemand gesehen. Aber ich bezweifle, dass er alleine unterwegs ist.«

»Was hatte er vor?«

»Keine Ahnung. Aber …« Kjell stockte. Er spürte, wie seine Gliedmaßen zitterten. Ein Schauer durchfuhr seinen Körper.

»Alles in Ordnung?«

»Ja. Langsam, aber sicher brauch ich nur einfach mal eine richtige Pause.«

»Die brauchen wir alle.«

»Ja.« Kjell seufzte. Rieb sich mit den Fingern seiner linken Hand über die Augen. Dann sprach er weiter: »Jedenfalls war der Typ bereit zu töten. Und das hat er auch unter Beweis gestellt. Er hat einen unserer Männer auf dem Gewissen.«

»Scheiße!«, stieß Eirik erbost aus. »Was wissen wir noch?«

»Du bist der Mann fürs Verhör. Ihr habt schließlich auch eure ganz speziellen Methoden, um etwas aus ihm herauszukriegen.«

»Ja. Die haben wir. Gewiss«, bestätigte Eirik. Dabei klang seine Stimme ruhig und strahlte Zuversicht aus. »Wo ist er? Ich will mit ihm reden.«

Kjell ging um die Zugmaschine herum. Hob seinen Arm und zeigte in Richtung des Sattelaufliegers. »Er ist da drinnen. Er wartet auf euch.«

Der Auflieger war nahezu leer. Transportiert hatte man damit die Ausrüstung. Die Zelte. Die Feldbetten. Die Computer. Genutzt wurde er seither nicht mehr. Also schien die Entscheidung naheliegend. Kjell hatte diesen kurzerhand zu einer Art Zelle umfunktionieren lassen.

»Gut. Ich werde mit ihm reden. Gibst du bitte Melissa Bescheid. Sie soll dazukommen.« Eirik atmete tief durch. »Und sie soll den Koffer mitbringen.«

Kjell nickte. »Jawohl.« Er drehte sich um und ging zurück zu den Zelten.

Was ist hier los?, fragte Eirik sich und verharrte noch einen kurzen Moment an Ort und Stelle. Er rieb sich erschöpft die Augen. Es wirkte wie ein Seufzen voller Erleichterung. Grundlos, wie er selbst wusste, gab es doch nicht den geringsten Anlass erleichtert zu sein. Er wartete nicht auf seine Partnerin. Ging vorbei an dem Führerhaus des LKW. Er zählte die Schritte bis zum Ende des Sattelaufliegers. Es waren genau zweiundzwanzig Schritte, die er für die Strecke benötigte.

Zweiundzwanzig Schritte? Ganz schön lang das Ding, stellte Eirik fest.

Hinter dem Auflieger des LKW stand eine kleine Trittleiter. Es brauchte nur drei weitere Schritte und er hatte auch diese erklommen. Zog die LKW-Plane zur Seite und kletterte hinein. Sein Blick fiel auf die aufgetürmten Paletten im hinteren Teil des Aufliegers. Davor lagen einige Transportboxen aus schwarzem Kunststoff und zu einem Haufen geknüllte Folien. Abdeckplanen. An der Seite auch ein paar nicht genutzte

Gestänge. *Vielleicht von einem Zelt*, dachte Erik. Dann fiel sein Blick auf den Mann, den sie dort drinnen festhielten. Er saß auf einem Stuhl. Gefesselt. Wie üblich hatte man dafür Kabelbinder genutzt. Ein jeder wusste, dass es nichts Effektiveres, als diese dünnen Kunststoffbändchen gab. Eirik ging um den Stuhl herum. Schweigend. Seine Schritte hallten laut wider. Er musterte sein Gegenüber.

Aufmerksam, damit ihm kein Detail entgehen würde.

Hm. Wofür diese Montur?

Der Gefangene trug einen Kampfanzug. Ähnlich dem der Bereds-kapstroppen.

»Wieso bist du hier?«, fragte Eirik. Seine Stimme klang ruhig. Dennoch hätte sie nicht präsenter sein können. Es bedurfte eben keiner Lautstärke, um klarzumachen, wer in diesem provisorischen Verhörraum das Sagen hatte.

Der Mann reagierte nicht.

Wie zu erwarten.

Schaute stattdessen regungslos zu Boden. Sein Gesicht war gezeichnet von Schlägen.

Wer schickt dich? Wer? Eirik suchte nach Abzeichen oder zumindest einer Identifikationsnummer. Auf ein Namensschild hoffte er erst gar nicht.

Nichts.

Irgendwas musst du doch bei dir haben. Sosehr er es auch versuchte, er konnte nichts finden, was auf die Herkunft seines Trägers hätte schließen lassen.

Der Mann vor ihm hatte kurz geschorene Haare. Nicht dunkel. Aber auch nicht hell. So ein dreckiges Straßenköterblond. Eben nicht schwarz, aber auch weit entfernt von einem richtigen Braun oder gar blond.

Eine Narbe. Sieht böse aus. Eirik blickte auf die Narbe, die am Hals des Mannes zu erkennen war. Drehte noch immer seine konzentrischen Kreise. Rückte dem Kerl mit jedem seiner Schritte weiter auf die Pelle.

»Bist du so ein besoffener Vollidiot, der versucht einen auf dicke Hose zu machen?«

Wieder erhielt er keine Antwort. Beugte sich nah an das Gesicht des Mannes hinunter. Schnupperte an dessen Atem.

Nichts. Zumindest kein Alkohol. »Bist du so ne scheiß Russensau, die der Kreml geschickt hat?« Er versuchte zu provozieren. Doch gelang es ihm nicht. »Reden lernt ihr da drüben in der Schule wohl nicht. Wieso hast du die Kühlcontainer in Brand gesteckt?«

Eirik atmete flach. Schnell. Sein Puls. Viel zu hoch. Er versuchte sich zu beruhigen. Atmete tief und konzentriert durch. »Wer hat dich geschickt? Für wen arbeitest du?«

Ihm war klar, dass er auf diese Art und Weise nichts von dem Mann erfahren würde. Er blieb stehen, als er bemerkte, dass jemand die kleine Trittleiter hinaufkam. Er drehte sich um.

Es war Melissa.

Eirik wandte sich wieder dem Gefangenen zu. Grinste. »Gut, mein Freund. Du hattest eine ehrliche Chance. Aber mit Fair Play ist es nun vorbei.«

DIE NEUE PROBANDIN

Moskau, Russland. 22. Juni, 12:02 Uhr

Das Paschkow-Haus, das Teile der russischen Staatsbibliothek beherbergte, und auch der Kreml waren in unmittelbarer Nachbarschaft zu seinem Büro. Juri saß an seinem Schreibtisch. Es war ein antikes Stück aus Zeiten Napoleons, das er samt des opulenten Lederstuhls von einem seiner Besuche in Paris mitgebracht hatte. Zwischen seinen Fingern rollte er den Füllfederhalter hin und her. Dessen Korpus, gefertigt aus tiefschwarzem Edelharz, glänzte im Lichtschein. Die Beschläge vergoldet. Die Kappe verziert mit dem charakteristischen Emblem. Dem Abbild des französischen Montblanc-Massivs. Ein Geschenk. Ein Zeichen tiefer Verbundenheit. Ein Zeichen langanhaltender Freundschaft. Zumindest hatte Boris es damals, vor gut einem Jahr, als ein solches bezeichnet. Juri wusste es mittlerweile besser.

Obwohl er aus dem Fenster schaute, nahm er das, was er sehen konnte, nicht mehr wahr. Es war für ihn nicht mehr als der alltägliche Trubel auf Moskaus Straßen. Seine Gedanken kreisten um die eine, alles entscheidende Frage: *Warum hat es nicht funktioniert? Wieso hat das Virus sich weiter ausgebreitet? Wieso? In keinem der Versuche war es zu einer ungewollten Übertragung gekommen. Warum jetzt?* Immer noch hatte er keine Lösung finden können. Die Arbeiten im Labor liefen auf Hochtouren.

»Mist. Er muss mir etwas verschwiegen haben.« Juri schüttelte den Kopf. »Ts. Aber was soll man auch von jemandem erwarten, den man versucht zu etwas zu zwingen.«

Auf Boris Anweisung hin hatte man alles versucht. Den Amerikaner, den Schöpfer dieser heimtückischen Waffe, den man gefangen hielt, sogar unter Drogen gesetzt. Den psychischen Druck erhöht. Doch nichts. Entweder wusste er es selbst nicht, oder er war einfach nur gut darin, es zu verbergen.

Juri zuckte zusammen. Dabei fiel ihm sein Stift aus der Hand. Schlug lautstark auf den kühlen Marmorboden auf. Er beachtete ihn nicht weiter. Griff zu seinem Telefon, das laut klingelte. Es war Boris.

»Mein lieber Juri. Wie geht es voran?«

»Voran?«, entgegnete er genervt. »Wir kommen nicht weiter. Wir haben die besten Forscher an dem Thema dran, aber es bringt einfach nichts.«

»Die Proben?«

»Alle in unserem Besitz.«

»Was ist mit der Zielperson?«

»Tot.«

»Gut. Immerhin. Und was ist mit der Testperson?«

»Auf dem Weg hierhin. Sie zeigt, Gott weiß wieso, noch keinerlei Symptome. Der Schnelltest war ebenfalls negativ.«

»Hat er alles gesagt, was er weiß?«

»Vermutlich.«

»Du wirst es wissen. Gut.«

»Ich denke, wir werden es bald herausfinden. Wenn wir erst einmal die Probandin haben, dann wird es sich schnell zeigen. Es ist eine Art Jackpot, dass sie noch lebt. Besser könnten wir die Testreihe nicht fortführen.«

THIOPENTAL

E6 / Fv355 Bugøynes, Norwegen. 22. Juni, 12:04 Uhr

Der Mann schrie, als er mit dem Kopf auf dem Boden aufschlug.

»Sieh einer an, wehrte Kollegin. Also Geräusche machen kann er.«

»Lass gut sein, Eirik«, mahnte Melissa. »Wir brauchen ihn bei Bewusstsein.«

»Gut. Schon gut«, erwiderte er.

Er wusste, dass er soeben über die Stränge geschlagen hatte. Schaute sich den wehrlos vor ihm liegenden Mann genau an. Dessen Gesicht schmerzverzerrt. Seine Augenlider zuckten. Die Pupillen weit nach außen gewandt. Ein extremes Schielen, das allein beim Hinsehen verstörend wirkte. Eirik zitterte. Tief in seinem Inneren, verborgen in seinem Unterbewusstsein, brodelte eine schier unvorstellbare Wut. Diese galt nicht direkt dem Mann vor ihm. Doch war sein Schweigen, seine offensichtliche Verstrickung in all das, was hier vor sich ging, der allbekannte Tropfen, der das Fass zum Überlaufen bringen konnte.

Brachte.

Eirik hatte nur wenige Sekunden zuvor den Stuhl, an den der Gefangene gefesselt war, umgestoßen. Einfach nur, weil er es konnte.

Ohne Grund.

Ohne Vorwarnung.

Sicherlich ging man beim PST nicht zimperlich in Verhörsituationen um. Doch galt es stets einen kühlen Kopf zu bewahren. Selbst Melissa hatte der Knall des Aufpralls und des zeitgleich ertönenden Schreis zusammenzucken lassen. Auch sie hatte die Aktion ihres Partners überrascht.

Noch immer war der Mann an den am Boden liegenden Stuhl gefesselt, als Melissa vor ihn trat. In ihrer Hand hielt sie eine Spritze. Diese hatte sie achtsam vorbereitet. Die Dosis gewissenhaft auf den Gefangenen versucht abzustimmen.

»Womit versuchen wir es?«, wollte Eirik wissen.

»Thiopental.«

Hm. Gut. Ich hätte zu etwas härteren gegriffen. Sei es drum. »Gut.« Er nickte. »Dann lass uns anfangen.«

Normalerweise wurde dieses Mittel, Thiopental, in der Anästhesie eingesetzt. Vereinzelt aber auch vor Hinrichtungen, was insbesondere in den USA vor Verabreichung der eigentlichen Todesinjektion der Fall war. Nicht zuletzt war Thiopental auch als Wahrheitsdroge bekannt geworden. Doch sollte man sich davon nicht täuschen lassen. Es war nicht in erster Linie das Mittel, das dafür sorgte, dass jemand die Wahrheit sprach. Dessen konnte man sich auch nach Verabreichung nicht sicher sein. Vielmehr handelte es sich bei dem Zeug um eine bewusstseinstrübende Droge. Sie machte gesprächig. Nahm einem die Konzentrationsfähigkeit. Trübte das Urteilsvermögen. Ideale Voraussetzungen also für ein Verhör. Ideale Voraussetzungen, wenn man wusste, wie es funktionierte.

Eirik holte einen Stoffsack aus dem Koffer hervor. Stülpte dem Gefangenen den Sack über den Kopf. Melissa beugte sich zu diesem hinunter. Setzte die Spritze an seinem Hals an und injizierte ihm das besagte Mittel. Der Mann zappelte. Versuchte sich zu wehren. Doch wusste Eirik dies zu unterbinden. Mit seinem Knie, auf dem sein gesamtes Körpergewicht ruhte, fixierte er dessen Kopf. Es wurde still. Doch so sollte es nicht bleiben. Melissa ging zurück zu dem Koffer. Dort holte sie große Kopfhörer und einen MP3-Player heraus. Sie schaute noch einmal zu ihrem Partner. Dieser nickte zustimmend.

Er war bereit.

Der Gefangene schrie. Die Bässe, die durch die Kopfhörer dröhnten, waren viel zu laut. Selbst der Stoffsack, der geringfügig die Geräusche dämpfte, vermochte daran nichts zu ändern.

Die Bässe verstummten.

Für einen Moment kehrte Ruhe ein.

Für einen sehr kurzen Moment.

Dann wurde es wieder laut. Nicht für Melissa oder Eirik. Sie konnten kaum etwas der verstörenden Geräusche wahrnehmen, die ihren Besucher malträtierten. An die Stelle der Bässe war ein noch lauteres Klackgeräusch getreten. Weder melodisch noch in sonst irgendeiner Form als Musik zu deuten. Zudem wechselten dessen Frequenzen immer wieder. Abrupt. Teils sogar mehrmals innerhalb einer einzigen Sekunde. Es handelte sich um ein synthetisch erzeugtes Geräusch. Modelliert von Spezialisten des PST. Am besten beschrieb es das Geräusch einer MRT-Untersuchung. Nur war es noch einmal deutlich lauter. Der Schalldruckpegel, also die Lautstärke, die der Kopfhörer verursachte, lag bei über 120 Dezibel. Der Mann krampfte vor Schmerzen. Hätte sich wohl zu gerne diese elenden Dinger vom Kopf gerissen. Doch wie hätte es ihm gelingen sollen?

Er war gefesselt. Hatte keine Chance.

Eirik stand direkt neben dem Gefangenen. Schaute zu ihm hinab. Die Wirkung des gespritzten Thiopentals hatte bereits eingesetzt. Dies geschah in der Regel bereits nach etwa dreißig oder ansonsten spätestens nach fünfzig Sekunden. Anhalten würde die Wirkung gute zehn bis fünfzehn Minuten. Sollte die Zeit nicht ausreichen, so lag die nächste Dosis schon bereit.

Mit Melissas Hilfe richtete Eirik den Stuhl wieder auf, um besser mit dem Mann reden zu können. Zuerst stellte er seinem Gesprächspartner nur einige belanglose Fragen und erhielt auch prompt Antworten. Dabei sprach er weder Norwegisch noch Englisch. Er sprach Russisch. Schnell hatte sich bestätigt, dass der Mann für das Militär oder vielleicht aber auch für den russischen Geheimdienst arbeiten würde.

Der Mann war noch jung. Unerfahren. Das machte es einfacher. Ohne große Schwierigkeiten verwickelte Eirik ihn in ein Gespräch. Ein Gespräch, in dem er, Eirik, die Rolle des russischen Vorgesetzten einnahm. Und zwar nach dem Einsatz, der offenkundig schiefgelaufen sein musste.

»Chto sluchilos'?« Eirik wollte einfach nur wissen, was geschehen war.

Ebenso wage wie die Frage, fiel auch die Antwort aus, die er daraufhin bekam. *»My byli udivleny. Drugogo vybora ne bylo.«*

Schon klar Kumpel. Ihr hattet keine andere Wahl. Ts. »Wiederhole das alles bitte noch einmal. Und lass uns mehr auf die Details eingehen. Also. Wie heißt du und was war nach Start der Operation geschehen?«

Es funktionierte.

Der Gefangene begann zu reden: »Dimitrij Lebedew, FSB Abteilung A1. Der Auftrag …«

DIE HÜTTE

Nahe Bugøynes, Norwegen. 22. Juni, 13:28 Uhr

Kjell hatte das Auftauchen des Mädchens ebenso überrascht, wie alle anderen. Trotz, oder vielleicht auch gerade wegen des unüberschaubaren Tumults im Camp, wollte er herausfinden, was es damit auf sich hatte. Er glaubte nicht an Zufälle. Der Einzige, dem er sein Vorhaben anvertraut hatte, war Sjur gewesen. Immer wieder hatte das Mädchen von der Hütte erzählt. Sjur hatte kurzerhand das Suchgebiet einkreisen und die Hütte ausfindig machen können, von der das Mädchen aufgebrochen sein musste. Gemeinsam waren die beiden auf dem Weg dorthin. Dank des bollernden V8-Motors ihres Geländewagens, und dem damit verbundenen Vortrieb, kamen sie ihrem Ziel schnell näher.

»Sjur. Da vorne ist es.«

Sjur bremste ab. Der Wagen wurde langsamer. Hielt an.

»Die letzten paar hundert Meter gehen wir zu Fuß.«

Kjell nickte. »Es ist also an der Zeit, die Schutzausrüstung anzulegen.«

»Ja«, stimmte sein Partner zu. Dessen Stimmung war alles andere als euphorisch.

Die beiden stiegen aus. Gingen um das Fahrzeug herum. Öffneten den Kofferraum und griffen die Ausrüstung, die auf der Ladefläche bereitlag.

Sie legten die Schutzanzüge und die dazugehörigen ABC-Masken an. Angesichts der Tatsache, dass sich die Hütte in dem Sperrgebiet befand, das von ihnen eingerichtet worden war, hielten sie dies für zwingend erforderlich.

Dann näherten sie sich vorsichtig ihrem Ziel.

»Ich gehe hinten herum, stell du sicher, dass dort keine unangenehmen Überraschungen lauern«, sagte Sjur. »Du wartest vorne. Wenn alles ruhig ist, gehen wir gemeinsam rein.«

»Alles klar«, hauchte Kjell gegen das Innere seiner Maske.

Dass die Maske dabei nicht beschlug, hatte er einem ausgeklügelten Belüftungssystem und der speziellen Beschichtung des Visiers zu verdanken. Wie Sjur, legte auch Kjell seine Maschinenpistole an. Beide entsicherten ihre Waffen über den kleinen Hebel an der Seite, während sie sich Schritt für Schritt auf die Hütte zubewegten. Leise schlichen sie sich, in leicht gebückter Haltung, durch das kniehohe Gras. Immer wieder blieben sie stehen. Schauten sich um. Links von ihnen zog sich einige Meter weiter unten der Fjord vorbei ins Landesinnere. Während das im Wind umhertänzelnde Gras beruhigend auf Kjell wirkte, hatte die raue, durch den Wind aufgepeitschte Wasseroberfläche geradezu den gegenteiligen Effekt auf ihn. Er war sichtlich angespannt.

Vor den beiden Männern grasten ein paar Schafe. Sie trugen eine weiße, dichte Wolle am Körper. Ihre Köpfe waren hingegen kahl, trugen keine Wolle, und waren schwarz wie die Nacht. Die kleine Herde, es waren nicht mehr als fünf oder sechs Schafe, fühlte sich von ihnen gestört und die Tiere stürmten in die unterschiedlichsten Himmelsrichtungen, als sie die Entfernung zu den Eindringlingen als zu gering einstuften. Einige liefen hinunter zum Fjord, andere umkreisten Kjell und Sjur. Fanden sich schon bald an derselben Stelle wieder ein, von wo aus sie aufgebrochen waren, und grasten weiter vor sich hin, als sei nichts geschehen. Doch eines der Schafe lief vor den beiden her, bis sie schließlich gemeinsam die Hütte erreicht hatten. Das Schaf blieb stehen. Ebenso die beiden Männer. Das Schaf stierte sie an. Suchte den Blickkontakt. Für einige Sekunden. Dann senkte es seinen Kopf. Ging unbeeindruckt auf die beiden zu und an ihnen vorbei. Streifte dabei Kjells Hosenbein und lief zurück zu den anderen. Kjell schaute zu Boden. Sah die großen Haufen Schafscheiße, inmitten derer er stand. Es war ihm unerklärlich. Doch widerte es ihn an. Er war unkonzentriert. Eine Folge dieser innerlichen, tiefsitzenden Nervosität, wie er sich eingestehen musste. Und gleichermaßen eine Folge der Tabletten, von denen er zwischenzeitlich noch weitere geschluckt hatte.

Kjell wartete, mit seiner Maschinenpistole im Anschlag. Der Eingang zur Hütte lag gute drei Meter vor ihm. Sjur schlich währenddessen einmal um die Hütte herum. Sicherte die Umgebung ab. Kjell starrte auf die Tür. Sah, wie sie sich leicht im Wind hin und her bewegte. Dabei knarzte sie. Einen Blick ins Innere konnte er noch nicht werfen.

»Alles ruhig«, sagte Sjur, als er neben seinem Partner Stellung bezog. »Ready?«

Kjell nickte und signalisierte durch ein deutliches Handzeichen, dass er bereit für den nächsten Schritt war. Er ging vor. Trat energisch gegen die Tür, die daraufhin aufsprang. Kurz darauf verschwand er im Inneren. Sjur sicherte noch für einige Sekunden den Eingang ab, doch als sich keinerlei Bewegung zeigte, folgte er seinem Partner in die Hütte.

»Sie war hier«, stellte Kjell bedrückt fest.

Er zeigte auf den rosafarbenen Kinderrucksack, der geöffnet vor dem Etagenbett auf der rechten Seite des Raumes stand. Einige Klamotten lagen davor auf dem Boden verteilt. Darunter auch eine bunte, blumenbedruckte Bomberjacke.

»Das Bett. Blut.«

Sjur nickte.

Auf dem kleinen Herd, auf der gegenüberliegenden Seite des Raumes, stand eine Pfanne. Von Fliegen überzogen. Aufgescheucht von den Bewegungen der beiden Männer begannen sie davon abzulassen und flogen stattdessen wie eine aufgebrachte Rinderherde durch den Raum. Die Geräuschkulisse, die sich auftat, wirkte bedrohlich. Doch schützten die Schutzanzüge nicht nur vor Bakterien und Viren, sondern auch vor diesen elenden Plagegeistern.

Kjell schaute sich weiter um. Versuchte das Bild, das sich ihm in dieser kleinen Hütte offenbarte, besser zu verstehen.

»Sieh nur.« Er zeigte auf die Schuhe, die neben dem Eingang standen. Es war ein großes Paar Schuhe, sicherlich Schuhgröße 45, und ein deutlich kleineres Paar. Dieses bildete mit seiner leuchtenden Farbe einen regelrechten Kontrast zum faden Holzboden der Hütte.

»Schau hier, Mann.« Sjur ging weiter ins Innere der Hütte. An der ihm gegenüberliegenden Wand hingen mehrere Fotos. Eines darauf zeigte das Mädchen. »Fuck«, stieß er im selben Moment aus.

»Was ist?«, wollte Kjell wissen, der es selbst noch nicht hatte sehen können. Er ließ den Lauf der Maschinenpistole sinken und trat ein paar Schritte vor.

»Fällt dir was auf?«

Kjell schaute genau hin. Es war ein Familienfoto. Aufgenommen vor der Hütte, in der die beiden jetzt standen. Diese war im Hintergrund des Bildes deutlich zu erkennen. Doch war es nicht die Hütte, die Sjur seinem Partner zeigen wollte. Sofort war auch ihm klar, worauf er ihn hatte, aufmerksam machen wollen.

»Ja. Das ist sie«, bestätigte Kjell. Er nahm das Foto an sich. Atmete tief durch.

Beim Herausgehen blickte er noch einmal in Richtung des Herdes. Vermutlich aus Neugier, um in Erfahrung bringen zu können, was der so schmackhaft erscheinende Inhalt der Pfanne war. Es war Fisch. Wie er bereits zuvor vermutet hatte.

NERVOSITÄT

Kirkenes, Norwegen. 22. Juni, 14:12 Uhr

Ich stand in der Küche unseres Hauses. Noch immer war es leer. Unbeschreiblich leer. Ich biss mir auf die Unterlippe. Begann zaghaft darauf rumzuknabbern. Ich schaute an meinem Körper herab. Ich trug noch immer dasselbe Shirt, dieselben Jeans, wie schon am Tag zuvor. Doch was ich die letzten Stunden gemacht hatte, konnte ich nicht sagen. Ich wusste es schlicht und ergreifend nicht mehr. Konnte mich nicht erinnern.

»Fuck. Drehst du jetzt komplett durch, Ronja?«, fragte ich mich selbst. Schüttelte sogleich mit dem Kopf, als wollte ich mir die Frage selbst beantworten.

Es dauerte etwas. Dann schaffte ich es, mich von dem Gedanken loszureißen. Ich ging in den Flur. Dort stand meine Handtasche. Direkt neben der Holzbank. Ich beugte mich zu dieser hinunter. Hob sie auf und ging zurück in die Küche. Hielt die Tasche vor meiner Brust und öffnete den Reißverschluss. Ich zuckte zusammen. Das Geräusch des Reißverschlusses kam mir lauter vor als sonst. Dann griff ich hinein. Holte mein Portemonnaie heraus und schlug es auf. In einem der Fächer, das eigentlich für Kreditkarten gedacht war, bewahrte ich ein Foto auf. Vorsichtig zog ich es heraus. Das Portemonnaie und meine Handtasche warf ich danach achtlos vor dem Kühlschrank auf den Boden. Ich zitterte und Tränen kullerten meine Wangen hinunter, als ich das Foto in meinen Händen betrachtete. Es war ein Foto von Alva.

Dann klingelte mein Handy.

Zögerlich ließ ich das Foto in meiner Hand auf den Küchentisch gleiten. Legte es dort ab und zog mein Telefon aus der Hosentasche.

»Kjell?«, antwortete ich überrascht. Mit ihm hatte ich nicht gerechnet. Hatte mehrmals versucht, ihn zu erreichen und es nie geschafft. »Was … was willst du?«

»Wir müssen uns treffen. Sofort.«

»Ähm … was … ist … was ist los?«, stammelte ich nervös. *Was ist los, Kjell?* Meine Atmung wurde schneller und schneller. Ich musste aufpassen, nicht zu hyperventilieren. »Was ist es? Was ist los?«

»Wir haben deine Tochter gefunden.«

GOTT SEI MIT DIR

E6 / Fv355 Bugøynes, Norwegen. 22. Juni, 12:08 Uhr

»Dimitrij«, sprach Eirik mit ruhiger Stimme. »Du warst selbst in Tromsø?«

Der Mann nickte. Sein Atem flach und immer schneller werdend.

»Und was war mit dem Feuer? Ist alles nach Plan verlaufen?«

»*Da.* Wir brachten uns in Position. Alles war genau abgesprochen. Ein jeder von uns wusste genau, was er zu tun hatte und …«

Dimitrij erzählte, was geschehen war. Eirik schluckte angesichts der Details, die dieser offenbarte. Eirik und Melissa sahen sich erschrocken an. Hörten gespannt zu.

»… dann machten wir uns wieder auf den Weg zurück.«

»Wohin?«

»Es galt, die eigentliche Zielperson zu bergen. Den Patienten Null, von dem alles ausging.«

»Patienten Null? Wer war das?«

»Ich kenne keinen Namen.«

Mist. Eirik atmete tief durch. »Was war mit ihm passiert?«

»Ich kenne keine Details.«

»Gut. Kein Problem.«

»Habt ihr die Zielperson bergen können?«

»Da.«

»Was hattet ihr dann in dem Camp des PST zu suchen?«

»Es ging … es … wir hatten den Auftrag sämtliche Proben zu vernichten. Und … die Container. Wir haben sie in Brand gesteckt. Nichts durfte übrigbleiben.« Dimitrij schnappte nach Luft. Sein weit geöffneter Mund zeichnete sich unter dem schwarzen Sack über seinem Kopf ab.

Eirik packte ihn an der Schulter. Schüttelte ihn. »Und? Was noch? Konzentriere dich. Los. Konzentriere dich. Der Erfolg der Operation hängt von dir ab. Los!«, forderte er ihn energisch auf. »Was noch?«

»Wir haben sie … sie … ist … ich … wir …«

Der Atem des Mannes wurde schneller. Sogleich aber auch flacher. Er krampfte. Ein Würgen war zu vernehmen. Laut. Es klang, als würde er gerade versuchen, seine Speiseröhre auf links zu drehen und zu erbrechen.

Und genau so war es dann auch. Der bissige Geruch seiner Kotze kroch durch die Luft. Nur wenig später folgte für jeden sichtbar der Inhalt seines Magens. Zuerst war es nur der Stoffsack, der sich dunkel färbte. Dann lief das Erbrochene unter diesem heraus und seinen Hals hinunter. Nur wenig später gesellte sich Blut dazu.

»Das ist nicht gut«, platzte es aus Melissa heraus. »Wir verlieren ihn.«

»Gott sei mit dir«, flüsterte Eirik und wandte sich von dem Mann ab.

Ließ ihn zum Sterben zurück.

FREUDE

E6 / Fv355 Bugøynes, Norwegen. 22. Juni, 14:58 Uhr

Ich fuhr schneller, als es erlaubt war. Bewusst. Niemand hätte mich aufhalten können.

Der Parkplatz, das Camp, wie alle es nannten, lag unmittelbar vor mir. Mit quietschenden Reifen bog ich von der E6 ab. Bremste. Riss die Tür auf und sprang aus dem Wagen. Diesen ließ ich mit laufendem Motor und weit geöffneter Tür hinter mir. Stürmte auf die vor mir liegenden Zelte zu.

»Hey! Halt!«, rief mir einer der Polizisten hinterher. »Sofort stehen bleiben!«

Ob ich ihn kannte, aus Rena vielleicht, konnte ich nicht sagen. Er gehörte zu den Beredskapstroppen. Trug seine Sturmhaube tief ins Gesicht gezogen. Ein weiterer Mann tauchte vor mir auf. Richtete ebenfalls seine Maschinenpistole auf mich.

Scheiße!

Erschrocken blieb ich stehen. Riss meine Arme schützend nach oben. »Ich … Ich bin …«

»Ronja?«, rief eine mir wohlbekannte Stimme. Es war Kjell. »Nehmt die Waffen runter! Sie gehört zu uns.«

»Du … wo … wo ist …« Ich atmete flach und viel zu schnell. Konnte kaum sprechen.

Kjell kam auf mich zu. »Sie ist im Quarantänezelt. Komm mit mir.« Er legte seinen Arm um meine Schulter und führte mich hinüber zu den Zelten. »Ich bringe dich zu ihr.«

Ich lächelte. Es war ein Lächeln, das sich auch in meinen Augen widerspiegelte. Die beiden Polizisten beobachteten uns, interessiert, doch hatten sie zwischenzeitlich ihre Waffen gesenkt und wirkten deutlich entspannter.

DER NAME MUSS VERSCHWINDEN

Kirkenes, Norwegen. 22. Juni, 15:02 Uhr

Pete parkte seinen Wagen wie gewohnt in der Garage. Zog die Handbremse energisch an, sodass sie mit einem lauten Rattern einrastete. Er warf die Tür auf. Zog sich behäbig, den Haltegriff an der Fahrzeugdecke fest umschlungen, aus dem Wagen und ging hinüber zum Gebäudeeingang, der sich zwischen den Werkzeugregalen befand. Von dort aus konnte er direkt den Hausflur betreten. Seine Jacke hing er zu den anderen Klamotten, an den bereits deutlich überfüllten Kleiderständer. Es war ein Messingständer, den er, wie fast alles in seinem Haus, nach dem Tod seiner Mutter übernommen hatte. Es war noch nicht allzu lange her, dass auch sie der Altersschwäche erlegen und seinem Vater gefolgt war.

Er ging hinüber in seine Küche, öffnete den Kühlschrank und holte einen Nudelauflauf heraus, den er sich bereits vor ein paar Tagen gemacht hatte. Es waren die Reste. Die Alufolie, in die er die Auflaufform gehüllt hatte, knisterte, als er sie entfernte. Aus dem Stapel mit dem Geschirr, der zum Trocknen neben der Spüle stand, nahm er einen großen Teller und einen Löffel, der in dem Glas direkt daneben steckte.

Sein Appetit war mächtig, hatte er doch seit dem Frühstück mit Ronja nichts mehr gegessen, und nun lief ihm das Wasser im Mund zusammen, als er auf das erlösende Klingeln der Mikrowelle wartete, in der sich der Teller unbeeindruckt um die eigene Achse drehte.

Es klingelte.

Pete drehte sich um. Es war weder die Mikrowelle noch sein Handy. Es war die Klingel seiner Haustür. Besuch erwartete er nicht, doch hoffte er insgeheim, es würde Ronja sein, der zu Hause, so allein, die Decke auf den Kopf fallen musste, und die jetzt eine starke Schulter suchte, um sich ausweinen zu können. Diese würde er ihr bereitwillig zur Verfügung stellen.

Bevor er die Tür öffnete, betrachtete er flüchtig sein Äußeres in dem kleinen Wandspiegel, der neben dem Kleiderständer im Flur hing. Er lächelte. Dann öffnete er die Tür. Sogleich schwand sein Lächeln wieder.

»Was machst du hier?«, fragte er überrascht.

Ohne ein Wort zu sagen, packte der Mann, der vor ihm stand, die Tür und schob sie behutsam, aber mit einer unaufhaltbaren Vehemenz weiter auf. Dann drückte er sich an Pete vorbei und betrat den Flur des Hauses. »Wir müssen vorsichtiger sein.«

»Vorsichtiger?« Pete schloss die Tür. »Was meinst du?« Die Mikrowelle signalisierte just in diesem Moment, dass sein Essen fortan auf ihn warten würde. Sein Magen knurrte.

»Ich werde nicht lange bleiben. Sind wir ungestört?«

»Ja. Ich bin allein.«

»Gut.«

Petes Besuch ging den kleinen Flur auf und ab. Flüchtig warf er einen Blick in jeden der Räume, die von diesem abgingen, um sich dessen auch wirklich sicher sein zu können.

»Es geht um die Listen.«

»Ähm … die Listen … meinst du die für den PST?«

»Hast du sie dir genau angesehen?«

»Ja.«

»Gut.« Sein Gegenüber grinste. »Können wir uns nicht vielleicht irgendwo hinsetzen?«

»Ja … natürlich. Komm mit mir«, antwortete Pete. Er führte seinen Besuch in die Küche, wo er ihn bat, am Esstisch Platz zu nehmen. »Willst du nen Drink?«

»Nein, danke. Wie gesagt, ich habe nicht vor, lange zu bleiben. Hast du die Originale der Listen hier?«

»Die Originale?«

»Ja. Ich würde gerne einen Blick darauf werfen.«

»Ähm … okay … natürlich«, stotterte Pete.

Er stand wieder auf, um rüber in den Flur zu gehen und die Listen aus der Innentasche seiner Jacke zu holen.

Kurz darauf kam er wieder zurück. »Hier, bitte.«

Der Mann an seinem Küchentisch nahm die gefalteten DIN-A5-Blätter entgegen und breitete sie vor sich aus. Es waren sechs Blätter, die jeweils einige Namen, Uhrzeiten und weitere Vermerke enthielten. Handschriftliche Notizen. Ihm fiel es schwer, die Kritzeleien zu entziffern. Setzte seine Lesebrille auf. Zückte einen dicken schwarzen Stift. Dabei handelte es sich nicht um einen handelsüblichen Stift, Permanentmarker oder dergleichen, sondern ein spezielles Exemplar zum Schwärzen von Akten. Zuverlässig wurde damit jegliche Notiz überdeckt. Dauerhaft.

»Ich dachte, du hättest dir die Listen genauer angesehen!?« Vorwurfsvoll blickte der Mann zu Pete.

»Das habe …«

»Dann hätte ich den Namen unseres russischen Freundes Iwan nicht mehr finden dürfen.« Sogleich begann er damit, genau diesen einen Namen zu schwärzen, von dem er nicht wollte, dass er auf der Liste zu erkennen war. Zufrieden schaute er auf. »Ich bin mir sicher, dass du dir die Mühe auch noch gemacht hättest. Nicht wahr?«

»Ähm … ja … sicher.«

Der Mann rückte den Stuhl zurück, stand auf und verschwand, ohne ein weiteres Wort zu sagen.

PAULINE

E6 / Fv355 Bugøynes, Norwegen. 22. Juni, 15:03 Uhr

Schreie ertönten.

Meine Schreie.

Voller Entsetzen stürmte ich aus dem Zelt, in das Kjell mich gebracht hatte. Ich war sichtlich aufgebracht. Irritiert. Am Boden zerstört.

Er versuchte mich zu stützen. Griff meinen Arm.

Zwecklos.

Ich sackte in mich zusammen. Kniete auf dem staubigen Boden. In meinen Händen hielt ich ihre Pauline. Klammerte mich fest an diesen kleinen Plüschhund, als könne er mir Halt geben.

Ich schrie.

Unaufhörlich.

EIN MOMENT DER STILLE

Kirkenes, Norwegen. 22. Juni, 17:01 Uhr

Ich saß in meinem Wagen, mit dem ich vorbei an den Lagerhallen bis auf den Pier gefahren war, der im nördlichen Teil der Stadt, in unmittelbarer Nähe zum Polizeipräsidium lag. Vor mir lag ein Frachtschiff vor Anker. Nicht sonderlich groß, aber dennoch beachtlich, wie ich fand. Nach Hause wollte ich nicht. Nicht mehr. Nicht früher als unbedingt notwendig. Die Einsamkeit, die mich dort erwartete, konnte ich nicht länger ertragen. Ich fühlte mich leer. Ausgebrannt. Dieses Auf und Ab meiner Gefühle. Vorgefunden hatten wir in dem Zelt nur den leblosen Körper des Arztes, der für ihre Behandlung verantwortlich gewesen war. Von Alva jedoch, fehlte jede Spur. Schon wieder.

Diese Ungewissheit. Sie drohte damit, mich von innen heraus zu zerfressen. Ich lechzte danach, mir die Brust aufzureißen und mein Herz herauszutrennen, um es mir, noch schlagend, vor die Augen halten zu können.

Den Tränen nahe, ließ ich meinen Blick in die Ferne schweifen und sah zu, wie die seichten Wellen über den Fjord glitten.

Tod.

Ich dachte nur noch an den Tod.

Meinen Tod.

Ungewissheit auf der einen Seite. Hoffnung auf der anderen. Unzertrennlich und doch so unterschiedlich.

GANZ ALLEIN

Kjelmøya, Norwegen. 22. Juni, 12:48 Uhr

Zusammengekauert saß Alva in einer Ecke der alten Baracke, die sich auf der nördlich gelegenen Insel Kjelmøya befand. Hier hatte man sie hingebracht. Es war dunkel in dem Raum. Nur durch die marode Holztür fiel etwas Licht ins Innere. Sie hörte das Meeresrauschen, was in gewisser Weise für Beruhigung bei ihr sorgte. Bei der Baracke handelte es sich um ein altes Fischerhaus, das direkt am Strand gelegen, schon Jahrzehnte den Gezeiten trotzen musste. Nun war es ihr Gefängnis.

Sie zog ihre Knie an sich, umschloss sie mit ihren Armen und legte ihr Kinn darauf ab. Sie weinte und zitterte unaufhörlich. Sie fühlte sich schwach. Schloss ihre Augen und ließ die letzten Tage in Gedanken an sich vorbeiziehen. Ihr Vater war tot. Sie war weggerannt, zusammengebrochen und in diesem Zelt wieder zu sich gekommen. Dann waren da wieder diese Aliens – Männer, wie sie mittlerweile wusste – die sie dort rausgeholt hatten. Die beiden Männer hatten sie auf ihr Boot gezerrt.

ALVAS ERINNERUNGEN

Nahe Bugøynes, Norwegen. 09. Juni, 12:08 Uhr

Ich musste nicht zur Schule. Es war einfach toll. Endlich hatte Papa mal wieder richtig Zeit für mich, um alleine mit mir unterwegs sein zu können. Auf dem Parkplatz, der von der Straße aus kaum zu erkennen war, hatten wir das Auto abgestellt und dann unsere Rucksäcke genommen.

Ich hatte meinen sogar alleine packen dürfen. Also war ich sicher, alles Wichtige dabei zu haben.

Mama war nicht dabei. Sie musste vor ein paar Tagen nach Rena. Ist halt so ne Art Superpolizistin. Früher fand ich das ja ganz cool. Aber so langsam nervte es mich. Ich war froh, dass Mama jetzt nicht bei uns war. Die letzten Wochen war sie unausstehlich. Immer hatte sie mich nur rumkommandiert. Und mit Papa hatte sie schon lange nur noch Streit. Eigentlich schrie sie nur noch rum, anstatt normal mit einem von uns zu reden. Aber egal. Jetzt war sie nicht dabei und das war auch gut so. Vor mir standen ein paar schöne Tage in der kleinen Hütte. Es war Opa Jonas Hütte. Wir waren früher öfters hierhergekommen. Leider war es in letzter Zeit immer seltener geworden. Umso mehr freute ich mich, als wir dem schmalen Pfad folgten, der uns direkt dorthin führen sollte.

»Papa«, jammerte ich bereits nach kurzer Zeit. »Wie lange dauert es denn noch?«

Er lief ein paar Meter vor mir. Blieb stehen, sobald er meine Stimme hörte, und drehte sich zu mir um. »Kleines. Wir sind gerade einmal zehn Minuten unterwegs.«

»Egal. Ich bin müde und der Rucksack ist viel zu schwer.«

Er lachte. Nicht über mich, sondern über mein Gejammer.

Das machte er immer. Aber hatte er normalerweise auch gleich eine Lösung parat. »Gib mal her«, sagte er und half mir im selben Moment auch schon dabei, den Rucksack von meinem Rücken zu streifen. »Puh«, stöhnte er. »Was hast du denn auch alles eingepackt?«

»Hm«, entgegnete ich verlegen. »Klamotten, ein paar Zeichensachen und vielleicht auch noch das ein oder andere Buch.« Ich sah ihn nicht direkt an, sondern ließ meinen Blick über die Weite der uns umgebenden Landschaft schweifen. Es war schön hier draußen.

»Gut. Ich trage deinen Rucksack.« Da er auch seinen eigenen Rucksack hatte tragen müssen, blieb ihm nichts anderes übrig, als meinen Rucksack vor seine Brust zu schnallen. Bei dem Anblick musste ich kichern und hielt mir beide Hände vor den Mund.

Doch zu spät. Papa hatte es bereits gemerkt.

»Was lachst du? Möchtest du den Rucksack vielleicht doch lieber wieder selbst tragen?«

»Nein, nein«, platzte es aus mir heraus, während ich weiter lachte. »Du machst das richtig toll.«

»Was ist es dann?«

»Dein Bauch Papa. Mein Rucksack sitzt genau auf deinem Bauch. Das sieht lustig aus.«

Ohne zu antworten, sah er mich ernst an. Ich wusste, es war nur gespielt, aber dennoch hatte ich das Gefühl, es sei besser jetzt, ruhig zu sein. »Sorry Papa«, gab ich kleinlaut zu verstehen und trottete weiter hinter ihm her. Still und leise.

Der Weg wurde immer anstrengender. Immer wieder und wieder sah ich auf meine Uhr. Dann kamen wir endlich an. Ich war hundemüde und mir war kalt. Ich hatte beinahe vergessen, wie klein Opas alte Hütte war. Sie bestand nur aus einem einzigen Raum. Rechts vom Eingang, in die Ecke gezwängt, stand das Etagenbett. Daneben standen zwei große Sessel um den Kaminofen herum. An die beiden Sessel konnte ich mich sehr wohl erinnern, hatte ich hier doch gemeinsam mit Papa immer Geschichten erfunden, die wir uns dann vor dem zu Bett gehen erzählt hatten. Es kam nicht selten vor, dass ich anschließend dank der Alpträume nicht richtig hatte schlafen können. Mittig im Raum stand der kleine runde Esstisch, auch an den konnte ich mich gut erinnern, und auf der linken Seite des Raumes war die ebenso kleine Küchenzeile mit Herd, Backofen und Kühlschrank. Völlig verdrängt, vielleicht war es mir die Jahre zuvor auch nicht ganz so wichtig gewesen, hatte ich das Plumpsklo. Es stand einige Meter entfernt hinter dem Haus. Es gruselte mir vor diesem Ding. Zum Glück wurde es zu dieser Jahreszeit nicht dunkel. Dennoch. Ich würde nachts keinen Schritt allein vor die Tür setzen. Wusste schon jetzt, dass ich Papa jedes Mal wecken würde, wenn ich nicht mehr anhalten können sollte.

10. Juni, 06:34 Uhr

Während der erste Tag noch war, wie ich es mir vorgestellt hatte, ging danach alles bergab. Ich war lange vor Papa aufgestanden und hatte ihn mit dem Frühstück überraschen wollen.

Überrascht war er.

Es war schwierig gewesen, mehr als zehn Streichhölzer hatte ich aufgebraucht, doch dann hatte ich den Gasherd endlich anbekommen. Das Teewasser kochte, der Kessel pfiff grell und laut, während ich noch damit beschäftigt war, die Eierschalen aus der Pfanne zu pulen. So richtig hatte das Aufschlagen der Eier nicht geklappt. Durch den Lärm wachte dann auch Papa auf und kroch gekrümmt aus dem Bett.

Ich kicherte auch gleich los.

»Hey. Nicht so frech, junge Dame.«

»Du bewegst dich schon wie Opa.«

»Ja, ja. Lach du nur. Ich musste gestern schließlich auch meinen und deinen Rucksack tragen«, versuchte er sich herauszureden, während er sich mit schmerzverzerrtem Gesicht auf einen der Stühle am Esstisch setzte. »Du machst Frühstück?«

»Ja«, antwortete ich stolz. Das kochende Wasser hatte ich vom Herd geholt und uns eine Kanne Tee aufgegossen. »Wenn ich diese blöden Eierschalen hier noch rausbekomme, gibt es gleich Rührei.«

»Das klingt gut, meine Kleine. Sehr gut sogar.«

Ein paar Minuten später war es dann geschafft. Ich brachte Papa sein Frühstück und setzte mich zu ihm an den Tisch.

»Was machen wir heute?«

»Hast du Lust, angeln zu gehen?«, fragte er. »Wenn wir etwas fangen, dann gibt es heute Nachmittag Fisch. Also? Wie sieht es aus?«

»Oh ja«, freute ich mich. »Aber ich fasse keinen der Fische an. Okay?« Ich hasste es, Fische anzufassen. Dieses Gefühl der glitschigen Haut konnte ich einfach nicht vertragen.

»Okay. Also solltest du etwas fangen, werde ich mich gerne darum kümmern«, versicherte Papa.

Ich war zufrieden und freute mich riesig.

Nicht weit von Opas Hütte entfernt, hatten wir die Angelruten ausgeworfen. Na ja. Da ich nicht wirklich weit werfen konnte, hatte Papa immer wieder die Aufgabe das für mich zu erledigen. Wenn das dann aber geschafft war, gab er mir die Angelrute zurück und ich begann auch gleich fleißig an der Kurbel zu drehen, um den Haken wieder einzuholen. Ich musste höllisch aufpassen. Manchmal passierte es sogar, dass ich zu schnell war, und der Haken kam aus dem Wasser geschossen und verhedderte sich in der Spitze der Angel. Tatsächlich war es nicht Papa, sondern ich, die den ersten Fisch an der Angel hatte. Ich schrie vor Freude und hüpfte aufgeregt von einem Bein auf das andere, als ich den Fisch am Haken spürte.

»Papa. Papa. Ich habe einen. Ich habe gewonnen. Hehe.«

»Wenn das mal kein Ast ist.« Papa lachte.

»Nein. Das ist kein Ast. Er zappelt. Komm. Hilf mir.«

»Nur ruhig. Du musst die Schnur auf Spannung halten«, sagte er, während er seine Angel zwischen Steinen fixierte und zu mir herüberkam. »Und jetzt kurble langsam und gleichmäßig weiter.«

Er half mir dabei, die Angelrute festzuhalten. Ab und an zog er einmal etwas kräftiger und kurbelte auch gleich schneller, damit der Fisch uns nicht entkommen konnte. Kurz darauf konnte ich ihn dann unter der Wasseroberfläche erahnen. »Da ist er. Ich habe einen Fisch geangelt.«

»Ich hole das Netz. Halt ihn jetzt gut fest. Er kann uns immer noch entwischen und dann gibt es kein Mittagessen.«

Papa hielt den Fisch kurz darauf in der Hand und befreite ihn von dem Haken. Dann nahm er seinen Knüppel und schlug ihm kräftig auf den Kopf, um ihn zu betäuben. Ich zuckte erschrocken zusammen. Danach nahm er sein Messer, setzte es unterhalb des Maules an, das der Fisch weit aufriss, und führte es den Bauch entlang. Dann warf er den blutenden Fisch in den Eimer neben mir und lobte meinen Fang. Unser Essen für heute sei damit gerettet, wie er meinte. Mir drehte sich der Magen um. Der Appetit war mir vergangen.

Wir kamen nicht mehr dazu, noch weitere Fische zu fangen. Papa jammerte nur noch rum. Hatte starke Kopfschmerzen, wie er sagte. Also packten wir unsere Sachen zusammen und gingen zurück zur Hütte. Irgendwie schien er sich auch noch seine Hand verletzt zu haben. Gemerkt hatte er davon aber wohl nichts. Als er mir diese allerdings reichte, um mich den kleinen Hang hochzuziehen, konnte ich es genau sehen. Die Haut auf seinem Handrücken war aufgerissen. Blut sah ich keines, aber Eiter quoll hervor. Ich fand es eklig und schreckte zurück.

Am Abend ging es Papa immer schlechter. Ich hatte Angst um ihn. Hatte ihn noch nie so gesehen. Selbst als er damals beim Schlittenfahren gegen den Baum gerutscht war und sich den Arm gebrochen hatte, hatte er nicht so schlecht ausgesehen wie jetzt.

Auch ich legte mich früh hin, um zu schlafen. Ich hatte das obere der beiden Betten bekommen. Mit meiner Pauline im Arm vertiefte ich mich in eines meiner Bücher. Irgendwann muss ich darüber eingeschlafen sein.

Als ich wieder aufwachte, stieg ich sofort die kleine Leiter hinunter, um nach Papa zu sehen. Ich erschrak. Schrie, so laut ich nur konnte. »Papa! Nein! Papa!«

Er lag mitten im Raum auf dem kalten Dielenboden. Es sah so widerlich aus. Seine Haut an den Händen und im Nacken war aufgeplatzt. All seine Wunden waren von gelbem Eiter überzogen. Ich würgte. Mir wurde schlecht. Aber ich musste mich zusammenreißen. Ich packte ihn am Arm. Zerrte mit aller Kraft daran und zog ihn rüber zum Bett. »Papa! Steh auf!«, schrie ich ihn an. Ich weinte. Wusste nicht, was ich tun sollte. Neben dem Bett versuchte ich ihn anzuheben, um ihn wieder dort hineinlegen zu können. Aber er war schwerer, als ich gedacht hätte. Ich konnte es nicht schaffen und musste ihn vor dem Bett kniend liegen lassen. Er atmete nicht mehr. Ich schrie immer lauter und kauerte mich in eine kleine Kuhle neben der Küchenzeile. Ich zitterte und konnte irgendwann nicht mehr. Mir fielen die Augen zu. Ich schlief ein.

Alva sprang vor Schreck auf, als sich die Tür zu ihrem Gefängnis öffnete. Einer von ihnen, es war Michail, stand genau vor ihr. Er trug noch immer diesen Schutzanzug. In seiner Hand hielt er eine Decke. Er sprach Englisch mit ihr.

»Take the blanket«, sagte er in einfachen Worten und kniete sich neben sie.

Alva nahm die Decke, die er ihr entgegenstreckte und kuschelte sich hinein. »Water?«, fragte sie ihn. »Can I drink water please?«

Michail nickte, stand auf und ging hinaus.

Als er zurückkam, trug er in der einen Hand ein Glas Wasser. In der anderen hielt er eine Schüssel mit etwas zu Essen. Wieder kniete er sich neben sie. »Eat that.« Seine Stimme klang rau, gedämpft durch die Maske, die er trug, und dennoch irgendwie ruhig.

»Thank you«, sagte sie und nahm alles an sich. Hastig begann sie zu trinken. In der Schüssel war ein matschiger Brei. Ein Gemisch aus Haferflocken, zu wenig Milch und getrocknetem Obst. Es war ihr egal. Sie hatte ebenso Hunger, wie auch Durst. Als Michail sah, dass sie aß und trank, stand er wieder auf und ließ sie allein zurück. Sorgsam verschloss er die Tür hinter sich. Sie konnte hören, wie er sich draußen mit jemandem unterhielt. Verstehen konnte sie allerdings keines der Worte, die die beiden Männer miteinander wechselten. Sie sprachen leise und zudem Russisch.

»Was sollen wir mit ihr machen?«, fragte Michail.

»Sie hatte Kontakt zu ihm. Also müssen wir sie mitnehmen. Sie trägt diesen Scheiß genauso in sich, wie die anderen. Sie wird ebenso infiziert sein.« Es war Jegor. Auch er trug seine Schutzausrüstung.

»Sie ist ein Kind«, wandte Michail ein. »Gott sei uns gnädig, aber sie ist ein Kind Jegor. Das ändert alles. Wir können sie nicht einfach mitnehmen.«

»Es ist nicht unsere Entscheidung.« Jegor klang ernst. Sehr ernst. Für ihn war der Auftrag eindeutig und er würde es sich nicht erlauben, ihn zu hinterfragen. Doch fiel es auch ihm schwer, wenn er das kleine Mädchen sovor sich sah und sich vorstellte, was mit ihr passieren mochte. »Wir packen zusammen und nehmen sie mit.«

Michail schüttelte ungläubig den Kopf. »Wir können das nicht machen«, versuchte er seinen Standpunkt erneut zu untermauern.

»Lass es gut sein, Michail.«

»Nein. Wir …«

»Jetzt reicht es.« Jegor wurde aufbrausend, zog seine Waffe und richtete sie auf ihn. »Es interessiert niemanden, was du denkst. Wir werden unsere Befehle befolgen. Verstehen wir uns?«

»Da«, gab Michail kleinlaut bei und zog sich zurück.

Jegor beließ es dabei.

Noch immer saß Alva in der Ecke des Raumes. Die feuchte Kälte des Bodens kroch entlang ihrer Beine ihren Körper hinauf. Ihre Lippen waren blau angelaufen. Sie zitterte. Die Decke, die sie um den Körper geschlungen hatte, vermochte es kaum sie aufzuwärmen. Schon lange hatte sie keinen der Männer mehr gesehen. Schon lange hatte sie ihre Stimmen nicht mehr gehört. Vermutlich, weil sie schliefen. Auch sie wurde müde. Gähnte immer öfters. Doch versuchte sie, sich gegen dieses Gefühl der Müdigkeit aufzulehnen. Sie wollte nicht schlafen. Wollte es nicht, aus Angst, etwas könnte ihr zustoßen. Noch hatte sie Erfolg damit. Noch schaffte sie es, sich wach zu halten.

Sie presste ihre Beine zusammen und versuchte, dem immer stärker werdenden Druck ihrer Blase entgegenzuwirken. Doch gelang es ihr nicht, den Moment noch weiter aufzuschieben. Sie warf die Decke zur Seite. Sprang auf und rannte auf die ihr gegenüberliegende Seite der Hütte. Dort zog sie ihre Hosen bis unter die Knie und hockte sich hin.

»Aua«, ertönte ein schmerzerfülltes und dennoch leiseres Zischen zwischen ihren Lippen. Brennende Schmerzen quälten sie beim Wasserlassen.

Der Druck, den ihre Blase ausgeübt hatte, schien nicht geringer als zuvor. Dazugesellt hatte sich zudem ein unaufhörliches Brennen im Schritt. Zusammengekauert und mit Tränen im Gesicht, die ihre Wangen hinunter kullerten, hüllte sie sich wieder in die dünne Decke. Zu

Hause hätte ihre Mutter sie tröstend in die Arme genommen und ihr diesen bitteren Tee aufgebrüht. Nun hatte sie niemanden, der sich um sie sorgte.

»Mama. Mama. Bitte hilf mir doch. Mama.« Leise wimmerte sie vor sich hin. Schluchzte immer wieder und zog ihre Nase hoch.

Dann schlief sie ein.

Der Bug des Schlauchbootes tauchte immer wieder in die Wellen der Barentssee ein, während es aus der kleinen Bucht vor der Insel Kjelmøya hinausmanövriert wurde. Von ihrem Aufenthalt in den Baracken zeugte kaum noch etwas. Lediglich die Plastikflasche, aus der Alva vor lauter Durst, kurz vor der Abfahrt, noch einen kräftigen Schluck genommen hatte, und die Blechschüssel, mit den bereits eingetrockneten Resten des klebrigen Breis, in dem noch der Löffel steckte, waren zurückgeblieben.

Gleich nachdem sie auf dem Boot ihren Platz direkt vor dem Steuerpult eingenommen hatte, hatte sie gespürt, wie das Brennen zwischen ihren Beinen wieder aufkeimte. Sie musste wieder auf Toilette. Sie versuchte dem Druck standzuhalten. Dieses Gefühl zu unterdrücken. Sie hoffte es ignorieren zu können. Doch es schmerzte. Mit jeder Welle, durch die das Boot in die Luft gehoben wurde. Mit jeder Welle, nach der das Boot wieder unsanft auf das harte Wasser aufprallte. Sie presste ihre Beine fest zusammen. Sie stand kurz davor, zu weinen.

Michail saß neben ihr. Auch jetzt trug er seinen Schutzanzug und die Maske, vor der sie sich so sehr fürchtete. Eine hohe Welle traf das Boot. Wasser schlug über den Bug hinweg ins Innere. Michail packte sie am Arm. Feste. Sie schrie kurz auf. Vor Schmerz. Aufgrund der tobenden Wellen konnte jedoch niemand sie hören. Die Wassermassen überrollten sie. Ihre Kleidung zog das kalte Wasser gierig auf, wie ein Badeschwamm.

Dann geschah es. Alva ließ die Tränen haltlos ihr Gesicht hinunterkullern, so wie sie auch ihre Hose in ihren warmen Urin tränkte. Niemand merkte etwas.

Sie zitterte. Sie zitterte immer mehr. Michail legte seinen Arm um sie. Drückte ihren kleinen Körper gegen den seinen. Sie spürte das harte Gummi des Anzugs. Wenn er sie wärmen wollte, so schien dies schier unmöglich zu sein.

Küstenregion vor Russland. 22. Juni, 19:45 Uhr

Ohne vorher langsamer geworden zu sein, schoss das Boot den Sandstrand hinauf. Die rauen Sandkörner schmirgelten lautstark über den harten Gummiboden des Bootes. Alva schrie vor Schreck, hatte die Erschöpfung sie doch gerade erst vor wenigen Minuten völlig überrannt und einschlafen lassen. Wieder war es Michail. Er griff ihre Hand. Sie sah sich verwirrt und gleichermaßen verängstigt um. Auf dem Strand standen mehrere große Lastwagen. Allesamt waren sie in einem dunklen Grün lackiert. Fast schwarz. Auf ihren Dächern flimmerten blaue und teils auch orange Signalleuchten. Vor diesen riesigen Lastern tummelten sich unzählige Gestalten. Auch sie trugen Schutzanzüge. Auch sie trugen Masken. Alva zitterte. Teils aus Angst. Aber ausschlaggebend war die Kälte, die sich tief in ihren kleinen Körper gefressen hatte. Sie war stark unterkühlt.

»*Davay, davay*«, schrie Michail, hob sie über seine Schulter und sprang aus dem Boot. Sie strampelte. Schlug dem Mann, der sie in Richtung der anderen trug, mit den geballten Fäusten auf den Rücken. Sie schrie. Mobilisierte ihre letzten Kräfte.

Von langer Dauer war ihre Gegenwehr jedoch nicht. Schon nach kurzer Zeit wandelten sich ihre Schreie in ein Schluchzen. Auch wenn sie innerlich gewillt war zu kämpfen, musste sie sich eingestehen, dass ihre Stimme es nicht länger vermochte, den Lärm, der sie umgab, zu durchbrechen. Resignierend, kraftlos, sackte sie in sich zusammen. Alles um sie herum wirkte so unwirklich.

Bedrohlich.

Kurz darauf verschwand sie im Inneren eines der bereitstehenden Lastwagen. Schummriges Licht hüllte alles in ein zartes Orange, das dem der tiefstehenden Sonne glich. Transformatoren rauschten, wie zuvor das Meer, das über Stunden ihre Sinne betäubt hatte. Das Adrenalin, das ihr kleiner Körper ausgestoßen hatte, schwand und wieder war es diese betäubende Müdigkeit, die über sie herfiel. Sie vermochte es kaum noch zu unterscheiden, was Realität oder schon Traum war. Immer mehr hoffte sie darauf, bald aufwachen und in die vertrauten Gesichter ihrer Eltern blicken zu können.

TEIL 6

Sind wir das Produkt unseres Handelns,
oder ist es unsere Umgebung, die uns zwingt,
zu tun, was wir tun?

ÜBERRASCHUNGSBESUCH

Kirkenes, Norwegen. 23. Juni, 07:43 Uhr

Ich war stundenlang, bis spät in der Nacht, bis früh am Morgen, ziellos umhergefahren. Hatte versucht, eine Spur zu finden. Hatte versucht, meine Gedanken zu ordnen. Gedanken, die nicht zu ordnen waren, fehlten mir doch die entscheidenden Puzzlestücke, die das Bild hätten vervollständigen können. Jetzt stand ich mit meinem Wagen in der Einfahrt vor meinem Haus. Mit dem Fuß stand ich fest auf der Bremse. Das rote Leuchten der Bremslichter kroch entlang der Straße und zerschellte vor der Kurve an einer Mauer.

»Nicht schon wieder«, murmelte ich, als ich hinüber zu den Treppenstufen vor unserem Haus blickte.

Dann stieg ich aus, verschloss hinter mir, durch mehrmaliges Drücken auf die entsprechende Taste der Fernbedienung, den Wagen und ging hinüber zu den kleinen Blumenkübeln, die ich sorgsam auf den Treppenstufen dekoriert hatte. »Wenn ich dieses Vieh erwische, dann ist es dran und ich jage ihm eine Kugel zwischen die Augen.« Ich lachte, gehässig, meinte jedoch nicht ernst, was ich soeben von mir gegeben hatte. Ich vermutete eine Katze als Übeltäterin, doch konnte ich mir nicht so recht vorstellen, wie ein solch graziles Geschöpf so tollpatschig hätte sein sollen. Genauso gut konnten es auch die Waschbären gewesen sein, die sich ebenfalls gerne in der Gegend herumtrieben. Auch wenn ich nicht wusste, wer für dieses wiederholte Schlamassel verantwortlich war, wusste ich, dass Katzen und Waschbären einander nicht leiden konnten.

MEINE ERINNERUNGEN

»Mama wach auf«, flüsterte Alva, während sie energisch begann, mich hin und her zu rütteln. Thor, war in dieser Nacht nicht zu Hause und so hatte sie in meinen Armen geschlafen.

»Hm. Alva?«, quälte ich mir schlaftrunken aus den Lippen und blinzelte durch einen schmalen Spalt zwischen meinen Augenlidern. »Was ist los, Schatz?«

Noch bevor Alva antworten konnte, hörte auch ich es.

Schreie.

Grässliche Schreie.

»Ich habe Angst. Was ist das?«

Ich setzte mich auf und nahm sie in die Arme. »Hey Engel. Du musst keine Angst haben.«

»Da schreit doch ein Baby?«

Es zerriss mir das Herz, sie so zu sehen. Sie hatte wirklich Angst. »Nein. Das ist kein Baby«, antwortete ich ruhig und gelassen.

Ich wusste genau, was sie aus dem Schlaf gerissen hatte. Ich selbst hatte diese Erfahrung einst machen müssen und verstand sehr wohl, was sie in diesem Moment dachte. Da ihr Zimmer nach hinten zeigte, direkt in Richtung des Hangs, der hinunter zum Fjord führte, waren ihr diese Kämpfe, die vereinzelt in der Einfahrt des Hauses stattfanden, wohl noch nie aufgefallen. Selbst ich nahm sie in der jetzigen Form erst seit einigen Wochen wahr. Ich vermutete eine neu hinzugezogene Katze hinter all dem Lärm. Gemeinsam machten wir uns, mit einer Taschenlampe bewaffnet, auf den Weg nach unten.

Die Holzstufen der Treppe knarzten.

Alva klammerte sich schützend um meine Taille. Vorsichtig, bedacht darauf keinen Lärm zu machen, schloss ich die Haustür auf.

»Nein, Mama. Bitte lass die Tür zu«, flehte Alva mich an. Die Schreie waren noch immer deutlich zu hören.

»Schon gut, Kleines«, versuchte ich sie zu beruhigen. »Du wirst gleich sehen, dass du keine Angst haben musst.« Dann öffnete ich die Tür und schaltete die Taschenlampe ein. »Sieh. Da vorne«, sagte ich und zeigte unter mein Auto. »Ein Waschbär.«

»Und da ist eine Katze«, ergänzte Alva mit großen Augen. Von Angst keine Spur mehr. »Eine Katze, Mama.«

Die Übeltäter waren entlarvt.

Ich richtete den umgekippten Kübel wieder auf. Die herumliegende Blumenerde würde ich später wegfegen, dachte ich und schloss die Tür auf. Ich ging hinein und geradewegs hinüber zu der Holzbank, wo ich mich hinsetzte. Ich liebte die Geräusche der gewohnten Umgebung. Für mich war das Knarzen des Holzes wie ein Aufruf, den Tag hinter mir zu lassen und mich der Geborgenheit unseres Hauses hinzugeben. Ich streifte meine Schuhe von den Füßen, legte meine Jacke neben mir ab und stand anschließend wieder auf, um den Handfeger aus der Küche zu holen.

Ich öffnete den Unterschrank der Spüle. Dann spürte ich nur noch den dumpfen Gegenstand, der mich am Hinterkopf traf. Spürte, wie meine Kopfhaut aufplatzte. Blut mischte sich in die Strähnen meiner Haare und ich sackte unter der Wucht des Schlages zusammen.

Bewusstlos.

Nach und nach kam ich wieder zu mir. Spürte, wie mit jedem Schlag meines Herzens, noch mehr Blut aus der Wunde an meinem Hinterkopf strömte. Doch fühlte ich keinen Schmerz, sondern wog mich in einer Art Trance. Verursacht durch den Schlag, hatte ich womöglich gar eine Gehirnerschütterung erlitten. Das Bild vor meinen Augen war verzerrt.

Verschwommen.

Dunkel.

Das Licht, das auf meine Pupillen traf, verursachte ein unangenehmes Flimmern. Ich blinzelte. Doch änderte dies nichts. Ich versuchte, meine Arme zu heben.

Es ging nicht.

Meine Hände fühlten sich kalt an.

Taub.

Ich konnte meine Finger kaum bewegen. Mein Kopf hing noch immer vorn über. Mein Kinn ruhte auf meinem Brustkorb. Irritiert, ich wusste nicht, was geschehen war, hob ich meinen Kopf an. Es fiel mir schwer, ihn aufrecht zu halten. Doch nach ein paar Versuchen hatte ich es geschafft. Meine Nackenmuskulatur zitterte vor Anstrengung.

Allmählich klarte die Szenerie vor mir auf.

Fuck! Vor mir stand ein Mann. Kurze Haare. Groß. Sehr groß. Aus meiner Perspektive hätte es allerdings auch eine optische Täuschung sein können. Ich selbst saß schließlich auf einem Stuhl neben dem Küchentisch und musste meinen Kopf weit in den Nacken legen, um das Gesicht des Mannes vor mir sehen zu können. Ich kannte ihn.

Scheiße! Was will der von mir?

Hinter ihm, er hieß Alexej und gehörte zu der Gruppierung der Russenmafia, die ich seit einiger Zeit beobachtete, sah ich den offenen Durchgang zum Hausflur. Es waren nur wenige Meter bis nach draußen. Der Ausgang war so nah. Doch konnte ich ihn unmöglich erreichen. Mit einem Stuhl auf dem Rücken, an den ich gefesselt war, glich ich einer behäbigen Schildkröte und sah selbst keinerlei Chance der Situation zu entfliehen. Stattdessen versuchte ich, Ruhe zu bewahren. Ich benötigte einen kühlen Kopf. Also konzentrierte ich mich auf meine Atmung, während ich ihm tief in die Augen blickte.

Sie waren leer.

Geistig wie auch emotional.

Der Mistkerl legte seinen Kopf zur Seite und lächelte mich höhnisch an. »Gut geschlafen?«, fragte er. Er sprach Englisch. Seine Stimme klang ebenso kühl, wie sein Blick es bereits angekündigt hatte. »Sag mir, wo er ist, und wir werden das hier schnell und schmerzlos beenden.«

Ich antwortete nicht. Ein stechender Schmerz durchfuhr meinen Körper. Ausgesandt von der linken Seite meines Gesichts. Mein Kopf schlug zur Seite. Seine flache Hand hatte mich hart getroffen.

»Wo ist er?«

Wieder ließ ich seine Frage ins Leere laufen und antwortete nicht. Fand mich außerstande, dies zu tun und starrte ihn stattdessen nur ungläubig an.

»Wo ist er?«, wiederholte er seine Frage. Dabei klang seine Stimme zunehmend bedrohlicher und zugleich recht ungehalten.

»W…w…wer?«, stammelte ich unter Schmerzen.

»Stell dich nicht dümmer an, als du bist, du verfickte kleine Schlampe. Ich will wissen, wo er ist. Dein Mann. Also raus damit. Wo ist er?«

Ich versuchte mich zusammenzureißen. Musste es schaffen, Zeit zu gewinnen. »Er ist nicht hier«, antwortete ich und hoffte diesen Typen, Alexej, so in ein Gespräch verwickeln zu können.

Er reagierte erzürnt. Ich hätte es besser wissen sollen. Mit solchen Menschen ließ sich nicht reden. Wieder holte er aus. Schlug zu. Härter als zuvor und dieses Mal mit geballter Faust. Ich schrie, ungewollt, als der Schlag mich traf. Die Haut meiner Lippen riss auf. Blut quoll hervor. Mein Blut. Mein Kopf schnellte, dirigiert von der Wucht des Schlages, zur Seite. Blutspritzer trotzten dieser unkontrollierten Bewegung und schwebten für den Bruchteil einer Sekunde vor meinem Kopf. Rieselten dann langsam auf mein Oberteil hinab, wo sie sich entspannt zur Ruhe legten. Die Schmerzen waren von kurzer Dauer. Ebbten ebenso schnell ab, wie sie über mich hergefallen waren. Ich wusste, dass er nicht wollte, dass ich wieder ohnmächtig wurde. Er wollte etwas von mir wissen. Ungewiss blieb allerdings, wie weit er gehen würde. Spielte er mit mir oder war er so unberechenbar, wie er schien. Ich konnte es nicht mit Gewissheit sagen. Jedenfalls war er ungeduldig, was Gestik und Mimik unverkennbar zeigten.

»Was passiert mit ihm, wenn ich … wenn ich …« Ich stockte. Holte tief Luft. Ich war außer Atem. Konnte kaum sprechen. »Was … was … passiert, wenn ich … wenn ich es dir sage?«

Er grinste mich daraufhin hämisch an. »Ich möchte nur mit ihm reden.«

Dann ging er um den Stuhl herum. Stand nun genau hinter mir. Er packte den Kragen meines Sweatshirts und schob ihn entlang meiner Schultern hinunter. Ein kalter Schauer durchfuhr meinen Körper. Die feinen Härchen in meinem Nacken stellten sich auf. Die Nähte, die den Stoff meines Sweatshirts zusammenhielten, rissen. Er ließ seine Hände auf meine entblößten, nackten Schultern niedergehen. Seine widerlichen Pranken glühten förmlich, so viel Hitze strahlten sie ab. Das Gefühl glich dem einer Hitzebehandlung mit Feuersteinen in einem dieser Wellness-Tempel. Doch brachte seine Berührung keine Entspannung mit sich. Ich konnte seinen Atem riechen, während er mir bedrohlich in den Nacken hauchte. Sein feuchter Atem schlug sich auf meiner Haut nieder.

Dieser Kerl war nicht hier, um zu reden.

»Na gut«, sagte ich und versuchte besonders naiv zu wirken. Ich machte eine kurze Pause. »Er ist im Präsidium. Hier in Kirkenes. Er musste untertauchen und das schien der sicherste Ort zu sein.«

Ich spürte, wie dieses Schwein sich an dem Geruch meines Körpers ergötzte. Lautstark zog er diesen in seine Nase hinein.

Ich erstarrte.

Dann lockerte er seinen Griff und ließ mich los. Ich hörte seine Schritte. Lächelnd trat er wieder vor mich. Er beugte sich zu mir hinunter. Seine feuchte, pelzige Zunge berührte meine Wange. Er leckte sie ab, wie eine Katze, die ihre Jungen umsorgte. Angewidert riss ich meinen Kopf zur Seite.

»Hab dich doch nicht so«, sagte er verachtend und spuckte mir ins Gesicht.

Dieses ekelhafte Sekret landete in meinem Auge und lief an meiner Nase entlang und bedeckte meine Lippen, als seien es meine eigenen Tränen.

»Wenn du mich verarschst, wirst du es bereuen«, fügte er drohend hinzu.

»Es ist die Wahrheit«, untermauerte ich meine Behauptung. Ich wusste, dass ich bei der Geschichte bleiben musste. »Nimm mein Handy. Ruf meinen Kollegen an und ich werde ihn fragen, wie es meinem Mann geht. Er hat gerade Dienst und wird in der Wache sein.«

Ein Trick.

Ich wusste es.

Er nicht.

Ich merkte, wie er begann, nachdenklich zu werden. *Komm schon. Nimm mein verdammtes Handy. Nun mach doch endlich, du elender Hund.*

Er schaute mich an.

Ich schaute ihn an.

Die Stille wirkte bedrückend und dauerte gefühlt ein oder gar zwei Minuten an. Er blickte auf die Uhr, die hinter ihm über der Tür hing.

Dann stimmte er zu: »Okay. Wo ist es? Dein Handy?«

Yeah. »In meiner Jeans. Auf der linken Seite. Ich sitze darauf.«

Er zögerte. Misstraute mir. Ich konnte es sehen.

»Was soll ich schon machen?«, fragte ich ihn. »Ich bin an einen Stuhl gefesselt.«

»Warte. Lass mich nachdenken«, wiegelte er ab und drehte sich um.

Nimm das verdammte Telefon. Mach schon. Ich wusste, dass Pete keine fünf Minuten brauchen würde, um bei mir zu sein. Normalerweise war es sein freier Tag und ich vermutete ihn bei sich zu Hause. Zudem hatte er einen Jagdschein und ein Gewehr im Haus. Ich war mir absolut sicher.

»Wie heißt dein Kollege?«

»Pete. Pete Abels.«

Ich schien es geschafft zu haben.

Tatsächlich.

Er kam näher. »Keine falsche Bewegung. Verstanden?«

»Ja. Verstanden.«

Er beugte sich zu mir hinunter. Streckte seinen Arm aus und griff in meine Gesäßtasche, während er mit seinen Lippen meinem Hals nahekam und ihn küsste.

Ich zuckte.

Wieder.

Trotz der Fesseln, die meine Handgelenke an den Armlehnen des Stuhls fixierten, schaffte ich es, meinen Po anzuheben, damit er das Handy leichter, schneller, erreichen konnte. Als er es in der Hand hielt, nannte ich ihm den Code, damit er das Gerät entsperren konnte.

»Also Pete sagtest du?« Er grinste. Wähnte sich seinem Ziel nahe.

»Ja«, bestätigte ich und begann innerlich zu triumphieren. Ich war mir der Brisanz der Lage bewusst, doch bald sollten die Karten neu gemischt sein. Ich wog mich in Sicherheit, als ich ihn dabei beobachtete, wie er das Telefonbuch nach dem entsprechenden Eintrag durchsuchte.

»Es gibt nur einen Pete in deinem Telefonbuch«, sagte er mit nüchtern wirkender Stimme. Dann las er die Handynummer vor, die unter dem Eintrag stand. Sein Lächeln wurde in diesem Moment immer breiter.

Ich realisierte, dass irgendetwas nicht stimmte. *Was soll der Mist? Nein. Scheiße.*

Er griff zu seinem Handy. Nutze nicht das meine. Mein Puls schoss in die Höhe. Ziffer für Ziffer übertrug er die Nummer auf sein Gerät. Dann hielt er es auch noch sich selbst ans Ohr, anstatt es mir zu geben. Dieser Mistkerl drehte sich um und verschwand im Flur. Die Tür schloss er hinter sich. Ich blieb alleine zurück. Zitterte am ganzen Körper.

»Was ist hier nur los?«, fragte ich mich leise wimmernd.

Wenige Minuten später

Ich zuckte zusammen, als die Tür wieder geöffnet wurde. Mit Schwung warf er sie auf. Die Türklinke schlug mit einem lauten Knall gegen die Wand. Genau dort, wo die Türklinke bereits seit langem eine immer tiefer werdende Delle formte, war es doch nicht das erste Mal, dass dies passierte.

Ich starrte ihn an. Die Fragen, die mir durch den Kopf schwirrten, ließen sich zweifelsohne in meinen Augen lesen. Er schüttelte den Kopf und kam Schritt für Schritt auf mich zu.

»Ich dachte, wir beide hätten uns verstanden. Wieso verarschst du mich? Bin ich etwa nicht freundlich genug zu dir?«

Arschloch. Gottverdammtes Arschloch. »Was hätte ich denn tun sollen?«, musste ich mir mein Versagen eingestehen.

»Ich denke, es ist an der Zeit, mit der Wahrheit rauszurücken. Wie siehst du das?« Um der subtilen Drohung, die er mit seiner Stimme transportierte, mehr Nachdruck zu verschaffen, zog er ein Messer aus seinem Hosenbund. Drehte es von einer Seite zur anderen, sodass die Klinge das Licht der Küchenleuchte über dem Esstisch reflektierte, als sei sie aus funkelndem Kristall.

Mein Herz schlug schneller und schneller, als ich das kühle Metall auf meiner Wange spürte. Ich hatte mich verkalkuliert. Alles auf eine Karte gesetzt und verloren. Langsam glitt die stumpfe Seite des Messers meine Wange hinunter. Danach strich er es zaghaft, sanft und beinahe liebevoll, über meine Kehle. An meiner Halsschlagader, die mein, von Angst erfülltes Herz, prall mit Blut gefüllt hatte, hielt er inne. Mit einem Seufzen drehte er die Klinge herum, sodass die hauchdünne, scharf geschliffene Seite meine Haut liebkoste.

Ein leichter Druck hätte gereicht.

Es wäre vorbei gewesen.

»Was schlägst du jetzt vor?«, hauchte er mir ins Ohr. »Sollen wir zwei Schönen uns nicht lieber oben in eurem Schlafzimmer amüsieren?« Er inhalierte meinen Duft. Der Geruch meiner Angst schien ihn zu erregen. »Sag es mir. Worauf hättest du Lust? Du magst es doch hoffentlich brutal und schmerzvoll? Wir müssen uns nur ein bisschen beeilen, bevor mein Partner dazu kommt und auch noch ran will.«

Im selben Moment hörte ich Schritte.

EIN RACHEAKT

Kirkenes, Norwegen. 23. Juni, 07:15 Uhr

Ein schwarzes SUV mit russischen Kennzeichen folgte der schmalen Straße, die sich vorbei an den freistehenden Ein- und Zweifamilienhäusern den Hang hinauf schlängelte. Sträucher, Gräser und Hecken wucherten vor den Häusern nur so dahin. In sporadisch auftauchenden Lücken standen Anhänger, Wohnmobile und auch ein trockengelegtes Motorboot, das unwiederbringlich das Zeitliche gesegnet hatte. Niemanden störte es.

Iwan, der Mann auf dem Beifahrersitz, starrte auf das Display seines Smartphones, wo er irgendwelche Videos von Verrückten schaute, die sich einen Spaß daraus machten, kleine Küken zu quälen. Er schaute es sich genau an, wie sie eines nach dem anderen mit ihren bloßen Händen zerquetschten. Er lachte, während zeitgleich das verängstigte Piepen der wehrlosen Tiere aus dem scheppernden Lautsprecher ertönte.

»Hey. Lass mal sehen, Alter«, rief Alexej ihm zu. Er selbst konnte von der Rücksitzbank aus nicht wirklich gut sehen und versuchte das Handy zu greifen.

Iwan zog es im letzten Moment weg und fauchte: »Du hast doch selbst so ein Ding. Oder bist du zu blöd, es zu bedienen?«

»Haltet eure verdammten Fressen, ihr Schwachköpfe«, rief Vadik seine Männer lautstark zur Räson. Er fuhr den Wagen. »Könnt ihr nicht wenigstens fünf Minuten ruhig dasitzen und euch konzentrieren?«

Alexej ließ sich eingeschnappt zurück in den Sitz fallen. Selbst das mächtige SUV wirkte angesichts seiner Statur zu klein für ihn. Er war groß. Muskulös. Geistig hielten ihn seine Freunde für unterbelichtet. Ihn störte es nicht sonderlich, wusste er schließlich diesen Mangel durch seine schiere Kraft zu kompensieren.

Dann bremste Vadik den Wagen bis zum Stillstand ab. »Okay Jungs. Wir sind da«, gab er zu verstehen und schaute hinüber zu dem Haus auf der linken Seite. Er wusste genau, wo sie waren. Nichts wäre peinlicher, als in das falsche Haus einzusteigen.

»Okay, Boss. Wir sehen uns«, entgegnete Iwan, steckte sein Handy in die Jackentasche und stieg aus.

Nur wenige hundert Meter später hielt der Wagen ein weiteres Mal an. Vadik schaute hinauf zu dem Rückspiegel an der Frontscheibe. Darüber konnte er Alexej genau in die Augen sehen. »Wenn du mit ihr fertig bist, dann kommst du sofort da raus. Ist das klar?«

»Ja. Klar, Boss.«

»Sollte sie nicht reden, vergeude keine Zeit und nimm sie mit. Wir werden schon aus ihr herausbekommen, was wir wissen müssen. Also los.«

Alexej nickte und stieg aus. Auch er ging, ohne zu zögern, seinem Ziel entgegen.

Vadik hingegen fuhr weiter. Nachdem er die offensichtlich letzte Straßenlaterne erreicht hatte, das Stromkabel, das von der einen zur anderen Laterne gespannt war, endete dort, bog er nach links ab. Dort lag der ideale Platz, um außer Sichtweite auf die beiden anderen zu warten. Versteckt zwischen Sträuchern und Büschen. Anschließend stieg er aus, griff in die rechte Tasche seiner Jacke und kramte eine einzelne, filterlose Zigarette hervor. Behutsam drehte er sie zwischen seinen Fingern hin und her. Leckte sie genüsslich an und steckte sie in den Mund. Erneut ließ er seine Hand in der Tasche seiner Jacke verschwinden. Ein altes Benzinfeuerzeug kam zum Vorschein. Es hatte bereits Rost angesetzt und gewiss schon einmal bessere Tage erlebt. Mit einem lauten Klick schnalzte der Deckel nach hinten und der Benzingeruch kroch ihm in die Nase. Er inhalierte diesen mit einem tiefen Atemzug. Wenig später loderte auch die kleine Flamme des Feuerzeugs vor sich hin und entzündete die Zigarette, die er noch immer zwischen seinen Zähnen fixiert hielt. Er schien den Blick, den er von hier oben über den Fjord hatte, zu genießen. Es schien gar, als würde ihn dieser beruhigen.

Während Alexej sich Thors Frau vornehmen sollte, hatte Iwan die freudige Aufgabe, einem guten Freund einen Besuch abzustatten: Pete Abels. Iwan hatte noch nie wirklich große Sympathien für diesen Pete aufbringen können. Hatte zudem nie verstanden, wieso er mit in die Geschäfte einbezogen worden war. Während Thor wenigstens aussah wie ein Mann, war Pete das verkümmerte Gegenteil dessen, wie er fand. *Dieses fette, hinterlistige Stück Scheiße verarscht dich Iwan*, hatte sein Boss ihn vor einiger Zeit gewarnt. *Behalte den Kerl im Auge. Ich will nicht, dass der uns Probleme macht.* Und genau das hatte er gemacht. Und genau aus diesem Grund galt es ihm nun einen Besuch abzustatten.

Die Tür war nicht verschlossen. Iwan schüttelte den Kopf, konnte er diese Angewohnheit der Norweger einfach nicht nachvollziehen. Vorsichtig öffnete er die Tür und ging durch den Flur in Richtung des Wohnzimmers. Pete saß auf der Couch. Es war ein altes Möbel, das mit braunem Cord bezogen war. An einigen Stellen war der Stoff völlig blank gescheuert. Der Fernseher lief und Pete fixierte diesen, als würde er unter Einwirkung einer Hypnose oder irgendeines Voodoo-Zaubers stehen. Lautes Stöhnen dröhnte Iwan aus den blechern klingenden Lautsprechern des Gerätes entgegen.

»Huhu«, rief Iwan laut, als er den Raum betrat.

Pete sprang erschrocken auf und fummelte hektisch an seiner Hose rum, die unter seinen Knien hing. Er sah Iwan verwirrt an und stammelte: »Wa…was … wieso … fuck … was machst du hier?«

Iwan hingegen war ruhig. Antwortete nicht auf Petes Frage, sondern ging unbeeindruckt auf ihn zu.

»Hey. Was soll das?«, fragte Pete, während er versuchte, die Distanz zwischen sich und Iwan aufrechtzuerhalten, indem er ein paar Schritte zurückwich. Doch all das half nichts. Iwan kam immer näher. Packte ihn schließlich am Hals und drückte kräftig zu. Pete begann zu röcheln. Mit seinen Händen versuchte er den Griff seines Angreifers zu lösen. Doch auch das gelang ihm nicht. Iwan erhöhte den Druck. Die Angst, die Petes Augen in diesem Moment ausstrahlten, wirkte auf ihn wie Genugtun. Doch damit gab er sich noch nicht zufrieden. Als Petes Gesicht begann, rot anzulaufen, ließ er ihn wieder los. Warf ihn mit einem kräftigen Schubs zu Boden.

»Steh auf«, befahl er nur Sekunden später.

Pete stützte sich an dem kleinen Wohnzimmertisch ab, auf dem noch die offene Flasche Bier stand, und richtete sich wieder auf. »Was ist …?«

»Halt die Klappe. Du weißt genau, wieso ich hier bin.«

Pete schüttelte den Kopf. »A…aber ich … ich hab es euch doch erklärt.«

»Schnauze.« Iwan griff zur Fernbedienung, die auf dem kleinen Beistelltisch neben dem Sofa lag. Er drehte den Ton weiter auf. Wollte das Gewinsel nicht mehr hören, das Pete unaufhörlich ausstieß. Das obszöne Stöhnen des Films, der noch immer über den Bildschirm flimmerte, erfüllte den Raum und nahm diesen für sich ein.

»Setz dich.«

Pete kniete auf dem Boden. Schaute Iwan verängstigt an. Die Überraschung, der Schock, steckte ihm in den Knochen und lähmte ein jede seiner Bewegungen. Im nächsten Moment fiel er, getroffen von einem kräftigen Schlag gegen seine Schläfe, zur Seite und knallte mit dem Kopf gegen den Tisch. Die Haut platzte auf und Blut lief entlang seiner Wange hinunter. Es war nur eine oberflächliche Verletzung. Nichts Ernsthaftes. Doch er heulte, wie ein kleiner Junge, dem man sein Spielzeug weggenommen hatte. Zeitgleich kippte auch die Bierflasche vom Tisch und ergoss sich über den Teppichboden.

»Hast du gedacht, wir lassen dich einfach laufen?« Iwan lachte. »Versager.«

»W…was … er war es … ich sagte es doch bereits. Ich habe damit nichts zu tun«, versuchte Pete zu erklären. Vorsichtig richtete er sich auf, doch wurde sogleich durch den Fuß seines Gegenübers unsanft zurück auf den Boden gedrückt.

»Lass es einfach gut sein. Mir ist scheißegal, ob oder ob nicht. Du wirst dafür geradestehen müssen. Seine Schulden sind nun deine Schulden. Und wenn ich mit dir fertig bin, wirst du wissen, wie ernst uns die Sache ist.«

»Ich hab das Zeug nicht«, versuchte er immer noch sich zu erklären und hoffte sich aus dieser aussichtslos erscheinenden Situation befreien zu können.

»Pssst«, entgegnete Iwan und legte dabei den Zeigefinger seiner linken Hand vor seine Lippen. Mit der anderen Hand holte er hinter seinem Rücken ein Messer hervor. »Das glaube ich dir. Ansonsten hätte ich dich schon längst getötet. Aber leider ist es ihnen egal, was ich glaube. Ich kann nichts dafür. Ich muss es einfach tun.« Ein breites Grinsen kroch über seine Lippen.

Mit Blick auf den Fernseher kam ihm ein Gedanke. »Zieh die Hose aus.«

»Hey … hey … scheiße«, stammelte Pete vor sich her. Sein Puls schoss in die Höhe, wusste er doch genau, was in Iwans krankem Kopf vorgehen musste. »Was soll der Scheiß … fuck. Scheiße, Iwan … ich zahle. Versprochen.«

»Hörst du schlecht?«, fragte dieser, ohne überhaupt auf Petes Versprechen einzugehen. Stattdessen wiederholte er seine Ansage. Lauter. Aggressiver. »Steh endlich auf und zieh dir verdammt nochmal die Hose aus. Sofort.«

Pete schüttelte mit dem Kopf. Zitternd stand er auf. Hob schützend seine Hände vor seinen Körper und versuchte Distanz zwischen sich und diesen Verrückten zu bringen. Doch kam Iwan sogleich wieder näher.

»Also wenn du nicht sofort machst, was ich dir sage, dann jag ich dir erst ne Kugel ins Knie und erledige es dann selbst.« Er öffnete seine Jacke. Seine Pistole, eine 9mm, lugte hervor.

Pete brach in Tränen aus. Er wusste, dass er sich Iwan nicht entziehen konnte. Flehte dennoch weiter um Gnade. Doch ließ Iwan sich dadurch nicht beirren. Zu amüsant erschien ihm sein spontan gereifter Einfall, als dass er davon abgesehen hätte.

Pete hatte sich dem Zwang nicht widersetzen können. Stand schließlich entblößt vor Iwan.

Der sah ihn lachend an. Rümpfte seine Nase. »Du bist ein echter Schlappschwanz. Lass es uns zu Ende bringen.« Mit diesen Worten drehte er das Messer in seiner Hand genüsslich hin und her. Mit entschlossenen Schritten ging er auf Pete zu. Unmittelbar vor ihm blieb er stehen. »So. Es wird schnell gehen.«

Im nächsten Moment geschah es.

Kräftig rammte er sein Knie in Petes schutzlosen Unterleib. Dieser sackte schreiend in sich zusammen und kauerte mit schmerzverzerrtem Gesicht auf dem Boden herum. Schützend zog er seine Hände vor seine Genitalien. Doch vermochte er es nur, die Wucht des nächsten Trittes abzudämpfen. Verhindern konnte er ihn nicht. Iwan lachte. Folgte seinem Opfer auf den Boden, wobei er sein gesamtes Körpergewicht mit seinem Knie in Petes Unterleib rammte, der spürbar unter der Last dessen nachgab. Pete schrie. Krümmte sich vor Schmerzen. Schnappte nach Luft.

»Bit…bitte … bitte … lass mich gehen«, flehte er.

Doch Iwan reagierte nichtl, sondern packte noch im selben Moment dessen Arm. Drückte ihn fest zu Boden und fixierte diesen ebenso, wie den Rest seines wehrlosen Opfers. Langsam, aber sogleich kraftvoll, setzte er das Messer an. Scheinbar mühelos schnitt die scharfe Klinge durch die oberen Hautschichten. Pete schrie noch lauter als schon zuvor. Als das Messer den Knochen erreichte, musste Iwan den Druck erhöhen, was ihm nicht leicht fiel, musste er doch gleichzeitig Petes unkontrollierte Zuckungen bändigen.

»Jetzt halt endlich still. Verdammt, Pete. Mach es mir doch nicht noch schwerer.« Er spürte, dass es fast geschafft war. Das Messer bahnte sich unaufhörlich seinen Weg gen Boden. Es war, als würde er den Kopf eines Fisches abtrennen.

Ein groteskes Bild.

ZU SPÄT

Kirkenes, Norwegen. 23. Juni, 08:01 Uhr

Weit kann es nicht mehr sein, dachte Kjell, der die Adresse, zu der er unterwegs war, zuvor in die Navigations-App seines Smartphones eingegeben hatte.

Noch im selben Moment erklang aus dessen Lautsprecher eine Frauenstimme. Freundlich. Ruhig. Von der Stimme einer echten Frau kaum zu unterscheiden: »Das Ziel liegt auf der linken Straßenseite.«

Und so war es auch. Vor ihm, in einer Kurve liegend, erschien ein Haus, das wenig überraschend in dem typischen norwegischen Rot erstrahlte. Es war das Haus, das er suchte. Ihr Haus. Vor diesem parkte ein Wagen. Es war ihrer, wenn er sich richtig erinnerte.

Er parkte direkt dahinter.

Stieg aus.

Zögerte.

Vielleicht war es eine schlechte Idee, herzukommen. Wie kam ich überhaupt darauf? Wieso sollte sie mit mir reden wollen? Dann ließ er seine Hand in die Tasche seiner Weste gleiten. Holte abermals die Schatulle mit den Pillen hervor. Holte zwei aus ihrer Hülle, steckte sie sich in den Mund und würgte sie herunter. Seine Speiseröhre schien es ihm dieses Mal übelzunehmen. Sie krampfte. Hatte Schwierigkeiten mit den Tabletten. Kjell hustete. Schlug sich mit der geballten Faust auf die Brust. Er begann den Speichel in seinem Mund zu sammeln. Dann schluckte er.

Es war geschafft.

Ein Schrei ließ ihn zusammenzucken. Der Schrei, es war der Schrei einer Frau, kam eindeutig aus ihrem Haus.

»Verdammte Scheiße. Was ist da drinnen los?«

Kjell griff zu seiner Pistole. Er handelte instinktiv. Hatte keine Zeit, darüber nachzudenken. Also ging er wachsam und mit vorgehaltener Waffe auf den Eingang des vor ihm liegenden Hauses zu. Die verfluchten Holzstufen schrien mit jedem seiner Schritte laut auf. Er lauschte aufmerksam. Es schien niemanden aufgeschreckt zu haben. Weder draußen noch im Inneren des Hauses.

Die Eingangstür war nur angelehnt. Nicht verschlossen. Er hörte die tiefe Stimme eines Mannes.

Wer zum Teufel ist das? Und was macht er in Ronjas Haus?

Er atmete tief durch, dann schob er die Tür vorsichtig mit seinem rechten Fuß auf, während er seine Waffe schützend vor sich hielt. Mit behutsamen Schritten betrat er das Haus. Hinter sich schloss er die Tür.

Klack.

Sein Blick fiel auf die Sicherheitskette. Er entschied sich kurzum, auch diese vorzulegen.

Sicher ist sicher.

Die Stimmen, die er zuvor gehört hatte, kamen aus einem der Zimmer, das vom Flur abging. So viel stand fest. Wenn er sich nicht täuschte, kamen die Stimmen aus dem zweiten Zimmer auf der rechten Seite.

»Also Pete sagtest du?«, ertönte die Stimme des Russen.

Dic Frau, es war Ronja, antwortete unmittelbar und bestätigte dies.

»Es gibt nur einen Pete in deinem Telefonbuch.«

Dann hörte er Schritte. Der Typ schien in den Flur zu kommen. Kjell reagierte.

Schnell.

Ging ein paar Schritte zurück. Ohne sich umzudrehen. Seine Pistole hielt er fest umschlungen und richtete sie nach vorne.

Ins Nichts. Kein Ziel vor Augen.

Kurz darauf verschwand er in dem Raum, der direkt rechts neben der Eingangstür lag. Es war ein kleiner Raum. Das Badezimmer. Mit Waschbecken, Toilette und einer Dusche. Durch ein ebenso kleines Fenster fiel Licht hinein. In Ermangelung einer besseren Option presste er sich mit seinem Körper so dicht an die Wand wie nur möglich. Er spürte die kalten Fliesen, des bis unter die Decke ragenden Fliesenspiegels, hinter sich. Vorsichtig holte er den Schalldämpfer aus seiner Jackentasche. Drehte ihn auf den Lauf der Pistole und lauschte währenddessen dem kurzen, aber recht sonderbaren Telefonat des Mannes, der im Flur umherging.

»Hat Iwan dir die Nachricht übermittelt?«

Ein Lachen.

Der Mann, den Kjell hören aber nicht sehen konnte, hatte eine sonore, bassgleiche Stimme. Durchzogen von einem starken russischen Akzent.

»Du hast Glück, dass der Boss nicht mich geschickt hat.« Dem folgte ein gehässiges Lachen.

Plötzlich.

Es war nicht viel mehr als ein Schatten. Dann ein Fuß. Aus dem Augenwinkel heraus konnte er ihn sehen. Sein Finger ruhte auf dem Abzug. Ruhig. Von Nervosität keine Spur. Der Lauf der Pistole war auf die offene Tür gerichtet. Er war bereit. Hätte innerhalb eines Sekundenbruchteils sein Ziel ins sichere Jenseits befördert.

Doch kam es nicht dazu.

Anstatt näherzukommen, drehte der Mann sich wieder um und verschwand. Das Gespräch hatte er nach nur wenigen Worten bereits wieder beendet. Das dumpfe Geräusch, das seine Schritte auf dem Holzboden hinterließen, ebbte schnell wieder ab.

Kjell wartete.

Er riskierte einen kurzen Blick. Ging aber sogleich wieder in Deckung. Er hatte niemanden im Flur sehen können. Wie erwartet. Dann machte er den ersten Schritt. Er versuchte leise zu sein, während er den Flur entlang schlich. Nicht einfach. *Dieser verdammte Boden!* Er horchte auf. Noch immer schien ihn niemand bemerkt zu haben. Vor der nächsten Tür, es war der Raum, aus dem er die Stimmen hörte, blieb er stehen.

Er atmete tief durch.

Entschlossen betrat er den Raum.

Zu spät.

FORSCHUNG OHNE GRENZEN

Moskau, Russland. 23. Juni, 08:03 Uhr

Schemenhaft nahm Alva mehrere Personen wahr, die sich in gelbe Gummianzüge hüllten. Es waren Anzüge, die ihre Träger vor Viren und Bakterien schützten. Alva, lediglich geschützt durch ein dünnes weißes Laken, das ihren Unterleib bedeckte, lag auf einer Art Krankenbett. Ihre Arme und Beine hatte man mit Ledermanschetten an demselben fixiert. Gleiches galt für ihren Kopf. Sie konnte ihn nicht bewegen. Auch dieser war an das Bett geschnallt. Sie wollte schreien, doch selbst das war ihr nicht möglich. In ihrem Mund ruhte eine Art Ball, der mit einem kräftigen Gummiband vor ihr Gesicht geschnallt worden war. Auch der Ball selbst war aus Gummi. Der Geschmack, den dieser absonderte und das Gefühl des aufkeimenden Hungers, ließen sie würgen. Ihr Körper versuchte diesen elenden Fremdkörper in ihrem Mund loszuwerden.

Erfolglos.

Sie würgte erneut. Spürte, wie die Magensäure begann ihre Speiseröhre hinaufzukriechen, wo sie ihre ätzenden Spuren hinterließ. Sie schluckte wieder und wieder. Versuchte, dem Würgereiz entgegenwirken. Sie schaffte es. Für diesen einen Moment.

Bewegungsunfähig war sie ihren Widersachern ausgeliefert. Verängstigt riss sie ihre Augen auf. Versuchte, mit ihren Blicken Halt zu finden. Doch niemand reagierte. Niemand erwiderte ihren Blick. Niemand schaute sie an. Niemand versuchte sie zu beruhigen. Niemand griff ihre zitternde Hand.

Doch dann.

Eine Frau trat an ihr Bett heran. In ihrer Hand hielt sie ein Tablett, auf dem sie alle Utensilien, die sie benötigen würde, vorbereitet hatte.

Sie legte das Tablett neben dem Bett auf einen kleinen Tisch. Dann griff sie zu einer der Manschetten, die ebenfalls dort bereitlagen. Legte sie um Alvas Oberarm und zog kräftig zu. Sogleich staute sich das Blut und die Venen in ihrer Ellenbeuge traten deutlich hervor. Die Frau nahm die Sprühflasche von dem Tablett und sprühte ihren kalten Inhalt auf Alvas Haut. Anschließend, Alva hatte es bereits kommen sehen und zuckte zusammen, setzte die Frau eine Nadel an und stach durch ihre zarte Haut direkt in eine ihrer Venen. Sie öffnete die Manschette und Alva konnte spüren, wie ihr Blut in den Behälter hinter der Kanüle floss.

Vor ihren Augen: Flimmern.

Nachdem der erste Behälter gefüllt war, wurde von der Frau an ihrem Bett, ein neuer, noch größerer Behälter aufgesetzt. Alva begann ihre Augen zu verdrehen. Panik stieg in ihr auf und forderte ihrem noch so jungen Herz Höchstleistungen ab. Sie atmete immer schneller. Luft strömte in ihre kleinen Lungen und dehnte sie bis zum Äußeren. Schlagartig zogen sich die beiden Lungenflügel wieder zusammen. Pressten die Luft durch ihre zaghaft geöffneten Lippen nach draußen. Vorbei an dem Gummiball. Wieder und wieder. Das Flimmern vor ihren Augen verstärkte sich mit jedem Atemzug, den sie nahm. Völlig außer sich, rollte sie mit den Augen. Ihre Augenlider zitterten unkontrolliert. Senkten sich. Verschlossen ihre Augen.

Gemeinsam mit ihren Eltern saß Alva auf dem Sofa, das im Wohnzimmer gegenüber der Strelitzie stand. Sie spielten gemeinsam Mühle. Das Brettspiel stand auf dem Wohnzimmertisch vor ihnen. Alva spielte im Team mit ihrer Mutter, weil ansonsten ihr Vater beinahe jedes Spiel für sich entschied. So hatten sie wenigstens den Hauch einer Chance, gegen ihn zu gewinnen. Alva setzte den letzten ihrer neun weißen Spielsteine auf das Feld. Hätte damit bereits zum Start des Spiels die erste Mühle geschafft und bereitete sich innerlich auf einen kleinen Freudentanz vor.

Doch kam es nicht mehr dazu. Wie von Geisterhand bewegt, kippte der Tisch plötzlich um. Sie schreckte zurück. Schrie. Sie beobachtete, wie der Tisch über den Boden kroch. Er lag umgedreht auf der Tischplatte. Die Tischbeine, gebogen wie die Beine einer Spinne, nutzte dieser, um sich fortzubewegen. Und nicht nur der Tisch schien lebendig. Blumenkübel wanderten umher. Der alte Barwagen, den ihre Mutter, samt der funkelnden Kristallgläser, auf einem Flohmarkt ergattert hatte, rollte in wilden

Bahnen durch den Raum. Dabei quietschten seine Räder, als würden sie mit Wölfen zu heulen versuchen. Ihre Eltern hingegen saßen einfach nur da. Starrten einander an. Alva saß zwischen ihnen. Schaute abwechselnd zu ihrem Vater und dann wieder hinauf zu ihrer Mutter. Keiner der beiden regte sich. Auch nicht, als sie begann, an ihnen zu rütteln.

»Mama?«, rief sie nervös. »Papa?«

Wieder rüttelte sie an den Armen ihrer Eltern. Doch auch jetzt zeigten sie keinerlei Regung. »Ich habe Angst.«

Sie zuckte zusammen, als sie spürte, wie die Möbel, aufgeschreckt durch ihre Rufe, plötzlich stehen blieben und sich ihr zuwandten. Sie hatten weder Mund noch Nase. Nur diese großen Augen, mit denen sie jede ihrer Bewegungen zu verfolgen schienen. Sie kamen näher. Alva drückte sich fest gegen ihren Vater, rüttelte an seinem Arm. Wieder und wieder. »Papa. Mach doch was. Papa!« Sie schrie. Seine Hand war übersät von eitrigen Beulen. Sie sah hinüber zu ihrer Mutter. Kopfschüttelnd saß sie neben ihr. Streckte ihre Hand nach ihr aus.

Allmählich kam Alva wieder zu sich. Erwachte aus ihrem Traum. Alptraum. Wollte sich beruhigen, indem sie sich an die liebevollen Worte ihrer Mutter zu erinnern versuchte, die sie ihr jedes Mal nach einem bösen Traum ins Ohr geflüstert hatte, während sie neben ihrem Bett darauf wartete, dass Alva wieder einschlief: *Träume können dir nichts anhaben, mein kleiner Engel. Sie wollen dir nur Angst machen. Sag ihnen, dass du das nicht willst, und denke fest an etwas Schönes. Jage sie einfach davon. Du bist ein Engel. Du schaffst das.*

Alva schloss ihre Augen. Der böse Traum war verschwunden. Sie sah das Lachen ihrer Mutter.

Juri stand vor seinem barocken Schreibtisch in seiner Arztpraxis. In der Praxis, in der er vor Monaten damit begonnen hatte, die ersten Probanden für seine Testreihe auszuwählen. In einer Hand hielt er den Untersuchungsbericht, den er erst vor wenigen Minuten erhalten hatte. Mit der anderen Hand hielt er sein Telefon ans Ohr.

»Ts. Boris. Es ist kaum zu glauben.«

»Was ist es?«

»Ich weiß jetzt, was schiefgelaufen war.« Er machte eine kurze Pause und schaute ein weiteres Mal auf die Ergebnisse der DNA-Analyse. »Das Zeug funktioniert. Also zumindest fast.«

»Ich verstehe nicht, lieber Juri.«

»Lass es mich dir erklären.«

»Ich bin ganz Ohr.«

»Über den Kontakt zu dem Virus, den die Zielperson durch das kontaminierte Geldbündel hatte, kam es wie erwartet zu einer Infektion.« Juri holte tief Luft. Dann führte er weiter aus: »Nur dann, wir müssen es in Ermangelung geeigneter Testpersonen übersehen haben, hat sich das Virus ausgebreitet. Aber nicht wahllos.«

»Nicht wahllos? Das, was da in diesem norwegischen Kaff los ist, ist für dich nicht wahllos?« Boris klang erbost.

»Genau.«

»Das musst du mir erklären«, forderte er Juri gehässig auf.

»Die Kleine und unsere Zielperson sind nicht miteinander verwandt. Und wichtiger als das: sie zeigt keinerlei Symptome. Wir haben ihr ein aktiviertes Präparat injiziert, aber das Virus vermehrt sich nicht. Also läuft alles, wie geplant.«

»Heißt das, unser Problem in Norwegen …«, begann Boris zu schlussfolgern.

Juri unterbrach ihn. »Ja. Das Virus war offensichtlich nur auf nahe Verwandte der Zielperson übergesprungen und wird nicht weiter um sich greifen. Da bin ich mir sicher. Wir können es jetzt einfach dabei belassen.« Er lachte erleichtert auf. »Unsere Probleme werden sich von alleine lösen.«

DIE FLUCHT

Kirkenes, Norwegen. 23. Juni, 08:04 Uhr

Kjell?

»Lass sie sofort los«, erklang seine sonore Stimme. Er klang ernst, entschlossen, was nicht zuletzt durch die geladene Pistole in seiner Hand unterstrichen wurde.

Daraufhin ließ dieses Schwein doch tatsächlich von mir ab. Wandte mir den Rücken zu und bäumte sich wie ein wilder Bär vor Kjell auf.

Mit seinem Blick wies er jedoch dezent auf die Pistole in seiner Hand hin. »Überleg dir gut, was du machst.«

Das Schwein hatte keine Chance. Eine ruckartige Bewegung und nur Sekundenbruchteile später würde das Projektil seinen Körper durchbohren. Ob dies seinen Kopf, seine Brust, seinen Bauch oder aber nur eines seiner Beine treffen sollte, konnte ich nicht wissen. Ich nicht. Aber Kjell war sich dessen sicherlich schon lange im Klaren.

»Weg mit dem Messer«, forderte er. »So-fort.« Dabei zog er die ersten Buchstaben des Wortes bewusst in die Länge.

»Wer bist du?«, fragte Alexej. Klang dabei jedoch wenig beeindruckt.

Er entfernte sich von mir. Ging ein paar Schritte auf Kjell zu. Sein Messer hielt er noch immer in der Hand. Kjell zögerte nicht.

Schoss.

Ich blickte auf den Lauf der Pistole. Ein leichtes Zucken. Ein Lichtblitz. Qualm. Der Schlag des Schlittens beim Zurückschnellen, war deutlich zu hören. Den Knall, den das Projektil beim Durchbrechen der Schallmauer hätte verursachen müssen, schluckte hingegen der Schalldämpfer. Geräuschlos schnellte das Projektil aus dem Lauf der Pistole hervor. An der Wirkung des Schusses änderte all das nichts. Der Schuss traf sein Ziel. Dieser Kerl vor mir schrie auf, während er zu Boden ging und sich mit schmerzverzerrter Fratze ans Knie packte. Schnell waren seine Hände von Blut überzogen. Von seinem eigenen Blut. Er krümmte sich, schrie immer weiter und zappelte, wie ein Fisch, der soeben an Land gezogen worden war. Das Messer hatte er fallen lassen. Es lag neben ihm.

Mit vorgehaltener Waffe ging Kjell näher heran. »Keine Bewegung, du Mistkerl, oder die nächste Kugel bringt dich ins Jenseits«, rief er ihm zu.

»Sukin syn. Proklyatyy sukin syn.« Der Typ fluchte als Dank dafür, dass er noch am Leben war. »Ya ub' yu tebya.«

»Schnauze. Sei froh, dass die Kugel nur deine Kniescheibe erwischt hat. Mit etwas Glück kannst du sogar irgendwann wieder laufen.«

In einem Moment der Unachtsamkeit versuchte er nach Kjell zu greifen. Der Schreck fuhr mir ins Gesicht. Ich schrie: »Kjell! Pass auf!«

Gerade rechtzeitig.

Er sprang ein paar Schritte zur Seite.

Dann ging es schnell.

Er packte den Lauf seiner Pistole und ließ das Griffstück kraftvoll niedergehen. Direkt auf die Stirn seines Gegners. Dieser stöhnte.

Kurz.

Dann sackte er in sich zusammen. Bewusstlos. Und vor allem ruhig. Dennoch. Kjell fixierte ihn. Drückte ihm sein Knie in den Hals und verlagerte sein gesamtes Körpergewicht auf diesen einen Punkt. So bekam dieser Widerling, wie von Kjell beabsichtigt, weniger Luft, als sein Körper verlangte. Mit der freien Hand packte er in seine Tasche und zog einen schwarzen Kabelbinder hervor, der bereits zu einer großen Schlaufe geformt war. Er legte die Schlaufe um die Hände des Mannes und zog sie kräftig zu, um sichergehen zu können, dass Alexej keine Gefahr mehr darstellte. Noch während er ihm weiterhin mit seinem Knie das Atmen erschwerte, begann er damit ihn zu durchsuchen. Er holte zwei Handys hervor. Ein Smartphone, mein Smartphone, und eines dieser alten Geräte, mit denen man lediglich telefonieren und wenn es hoch kam, auch SMS schicken konnte. Auch fand er eine Pistole. Genauer gesagt eine amerikanische Smith and Wesson, wie ich auf Anhieb erkennen konnte. Etwas Exotisches. Edelstahl und Holz dominierten dieses Großkaliber. Beides verziert mit einer Gravur, die der Optik einer Fischhaut nachempfunden war. Er steckte sie ein und richtete sich auf.

»Mach mich los«, forderte ich ungehalten. Ich wollte nur noch hier raus.

»Hast du irgendwo eine Schere?«

»Ja. In der Schublade neben dem Kochfeld. Direkt oben auf den Sachen liegt eine.«

»Okay.« Er ging um den Esstisch herum und hinüber zu der Küchenzeile. Die Schublade neben dem Kochfeld quietschte, als er sie öffnete. Ich wusste, es lag daran, dass sie schwer beladen war. Zu schwer. Es lag an dem Schleifblock für das Küchenbeil, den ich dort aufbewahrte. Noch während ich unerklärlicherweise darüber nachdachte, warum ich dieses Ding nicht einfach in einem der Schränke oder gar im Keller aufbewahrte, entdeckte Kjell die Schere. Er nahm sie an sich, und ohne die Schublade zu schließen, kam er wieder zu mir zurück.

»Ich bin vorsichtig. Dennoch … besser, du bewegst dich nicht.«

Ich seufzte. »Wie auch.«

Dann beugte er sich leicht zu mir hinunter. Griff nach dem ersten der beiden Kabelbinder und hob ihn einige Millimeter an, um die Spitze der Schere zwischen das Plastik und mein Handgelenk schieben zu können. Dieser scheiß Alexej hatte gute Arbeit geleistet. Viel Platz hatte er nicht gelassen. Meine Hände waren bereits geschwollen. Angelaufen. Schimmerten bläulich. Meine Finger, dicker als normal, schmerzten. Doch es klappte. Vorsichtig machte er den ersten Schnitt und der Kabelbinder platzte auf. Erschlaffte schlagartig und fiel zu Boden, wie ein vom Wind fortgewehtes Blatt. Dann wandte er sich der anderen Seite zu und machte kurz darauf den zweiten Schnitt. Auch hier fiel der Kabelbinder lautlos zu Boden.

Ich war frei.

»Danke«, sagte ich mit leiserer Stimme.

»Keine Ursache.«

Ich umschloss die Armlehnen des Stuhls mit meinen Händen. Langsam spannte ich meine Muskulatur an und drückte meinen Körper nach oben. Kjell half mir, indem er meinen Arm mit seiner Hand umschloss und mich zu sich hochzog. Unsere Blicke trafen sich. Es waren vertraute Blicke.

»Hast du eine Ahnung, wer der Typ hier ist und was er von dir wollte?«, fragte er.

»Das ist Alexej, einer der Schläger der Bratwa, die hier oben …«

Er unterbrach mich. »Die Bratwa?«

»Ja.«

»Was wollte er von dir?«

»Ich bin seit einiger Zeit an denen dran. Ich habe dir in Rena davon erzählt. Aber vielleicht hat der Gin ja sogar deine Erinnerungen daran ausgelöscht. Und wer weiß, was noch.« Ich grinste. Keck. Ich mochte es immer noch ihn vorzuführen, auch wenn an diesem Abend nichts zwischen uns passiert war. Ich war schon lange über ihn hinweg.

Kjell nickte, als wollte er mir zustimmen.

»Aber eigentlich war er nicht wegen mir hier.«

»Sondern?«

»Wegen Thor.«

»Was will er von deinem Mann?«

»Weiß ich nicht«, entgegnete ich schulterzuckend. »Er hat sich weder vorgestellt noch hat er gesagt, worum es geht.«

Plötzlich.

Klack!

Ich drehte mich um. Schaute erschrocken zum Flur hinüber.

»Bist du alleine hier?«

»Ja.« Kjell sah mich erschrocken an.

Jemand stand auf den Stufen vor meinem Haus. »Scheiße. Der war nicht alleine hier.«

»Wir sind zu zweit. Damit werden wir klarkommen.«

Kjell, sosehr ich ihn noch immer mochte, war einer dieser Typen, die sich für unbesiegbar hielten. Rambo hätte sich in Ehren vor ihm verbeugt. »Nicht, wenn der mit einer Kalaschnikow oder dergleichen beginnt, Kleinholz aus meinem Haus und uns zu machen.«

»Na gut«, stimmte er mir zu. Widerwillig, wie sein Blick mir verriet. »Was schlägst du vor?«

Dumme Frage. »Lauf!«

Den Geräuschen nach zu urteilen, hielt die Sicherheitskette den immer kräftiger werdenden Stößen stand.

Noch.

Aber sicher nicht mehr lange. Kjell folgte mir hinunter in den Keller des Hauses. Der Raum, zu dem die schmale Treppe führte, war klein und bot nur wenig Platz etwas aufzubewahren. In der einen Ecke lagen Holzscheite. Sorgfältig aufeinandergestapelt. Thor und Alva hatten bereits die Vorbereitungen für den kommenden Winter getroffen. Ein paar Kartons standen daneben. Meine Kartons. Nicht geordnet, sondern achtlos abgestellt. Teils waren sie offen. Den Inhalt – dieser sprang mir ins Auge, als wollte er mich ermahnen – kannte ich nur zu gut. Ich hatte hier vor Wochen etwas ganz anderes gesucht, was, weiß ich nicht mehr, und hatte stattdessen den Wecker gefunden, der nun in unserem Gästezimmer neben dem Bett stand. Anschließend muss ich wohl vergessen haben, wieder alles einzuräumen. Wollknäuel, Bastelpapier, Puzzle, Weihnachtsschmuck. Aber dafür hatte ich jetzt keine Zeit.

Eine Möglichkeit, sich hier zu verstecken, gab es nicht. Also mussten wir raus. Leider gab es auch keinen Ausgang. Zumindest nicht in Form einer Tür.

»Hilf mir hier«, forderte ich Kjell auf. Machte mich an der schmalen Luke zu schaffen, die sich direkt neben dem Stapel mit dem Holz befand. »Los.«

Kjell half mir. Begann kräftig gegen das Metallgitter zu schlagen, das den Weg nach draußen blockierte. Es war die einzige Chance, die wir hatten. Die einzige Chance, zu entkommen.

Mit jedem Schlag öffnete dieses störrische Ding sich ein wenig mehr. Von außen schien sich Laub und Dreck davor gesetzt zu haben. *So ein elender Mist.* Es war nicht zu ändern.

Während die Luke nur zögernd nachzugeben begann, konnte ich hören, wie die Sicherheitskette der Haustür ihren Dienst quittierte. Mit einem lauten Knall schlug die Eingangstür des Hauses auf und hämmerte gegen die Wand im Flur.

»Alexej?«, hörten wir eine tiefe Männerstimme rufen. »Hey Alexej?«

Kjell schlug noch kräftiger gegen diese verdammte Luke und auch ich stemmte mein gesamtes, wenn auch geringes Körpergewicht dagegen, um zu helfen. Mit vereinten Kräften schafften wir es schließlich. Der Spalt war nun groß genug, um es zu versuchen.

Selbst für Kjell sollte es reichen. Also raus hier! »Los. Raus hier«, drängelte ich und zögerte keine Sekunde. Suchte mit meinen Händen nach Halt und zog mich, nachdem ich diesen dank ein paar Wurzeln gefunden hatte, nach oben. Kjell unterstützte. Griff dabei, ob gewollt oder nicht, meinen Po und schob mich nach draußen.

Geschafft! Erst jetzt bemerkte ich es. Ich trug keine Schuhe. Lediglich dicke Wollsocken bedeckten meine Füße. Ich drehte mich um und streckte Kjell meine Hand entgegen. Zog.

Die Schritte unseres Verfolgers waren deutlich zu hören. Er kam die Treppe hinuntergelaufen. *»Stoit na meste!«*

Auch Kjell hatte es geschafft. Wir waren draußen.

»Wir müssen nach unten zum Hafen. Komm!«

»In Ordnung. Ich bin direkt hinter dir«, bestätigte er und rannte zeitgleich mit mir los.

Wir kämpften uns gleichsam durch dichte Sträucher wie auch über felsigen Untergrund. Es ging bergab und dennoch kamen wir nur langsam voran. Äste schlugen mir ins Gesicht und gegen den Hals. Ich spürte, wie meine Haut aufriss. Zu meinem Bedauern hörte ich auch immer noch diesen Typen hinter uns. Ich konnte ihn hören, aber nicht sehen.

»Vy, svin'i, mertvy!«, schrie er aufgebracht.

Sicherlich meinte er seine Drohung ernst. Glücklich stimmte mich dieser Umstand nicht gerade. Kjell war dicht hinter mir. Ich sprang einen kleinen Felsvorsprung hinunter.

Ich schrie. Schrie vor Schmerzen und fasste mir an den Fuß. Ich war umgeknickt.

»Alles in Ordnung?«

»Schon gut.« Ich biss mir auf die Zähne.

»Kannst du laufen?«

»Ja.« *Egal, wie. Aber ich muss!*

»Dann weiter.«

Kjell stützte mich ab, während wir uns weiter, Schritt für Schritt, durch das schier unendlich scheinende Grün, den Abhang hinunterkämpften.

Kurz darauf hatten wir es hinter uns gelassen. Dieses grüne Dickicht. Und mit diesem unsere Deckung. Vor uns lag der Fjord. Rechts von uns zwei größere Gebäude. Zwei Lagerhallen.

»Hier entlang«, rief ich Kjell zu.

Ich hatte mich bereits entschieden und lief nach links. Vorbei an den dicht an dicht stehenden Holzschuppen. Sie alle trugen das typische Rot, es war der Rotton, in dem auch Thor und ich gemeinsam unser Haus gestrichen hatten, und sie waren allesamt zum Fjord hin ausgerichtet. Vor mir stand ein alter Volvo. Ein Kombi, der seit Ewigkeiten hier abgestellt war. Er war völlig vergammelt und von seinem ursprünglichen Blau war nicht mehr als ein leichter Pastellschimmer zu erkennen. Nutzlos. Wir liefen weiter, ließen den Wagen hinter uns. Vor uns lag der Hafen mit seinen unzähligen kleinen Booten. Einige von ihnen hatte man trockengelegt.

Geladen auf Hänger und vorbereitet für den Transport, oder einfach nur abgestellt, um zu vergammeln.

Wir brauchten ein Versteck. Schnell.

Wir hatten es geschafft. Noch bevor ich unseren Verfolger hören konnte, saßen wir gut verborgen im Inneren eines der Boote, das unmittelbar neben der Straße auf einem alten Anhänger im Trockenen stand. Ich hockte neben ihm auf dem Boden des Bootes. Neben Kjell. Er hatte mich etwas unsanft hineingestoßen und ich war mit der Schulter gegen das Steuerpult gestoßen. Aber außer einer kleinen Prellung hatte ich mir sicherlich nichts zugezogen.

»Siehst du ihn?«

»Ja. Er ist vor den Hütten.« Kjell hatte seine Pistole auf ihn gerichtet. Folgte mit dessen Lauf jedem seiner Schritte.

Ich bemerkte, dass die Waffe in seiner Hand leicht zu zittern begann. An dem Boot konnte es nicht liegen. Auch war es nicht die Kälte, die ihn zittern ließ. Jetzt war es eindeutig. *Ich habe wirklich gehofft, du hättest mit diesem Scheiß aufgehört. Verdammter Mist. Kjell!* Schon in der Küche hatte ich es geahnt. Hatte es in seinen Augen gesehen. *Diese scheiß Drogen!* Genau aus dem Grund hatte ich ihn vor nun fast zehn Jahren verlassen. Eigentlich hatte es viele Gründe gegeben: Er war verheiratet, hatte bereits eine Tochter, wollte Karriere bei den Beredskapstroppen machen und nahm zu allem Überfluss auch noch ständig diese scheiß Drogen. Doch nie habe ich aufgehört, dieses verdammte Arschloch zu lieben. Ebenso, wie ich meine Gründe gehabt hatte ihn zu verlassen, hätte es auch einen mehr als guten Grund gegeben, es nicht zu tun.

Ich sagte nichts. Tief in mir reifte die Erkenntnis, dass es jedoch an der Zeit war. Sah zu ihm hinauf. Er bemerkte es nicht. Ich beobachtete, wie er vorsichtig den Schlagbolzen der Pistole mit dem Daumen nach hinten zog. Er war bereit, zu schießen.

Nichts passierte.

Wenig später senkte er den Schlagbolzen wieder ab und sicherte seine Waffe. Er entspannte sich. Ließ sich an der glatten Bordwand zu Boden gleiten. Die Hand, in der er die Pistole hielt, ruhte auf seinen angewinkelten Beinen.

»Er ist weg«, flüsterte er.

Ich nickte ihm erleichtert zu. Auch mir fiel die Anspannung sichtbar vom Leib.

»Lass uns ein paar Minuten warten.«

»Gut.«

Während wir warteten, begann ich meine Unterlippe mit den Zähnen zu bearbeiten. Unbewusst. Ich war versunken in all den Gedanken, die ungeordnet über mich herfielen.

»Denke, er ist weg«, holte seine Stimme mich von einem auf den anderen Moment wieder zurück.

Ich stand auf. So auch Kjell. Er schaute sich kurz um. Sprang dann über die Reling und landete mit beiden Füßen im Schotter. Noch vor zehn Minuten hätte ein solches Geräusch uns unweigerlich verraten. Jetzt war weit und breit niemand zu sehen. Die Luft war rein. Auch ich setzte zum Sprung an. Innerlich schrie ich auf. Verzerrte mein Gesicht, als sich die spitzen Schottersteine, durch meine Socken hindurch, in meine Füße bohrten. Ich strauchelte. Drohte hinzufallen. Er fing mich auf.

»Danke«, sagte ich leise.

Er nickte mir zu und half mir dabei, wieder sicheren Halt zu finden. Ich zitterte. Schlug meine Arme um meinen Oberkörper. Kjell zog seine Jacke aus und legte sie mir über die Schulter.

»Danke.«

»Keine Ursache.«

»Ich meine nicht nur für die Jacke.«

»Ich weiß.«

Er schaute mir tief in die Augen. Wieder konnte ich es genau sehen. Dieser Blick verriet es. Trauer. Verzweiflung. Wut. All das schoss in mir hoch, wie glühende Lava in einem brodelnden Vulkan. Es war, als würden gerade alle nur erdenklichen Emotionen zusammenfinden. Einen Wimpernschlag später ließ ich meinem Frust, meiner Wut, meinen Aggressionen, meiner Angst freien Lauf. Mit geballten Fäusten, einem Zeichen purer Verzweiflung, schlug ich auf seine Brust. Einmal. Zweimal. Dreimal. Immer wieder. Dann stoppte ich. Schlagartig wurde ich ruhig. Hatte das Gefühl, in Melancholie zu ertrinken. Helfen konnte mir niemand. Es war, als hätte ich in diesen Sekunden meine letzte Hoffnung verloren, Alva wiederzufinden. Es war, als wäre es mir durch seine Anwesenheit bewusst geworden.

Ich konnte nicht anders. Weinte. Leise. Schluchzte. Dann traf ich meine Entscheidung. Eine Entscheidung, vor der ich mich all die Jahre versteckt hatte. »Kjell?«

»Ja?«
»Sie … Alva …«
»Pst … sag nichts. Wir werden sie finden.«
»Du verstehst es nicht, Kjell.«
»Was verstehe ich nicht?«
»Sie … Alva … sie ist … deine Tochter.«
Er schaute mich an. Seine Augen funkelten. Tränen. Es waren Tränen. Doch weinte er nicht. Er sagte kein Wort. Nahm mich in den Arm und ich ließ es zu. Es fühlte sich richtig an.

Einige Minuten später

»Meine Jungs werden bald hier sein«, sagte er, während wir der Straße folgten, die durch das recht schäbige Hafengelände führte.
Auf das, was ich ihm offenbart hatte, hatte er nicht reagiert. Nicht mit einem einzigen Wort. *Arschloch. Du elendes Arschloch.* Ob ich mit meinen Gedanken ihn meinte, oder vielleicht sogar mich selbst, konnte ich nicht sagen. Ich selbst zweifelte an mir. Zweifelte an dem, was ich all die Jahre für mich behalten hatte. Selbst Thor gegenüber war ich nicht ehrlich gewesen. Hatte ihn in einer Phase kennengelernt, in der Kjell und ich eigentlich schon nicht mehr zusammen waren.
Eigentlich.
»Kjell?«
»Ja?«
»Bist du wütend? Ich meine …«
Er unterbrach mich. »Ruhe!« Zog mich zur Seite. Weg von der Straße. Es war das Geräusch eines Wagens. Dieser kam näher. Langsam. So als würde jemand auf der Suche sein. Auch ich hörte den Motor und die Abrollgeräusche der Reifen. Es hätte jeder sein können.
»Los. Mach schon«, flüsterte er mir zu, während er in leicht gebückter Haltung und mit vorgehaltener Waffe in Richtung der Paletten lief, die zu einem Turm gestapelt, neben der graublauen Halle zu unserer Rechten standen. »Sicher ist sicher«, fügte er noch hinzu und hockte sich hinter den Sichtschutz. »Ich wäre ehrlich gesagt etwas überrascht, wenn die Jungs es so schnell hierhergeschafft hätten. Und zudem hören sich unsere Geländewagen anders an.«

Die einzelnen Paletten und das Chaos um uns herum boten gerade genug Schutz, um nicht direkt aufzufallen. Gleichzeitig hatten wir aber auch alles im Blick.

»Das Ding«, flüsterte ich ihm zu. »Gib es mir.«

»Was?«

»Das Ding aus meiner Küche. Von dem Russen!«

»Was meinst du?«

»Gib mir seine Pistole«, konkretisierte ich meine Aufforderung.

Jetzt verstand auch Kjell, was ich wollte. Ohne ein weiteres Wort zu sagen, gab er mir die Pistole. Ich prüfte die Waffe und nickte ihm zu. Auch ich brachte mich in Position. Es dauerte eine gefühlte Ewigkeit, bis der Wagen, den wir aus der Distanz gehört hatten, vor unseren Augen erschien. Ich kannte den Wagen nicht. So viel stand fest. Kjell gab mir mit einem Kopfschütteln zu verstehen, dass dieser Wagen auch nicht zu den seinen gehörte. Es war ein großer Land Rover. Schwarz. Getönte Scheiben. Russisches Kennzeichen.

Dann öffnete sich die Fahrertür.

Der Mann, der ausstieg, war weder besonders groß, noch war er klein. Er trug eine Jeans. Dazu ein Sakko.

»Gehört der auch zur Bratwa?«

»Keine Ahnung. Den habe ich noch nie zuvor gesehen.«

Der Fahrer des Wagens ging um diesen herum. Machte sich am Kofferraum zu schaffen. Was er suchte, wusste ich nicht. Ein weiterer Mann erschien. Er muss auf der Beifahrerseite des Wagens ausgestiegen sein.

»Mist«, flüsterte Kjell. »Das ist der Russe von vorhin.«

»Iwan«, schoss es unkontrolliert, wenn auch leise zwischen meinen zusammengepressten Lippen heraus. Auch ihn kannte ich. Vor Schreck biss ich mir dann auch noch selbst auf die Zunge.

Der Sakko-Träger holte etwas aus dem Kofferraum. Eine Maschinenpistole. Ein Relikt aus den Neunzigerjahren. Eine 2000er Agram. Anschließend holte er noch eine abgesägte Schrotflinte hervor. Letztere gab er Iwan, der neben ihm stand und offensichtlich nur danach lechzte, diese auch einsetzen zu können.

»Lass uns …«

Kjell unterbrach mich. Antwortete nicht, sondern signalisierte mir ruhig zu bleiben, indem er den Zeigefinger seiner linken Hand vor seine Lippe legte und mit dem Kopf schüttelte.

»Nein! Wir müssen hier weg.« Kjell folgte den Bewegungen meiner Lippen. »Los. Weg!« Ich zeigte in Richtung der hinter uns liegenden Hallen.

Er stimmte zu. Nickte. »Du gehst vor.«

»Okay.«

Ich machte mich auf den Weg. In gebückter Haltung und mit vorgehaltener Waffe entfernte ich mich. Kjell hingegen blieb hinter den Paletten hocken. Ich drehte mich um. Presste meinen Rücken fest an die Wand der Lagerhalle.

Die beiden Männer standen immer noch unmittelbar neben ihrem Fahrzeug und unterhielten sich. Ich konnte nicht hören, was sie sagten. Gut war es sicherlich nicht.

Kjell visierte einen von ihnen an.

Dann schwärmten die beiden aus. Begannen damit, die Gegend abzusuchen. Lautstark machten sie dabei auf sich aufmerksam.

»Komm raus«, rief Iwan, der deutlich Größere der beiden. Seine Schrotflinte hatte er dabei lässig über die Schulter gelegt. »Los. Mach es nicht so spannend, meine Liebe. Wir können uns das ganze Vorspiel doch auch sparen und direkt zur Sache kommen.« Er lachte.

Auch der andere ließ es sich nicht nehmen und schrie: »Wir haben nicht den ganzen Tag Zeit. Also los. Komm raus.«

Natürlich antworteten weder Kjell noch ich. So wie die Situation im Moment stand, würde es bald eng für uns werden.

»Los. Mach schon!«

Gottverdammte Scheiße! Die beiden Männer kamen genau auf uns zu. Es trennten sie noch gut zwanzig Meter von Kjells Versteck.

Noch.

Jetzt oder nie. Bevor Kjell hätte reagieren können, sprang ich nach vorne. Die Hände hatte ich weit gen Himmel gestreckt. Die Pistole, versteckt hinter meinem Rücken im Bund meiner Hose, konnten sie nicht sehen.

Kjell schon.

Ich lief an ihm vorbei.

»Nicht schießen«, rief ich. »Ich komme mit.«

Die Männer blieben stehen. Grinsten triumphierend und warteten darauf, dass ich – ihre Beute – mich in ihre Fänge begab. Mit bewusst kleinen Schritten ging ich den beiden entgegen. Ich wollte, dass Kjell genug Zeit hatte, sich auf den nächsten Schritt vorzubereiten. Das Überraschungsmoment. So wie wir es in Rena geprobt hatten.

Hoffentlich.

Ich war mir absolut sicher, dass er in genau diesem Moment sein Ziel anvisierte. Den Kerl mit der Maschinenpistole auf der linken Seite. Ihn galt es zuerst auszuschalten, ging von diesem oder besser gesagt von dessen Waffe doch die größte Gefahr aus. Vorsichtig, ich beobachtete sie, ging ich weiter. Ich konzentrierte mich auf meine Atmung. Versuchte, den Moment abzupassen, in dem auch ich meine Waffe ziehen würde. Ich atmete ein. Und ich atmete wieder aus. Ich spürte, wie mein Puls ruhig vor sich hinblubberte.

Von Aufregung keine Spur.

Dann geschah es.

Kaum wahrnehmbar löste sich der erwartete Schuss. Ich zuckte dennoch leicht zusammen, als ich das Klacken des zurückschnellenden Schlittens hörte. Kurz darauf schlug das Projektil ein.

Vor mir.

Auf dem Boden.

Was? Scheiße ... Nein! Ich war verwirrt.

Doch war mir klar, was passiert war. Kjell hatte es vermasselt. Hatte sein Ziel um wenige Zentimeter verfehlt. Das Projektil war unweit von diesem entfernt auf den harten Asphalt aufgeschlagen, der es wiederum nach den Regeln der Physik auf seine neue Bahn brachte. Vermutlich blieb es nur Sekundenbruchteile später in der Außenwand, der mir gegenüberliegenden Lagerhalle stecken.

Anstatt getroffen zu Boden zu gehen, drehte der Kerl sich mit vorgehaltener Waffe zu allen Seiten hin um und schrie: »Wer war das? Komm raus, du Schwein. Zeig dich, du feiges Stück Scheiße.«

Daraufhin gab er vereinzelte Schüsse ab. Gleichzeitig legte der andere Typ an. Richtete seine Schrotflinte auf mich und rannte auf mich zu. Ich griff nach meiner Pistole. Doch schaffte ich es nicht. Er war zu schnell. Auch wenn es sich nicht danach anfühlte, war das Glück mir gnädig. Er erschoss mich nicht, sondern packte mich an den Haaren. Riss mich gewaltsam zu Boden.

Ich schrie vor Schmerzen laut auf.

Die Pistole, ich hatte sie bereits zwischen den Fingern spüren können, rutschte über den Asphalt. Ich streckte meine Arme aus. Versuchte diese zu packen. Aber wieder gelang es mir nicht. Der erste Tritt traf mein Gesicht. Ich schrie. Zog meine Hände schützend nach oben, während sich die Wut des Russen auf meinen wehrlosen Körper ergoss. Mit kräftigen Tritten malträtierte er mich. Wieder und wieder. Mein Magen krampfte zusammen. Meine Lungen hatten Schwierigkeiten, sich mit Luft zu füllen. Ich schrie verängstigt. Der nächste Tritt traf meinen Unterleib. Nach einem letzten Aufschrei verstummte ich. Fühlte mich außerstande, mich zu bewegen. Meine Muskeln erschlafften. Gaben auf. Von Schmerzen durchzogen, kauerte ich auf dem kalten Boden herum.

»Bi...t... bi...tte ... nein.« Unter Schmerzen flehte ich, er möge aufhören. Dabei war meine Stimme kaum wahrnehmbar, so gut wie nicht präsent, und vermochte es nicht einmal mehr die hämmernden Geräusche seiner unaufhörlichen Tritte zu übertönen.

All das dauerte nur Sekunden.

Ein Schrei. Nicht meiner. *Kjell? Scheiße. Nein!*

Ich riss meine Augen auf. Versuchte etwas sehen zu können. Es war der Russe, der noch Sekunden vorher auf mich eingetreten hatte. Er fiel. Sein Körper befand sich im freien Fall. Das Projektil hatte diesen durchbohrt. Eine klaffende Wunde in seiner Brust hinterlassen. Die Wucht des Aufpralls musste ihm das Gleichgewicht genommen haben. So als hätte ihm jemand den Boden unter den Füßen weggezogen. Mit einem lauten Knall schlug sein Kopf auf dem harten Asphalt auf. Er lebte. Schrie jämmerlich auf.

Danach.

Schüsse.

Eine Salve untrennbar scheinender Schüsse löste sich unter dem ohrenbetäubenden Donner einer Maschinenpistole.

Das Holz der Paletten barst.

Die Schüsse stoppten und gaben den Schreien des verletzt am Boden liegenden Mistkerls wieder den Raum, den sie benötigten, um besser zur Geltung kommen zu können. Ich schaute mich zu allen Seiten hin um.

Hoffte, Kjell zu sehen.

Nichts.

Ich hörte Schritte. Versuchte aufzuspringen. Doch konnte ich nicht einmal meine Beine spüren. Blieb zusammengekauert auf dem kalten Boden liegen. Dann traf mich ein weiterer Tritt. Meine Milz zog sich unter dessen Wucht zusammen. Versuchte sich zu verstecken. Erfolglos, wie die schlagartig einsetzenden Schmerzen mir bewusst werden ließen. Ich hob meinen Kopf an. Schaute zu meinem Angreifer. Er traf meine

Schläfe. Wild flimmerten schwarze Punkte vor meinen Augen hin und her. Sammelten sich, wie Krähen im Winter auf einem Kornfeld. Wurden immer mehr. Danach wurde mir schwarz vor Augen und mein Kopf sackte nach vorne.

DIE KAVALLERIE KOMMT

Kirkenes, Norwegen. 23. Juni, 08:49 Uhr

Im Hafengelände angekommen, fuhr Sjur den Wagen langsam an den Lagerhallen vorbei. Mit ihm zwei seiner Leute. Abrupt bremste er ab.

»Scheiße. Das ist Blut.«

Es war deutlich zu sehen. Genau vor ihnen auf dem Asphalt. Er griff seine Maschinenpistole, schlug die Tür auf und sprang raus. Gemeinsam mit seinen Partnern. In choreographischer Perfektion.

»Kjell?«, rief er und hoffte, eine Antwort zu erhalten.

Nichts.

Nur die Brandung des Meeres antwortete mit rhythmischen Klängen.

Einer seiner Männer kniete unweit der Blutlache nieder. »Hier sind Patronenhülsen einer MP.«

»Kjell?«, wiederholte Sjur. Klang nervös.

Die drei Männer, alle trugen sie ihre Sturmhauben tief ins Gesicht gezogen, begannen auszuschwärmen. Ihre Maschinenpistolen hielten sie im Anschlag. Schussbereit. Eine Szenerie, die der eines Kriegsschauplatzes glich.

Stille.

Unterbrochen von einem Aufschrei. »Hier drüben! Kommt her!«

Sjur legte seine Waffe zur Seite und begann sogleich damit, seinen Freund, der von einem Stapel aus Holzpaletten bedeckt war, zu befreien. Die anderen beiden taten es ihm gleich. Halfen und begannen damit, die Trümmerteile auf Seite zu schaffen.

»Ich habe ihn.« Sjur bekam Kjells Weste zu packen. Es war eine kugelsichere Weste, wie jeder von ihnen sie trug.

»Hebt den Scheiß an«, befahl er seinen Männern. »Ich zieh ihn raus.«

Dann war es geschafft. Kjell lag rücklinks vor ihnen. Sjur beugte sich über dessen Brustkorb. Suchte nach einem Puls. Tauchte seine Hand in die Blutlache, die Kjells Hals bedeckte. Er war getroffen. Schwer verletzt.

»Fuck! Seine Halsschlagader. Wir brauchen einen Arzt.«

Nachdem die herbeigerufenen Sanitäter Kjell noch vor Ort versorgt und abtransportiert hatten, hatten Sjur und seine Männer sich auf die Suche nach Ronja gemacht. Von ihr fehlte jede Spur. Mit seinem Anruf hatte Kjell ihm auch ihre Adresse genannt. Er wusste genau, was vorgefallen war. Zumindest bis zu dem Zeitpunkt von Kjells Hilferuf.

Auch wenn davon auszugehen war, dass sie den Russen nicht mehr in der Küche des Hauses vorfinden würden, wollten Sjur und seine Männer sich ein Bild der Lage machen.

Ihre Schritte knarzten lautstark im Kiesbett der Einfahrt, als sie, vorbei an Ronjas und Kjells Wagen, dem Eingang entgegenliefen. Sie waren nicht bedacht darauf, leise zu sein. Und es war auch keineswegs erforderlich, war doch niemand hier, den es hätte interessieren können. Die Holzstufen knarzten, als würden sie ein letztes Mal aufschreien wollen, als die Männer mit vorgehaltenen Waffen hinauf zur Haustür eilten. Sjur betrachtete die Sicherheitskette, deren Halterung aus dem hölzernen Türblatt gerissen war. »Hier sind wir jedenfalls richtig«, schlussfolgerte er nüchtern. Kurz darauf standen sie alle im Hausflur und bahnten sich vorsichtig den Weg hinein ins Haus.

Ein beißender Geruch schlug ihnen entgegen.

Erbarmungslos.

»Heilige Mutter Gottes. Was ist denn hier passiert? Das ist ja die reinste Kloake«, merkte Sjur angewidert an und rümpfte die Nase. »Woher kommt das?«, fragte er verwundert und ging weiter.

Er festigte den Griff um seine Maschinenpistole. Der erste Raum war von den drei Männern schnell überprüft und konnte als Quell des üblen Geruchs ausgeschlossen werden. Es handelte sich hierbei um das Gästebad. So ließen sie kurz darauf auch das Gästezimmer des Hauses und das Wohnzimmer hinter sich. Auch diese Zimmer waren beide leer.

»Dann wissen wir jetzt, wo wir hinmüssen«, sagte Sjur mit gesenkter Stimme, zeigte in Richtung des nächsten Raums, der Küche, legte den Zeigefinger auf den Abzug und machte den ersten Schritt in die entsprechende Richtung. Drehte sich schwungvoll um die Türzarge herum und betrat den Raum.

»Was?«, stammelte er überrascht vor sich hin und versuchte zu begreifen. »Scheiße. Kjell? Was habt ihr hier nur gemacht?«

Auf dem Boden lag ein Mann. Rücklings. Der zuvor nur latent wahrnehmbare Geruch erreichte ein kaum erträgliches Maß. Doch bildete er mit dem, was die Männer vor sich sahen, eine harmonische, wenn auch abstoßende und sogleich grotesk wirkende Szenerie. Sjur nahm einen letzten, tiefen Atemzug, was er jedoch bereute. Er hustete einige Male. Dann hielt er die Luft an. Der Mann auf dem Boden war definitiv tot. Seine Beine ineinander verdreht. Seine Hose durchzogen von Pisse und Scheiße.

TRIUMPH

Zuvor in Kirkenes, Norwegen. 23. Juni, 07:59 Uhr

Es war vollbracht.

Iwan stand über Pete und schaute auf diesen herab. »Hast du wirklich gedacht, ich packe dieses mickrige Ding an?« Sein Lachen mischte sich zu dem Stöhnen, das aus den Fernsehlautsprechern strömte. »Ich komme morgen Abend wieder. Dann hast du unser Geld und die Ware. Wenn nicht … glaube, dann wirst du an solchen Filmen keinen Spaß mehr haben.«

Anschließend drehte Iwan sich um und verließ das Haus. Den kleinen Finger, den er zuvor von Petes Hand abgetrennt hatte, nahm er mit sich. Als Zeichen seiner Überlegenheit.

Pete versuchte sich zusammenzureißen. Atmete tief ein und wieder aus, während er sogleich, mit blutverschmierter Hand nach seiner Hose griff. Hektisch richtete er sich auf, zog seine Hose so gut es ging wieder an und lief hinüber in die Küche. Das Blut tropfte von seiner Hand hinunter. Der Teppichboden nahm es gnädig auf. Weinend und fluchend zugleich suchte er nach Tüchern. Mit seiner unverletzten Hand öffnete er den Küchenschrank unter der Spüle. Dort bewahrte er die Handtücher zum Abtrocknen des Geschirrs auf. Er riss eines von dem Stapel, wobei weitere hinunter auf den Boden fielen. Er ließ sie liegen. Es war ihm völlig egal. Zitternd wickelte er das gelbliche Tuch, mit dem tiefblauen Blütenmuster, um die blutende Wunde seiner linken Hand. Er atmete tief durch und schien gleichsam erleichtert zu sein, dass es nicht schlimmer gekommen war.

Dann zuckte er zusammen, erschrocken von dem Klingeln seines Handys. Vor Aufregung ließ er dieses auch noch fallen, als er es aus seiner

Hosentasche zog. Noch immer herrschte das Adrenalin über seinen Körper, was es umso schwerer machte, dem Zittern Einhalt zu gebieten. Er bückte sich, um es aufzuheben. Es klingelte noch immer. Eine Nummer wurde ihm nicht angezeigt. Der Anrufer schien diese zu unterdrücken.

»Hallo«, sagte Pete, als er das Gespräch entgegennahm. Er versuchte sich zusammenzureißen.

»Hat Iwan dir die Nachricht übermittelt?«, fragte eine ihm bekannte Stimme. Es war Alexej.

Pete hasste diesen Kerl. »Was ... wieso ... fuck«, stammelte er. Unfähig, seine Gedanken in Worte zu fassen.

Ein überhebliches Lachen kroch durchs Telefon.

Dann wurde es still.

Nur kurz. Alexej ergriff wieder das Wort: »Du hast Glück, dass der Boss nicht mich geschickt hat.« Er lachte gehässig. Dann legte er wieder auf.

Pete ging ratlos auf und ab. Fluchte vor sich hin. »Scheiße. Was für eine verfickte Scheiße.« Obendrein wimmerte er vor Schmerzen, während er auf das blutgetränkte Tuch schaute.

Aus dem Wohnzimmer heraus dröhnte unverändert laut der Fernseher. Als er den Raum betrat, starrte er mit leerem Blick auf das dazugehörige Bild, das unveränderte Szenen zeigte. Er griff die Fernbedienung und drückte die Pausentaste. Dann ging er zurück in die Küche. Sein Handy hatte er nach Alexejs Anruf verzweifelt auf den Boden fallen lassen. Er nahm es wieder an sich und starrte das Gerät einfach nur an. Er zögerte. Dann entsperrte er es und blätterte durch seine Anrufliste und wählte eine Nummer.

Wenig später nahm jemand das Gespräch entgegen. »Pete, alles in Ordnung?«, fragte sein Gesprächspartner, der über dessen Anruf verwundert schien.

»Nichts ist in Ordnung. Alles geht den Bach runter«, begann Pete sogleich zu lamentieren. »Die Vollidioten drehen durch. Anstatt seinen Namen von der Liste zu streichen, hätten wir Iwan besser einbuchten sollen.«

»Jetzt mal ruhig, Pete.«

»Ruhig? Du hast doch keine Ahnung, was hier los ist. Die Drecksarbeit muss ich schließlich immer wieder erledigen.« Er atmete tief durch, bevor er weitersprach. Hysterisch schreiend. »Iwan war hier und hat mir nen Finger abgeschnitten. Dieses verfickte ...«

Er wurde unterbrochen: »Was sagst du da? Wieso?« Interesse an dem, was passiert war, schien der Mann, mit dem Pete sprach, nicht zu haben. Vielmehr versuchte er zu verstehen, wieso es dazu gekommen war. »Also, was ist da los? Wieso drehen die Russen auf einmal durch?«

»Keine Ahnung … vielleicht …«

»Hast du eine Vermutung?«

»Also … ich glaube, es ist … ach, keine Ahnung.«

»Du musst es mir sagen. Nur dann kann ich dir helfen.«

»Na gut. Also … es ist wohl an der Zeit, es dir zu sagen«, gab Pete kleinlaut zu.

»Ich bin ganz Ohr, mein Freund.«

»Scheiße. Es hätte nicht dazu kommen dürfen.«

»Es wird sich bestimmt eine Lösung finden lassen. Also, was ist passiert?«

Pete dachte kurz nach, was er sagen sollte – oder vielmehr, wie er es sagen sollte. Jetzt gab es kein Zurück mehr. »Die Russen werfen uns vor, wir würden sie beklauen«, begann er, um das Gespräch in die entsprechende Richtung lenken zu können.

Überrascht, aber dennoch ruhig fragte der Mann am anderen Ende der Leitung: »Ist an dem Vorwurf etwas dran? Hat sie jemand beklaut?«

»Gut möglich. Es betrifft wohl immer wieder Lieferungen, für die Thor zuständig war … und jetzt ist er auch noch verschwunden. Also ich denke, der hat sich so richtig in die Scheiße gesetzt und die haben ihn dabei erwischt.«

Unverändert ruhig stellte sein Gesprächspartner die nächste Frage: »Was schuldet er den Russen?«

»Gut eine Million Kronen und vielleicht noch 500 Gramm Koks.« Pete wusste es ziemlich genau.

»Das hätte nicht passieren dürfen.«

»Ich hätte ihn aufgehalten. Aber er hat mir nichts davon erzählt.« Pete ging zurück ins Wohnzimmer. »Was sollen wir jetzt machen?«

Anstelle einer sofortigen Antwort dröhnte lediglich ein verhaltenes Lachen durch den Lautsprecher des Telefons. Erst nach einigen, langanhaltenden Sekunden der Stille, folgte dann auch die erwartete Antwort auf seine Frage: »Wieso wir? Ich habe mich gegenüber den Russen stets als vertrauensvoller Partner und zudem guter Kunde erwiesen. Ich glaube auch nicht, dass euer Alleingang irgendwelche Zweifel daran gesät haben wird.«

Pete war überrascht, geschockt und zutiefst enttäuscht. Er ließ sich schlaff aufs Sofa fallen und konnte seine Fassungslosigkeit kaum in Worte fassen: »D…du lässt mich … lässt du mich wirklich hängen?«

»Nein, Pete. Ich lasse dich nicht hängen. Selbstverständlich kannst du auf mich zählen. Sobald wir wissen, wo Thor sich aufhält, wirst du es als einer der Ersten erfahren und von mir genug Zeit bekommen, um die Sache wieder in Ordnung zu bringen.«

»Was? Scheiße. Weißt du eigentlich, was die mit mir machen werden, wenn ich das Zeug nicht wiederbeschaffe? Die bringen mich um.«

Auch dies zeigte keine Wirkung bei seinem Gegenüber. In schroffem Ton wies dieser Pete zurück: »Das ist dein Problem und nicht das meine.«

»Das kann nicht dein Ernst sein.«

»Doch, mein Lieber. Das ist mein Ernst. Ich hoffe für dich, dass sich die Angelegenheit schnell aufklärt.«

»Wie soll ich das tun?«, fragte Pete und hoffte insgeheim noch immer auf einen Sinneswandel.

»Mehr kann ich nicht für dich tun. Ich habe hier schon genug um die Ohren, worum ich mich kümmern muss. Also. Schönen Tag, Pete.«

Mit diesen Worten wurde das Gespräch beendet.

Pete war kreidebleich. Nicht, dass er einer dieser braungebrannten Typen gewesen wäre, aber die Aussichtslosigkeit, mit der er sich konfrontiert sah, hatte ihm nun auch noch die letzte Farbe aus dem Gesicht genommen.

Er schaute auf das Standbild auf seinem Fernseher. Grinste. Allmählich überwand er den Schock, den die letzten Minuten bei ihm verursacht hatten, und er kam wieder zur Besinnung. »Wenn sie etwas weiß, dann muss sie es mir sagen«, nuschelte er vor sich hin. »Ich muss Thor finden. Ich muss ihnen einen Schuldigen präsentieren.« Entschlossen stand er auf, ging geradewegs in den Flur und verließ sein Haus.

Die Eingangstür stand offen. Die Sicherheitskette war herausgerissen worden. Die Treppenstufen knarzten unter seinem Gewicht. Kurz dachte er darüber nach, zurückzugehen, um sein Gewehr zu holen, das er im Waffenschrank neben seinem Bett aufbewahrte. Angesichts seiner Befürchtung, auch Ronja könnte Besuch seiner Freunde bekommen haben, entschied er sich jedoch dagegen. Die Zeit drängte und zudem hatte er das Überraschungsmoment auf seiner Seite, wie er hoffte.

Vorsichtig setzte er einen Fuß vor den anderen und ging den Flur entlang. In dem kleinen Bad neben dem Eingang war niemand zu sehen.

Auf der gegenüberliegenden Seite, dort wo sich das Wohnzimmer befand, schien auch alles ruhig zu sein. Er ging weiter. Drehte sich immer wieder um. Dann fiel sein Blick in die Küche.

»Heilige Scheiße«, platzte es aus ihm heraus. Auf dem Boden lag einer der Russen. Es war Alexej. Aufmerksam schaute er sich zu allen Seiten hin um. Am Boden, unmittelbar neben dem bewusstlosen Mann lagen zerschnittene Kabelbinder. Die Tür zum Keller stand offen.

»Was ist hier los?«, fragte er sich, während er sich hinkniete, um Alexejs Puls zu ertasten. Er hielt einige Sekunden inne. Selbst seinen eigenen Atem hielt er an, während er Zeige- und Mittelfinger der rechten Hand an die Halsschlagader des vor ihm liegenden Mannes drückte. Schwach, aber dennoch wahrnehmbar, übertrug sich das Pochen dessen Herzens auf seine Fingerkuppen. Er blickte noch einmal auf. Schaute hinüber zum Flur und anschließend zur offenen Kellertür. Außer ihm und Alexej war niemand hier. Alles war ruhig. Sie waren alleine. Unbeobachtet. Wäre er nicht bewusstlos gewesen, hätte er dessen Kraft nichts entgegenzusetzen gehabt. Nicht ohne eine Waffe in der Hand zu haben. Es war seine einzige Chance. Also zögerte er nicht lange. Er stand auf, packte entschlossen den Arm des wehrlosen Mannes und zog kräftig, um dessen Körper auf den Rücken zu drehen. Anschließend hockte er sich wieder neben ihn. Hielt inne und schloss seine Augen. Mit ausgestreckten Fingern der rechten Hand berührte Pete zunächst seine Stirn, seine Brust, seine linke und anschließend auch seine rechte Schulter. Dabei sprach er: »Im Namen des Vaters, des Sohnes und des Heiligen Geistes. Amen.«

Als er seine Augen wieder öffnete, blickte er hinunter zu Alexej. Schaute ihn sich genau an. Nicht weil er Mitleid hatte, sondern weil er sich einzureden versuchte, dass dieser Kerl kein guter Mensch sei. Seinen Entschluss hatte er jedenfalls gefasst. Er wusste nicht, wie es war, einen Menschen zu töten. Auch hätte er gerne auf diese Erfahrung verzichtet.

»Doch welch andere Wahl habe ich denn?«, fragte er laut, obwohl er wusste, dass niemand da war, der ihm eine Antwort auf diese Frage hätte geben können. Pete versuchte sich zu beruhigen, spürte er doch anhand seiner immer schneller werdenden Atmung, die erneut aufkeimende Nervosität. Unbeirrt dessen, seine Atmung wurde immer schneller, packte er mit Zeigefinger und Daumen Alexejs Nase, drückte seine Finger fest zusammen und legte seine Handfläche auf dessen Mund. Er wartete und beobachtete interessiert, was passierte. Da er die Sauerstoffzufuhr zum

Erliegen brachte, nahm das Gehirn als erstes Schaden. Es war jenes Organ, das am empfindlichsten auf einen solchen Mangel reagierte. Pete konnte folglich spüren, wie der Puls seines Opfers in die Höhe schoss. Gar sah er dessen Adern am Hals hervortreten. Kurz darauf begann Alexejs Körper krampfartig zu zucken. Es dauerte länger, als Pete es vermutet hatte. Er schwitzte, und die Angst, jemand könnte ihn doch noch sehen, nahm mit jeder weiteren Sekunde zu. Er atmete tief ein und aus, während er seinem Opfer einen jeden Atemzug verwehrte, nach dem dessen Körper, in schweren Krämpfen liegend, lechzte.

Pete rümpfte die Nase, als plötzlich ein beißender Gestank den Raum erfüllte. Er fluchte. Sah im selben Augenblick, dass Alexej sich in die Hose gepinkelt hatte und dem Geruch nach zu urteilen, war das nicht alles gewesen, was er unter Krämpfen ausgesondert hatte. Pete drückte noch fester zu. Hoffte, den Prozess beschleunigen zu können.

Nach Minuten des Wartens schien es dann endlich geschafft zu sein. Der Körper, den er unter sich hatte, erschlaffte. Pete schnappte, angesichts seines Erfolges, erleichtert nach Luft.

Er fuhr schneller, deutlich schneller als die erlaubten 60 km/h. Er folgte der schmalen 885 Richtung Süden. Als er sich unmittelbar vor der Abzweigung nach Furumo befand, bremste er ab, bevor er die Straße nach links überquerte, um seine Fahrt über holprige, schlecht geteerte Wege fortzusetzen. Der Wald um ihn herum lichtete sich und er fuhr an einem alten Hof vorbei, der zu seiner Linken zwischen Straße und dem Bjørnevatnet, einem aufgestauten See lag. Anschließend wurde die Straße, der Pete weiter folgte, wieder von dichtem Wald umgeben. Sein Ziel lag nun kurz vor ihm. Er wurde langsamer. Am Straßenrand standen Mülltonnen und markierten die Einfahrt zu einer kleinen Ansammlung alter, verlassener Häuser.

Aus den Akten heraus hatte er vor einigen Monaten erfahren, dass nach dem Tod der Besitzer, die Erben immer noch nicht hatten ausfindig gemacht werden können. Eine Nutzung durch die unbekannten Erben oder ein Verkauf der Gebäude war also nicht zu befürchten und es war auch nicht damit zu rechnen, dass sich irgendetwas an der Situation hätte ändern sollen. Nicht kurzfristig. Unmittelbar gelegen vor den Toren Russlands, an einem nur selten, bis überhaupt nicht kontrolliertem Grenzabschnitt, war dies der perfekte Ort. Zudem, wie hätte es besser sein können, lagen ein paar alte Boote an dem kleinen Holzsteg, der vom Haus

aus zu erreichen war. Pete hatte hier sein Lager eingerichtet. Ein Lager, ein Versteck, von wo aus er seine eigenen Geschäfte koordinierte.

Pete stoppte den Wagen unmittelbar vor der alten Scheune, der ein neuer Anstrich gutgetan hätte. Er schaltete den Motor aus und zog den Zündschlüssel ab. Behielt diesen jedoch in der Hand, während er ausstieg und sich dem hölzernen Tor näherte. Dieses war verriegelt. Eine stabil anmutende Stahlkette und ein ebenso großes Vorhängeschloss thronten an dem maroden Holztor. Pete suchte kurz nach dem richtigen Schlüssel, den er gemeinsam mit all den anderen Schlüsseln, die er besaß, an seinem Schlüsselbund trug. Er schloss auf. Legte Schloss und Kette sorgsam zur Seite. Dann zerrte er an dem Tor. Es klemmte ein wenig, hing es schließlich nicht mehr gerade und verfing sich immer wieder in dem langen Gras und dem Morast, in dem auch Pete zu versinken drohte. Als der Spalt groß genug war, um hereinzugehen, zwängte er sich hindurch. Dabei musste er seinen Bauch einziehen, was ihm sichtbar Mühe bereitete. Auch das Dach des Schuppens hatte schon bessere Zeiten erlebt und war durchlöchert, wie ein Stück Käse. Aus diesem Grund wurde das kostbare Gut, das der Schuppen wider Erwarten beherbergte, auch sorgfältig in einer kleinen Kiste aufbewahrt, die wiederum unter einer großen Plastikplane und einem aufgetürmten Heuhaufen im Verborgenen ruhte.

Eigentlich.

Pete erschrak: »Verfickte Scheiße.«

Er rannte hinüber zu dem auseinandergerupften Heuhaufen, in dessen Mitte die Plastikplane zu sehen war, auf der auch besagte Kiste stand.

Offen.

Er schaute hinein. Konnte es nicht fassen. »Wer?«

Wutschnaufend, gesteuert von einem Überschuss an Adrenalin, begann er damit kraftvoll gegen alles zu treten, was ihm in die Quere kam. Außer ein paar alten Obstkisten, die daraufhin durch den Schuppen flogen, stellte sich ihm jedoch nichts in den Weg. Das Geld. Die noch unverkauften Drogen, die er den Lieferungen abgezwackt hatte. Alles war weg.

Noch im Unklaren darüber, was er als Nächstes hätte tun sollen, schreckte Pete auf. »Ein Auto?« *Niemand weiß etwas von diesem Ort.* »Scheiße!«, fluchte er, als er bemerkte, dass sein Gewehr noch immer im Kofferraum seines Wagens lag. »Das kann doch jetzt nicht wahr sein.«

Er war unbewaffnet, stellte weder eine Gefahr dar, noch hätte er sich verteidigen können. Also versteckte er sich in einer Ecke des Schuppens, die im Dunkeln hinter den übrigen Heuhaufen lag. Wenig später hörte er das Knarzen des Holztores, das über den Boden schliff und tiefe Furchen im matschigen Boden hinterließ. Schritte waren zu hören. Er vermochte nicht zu sagen, wie viele Personen es waren. Sehen konnte er es auch nicht.

»Pete?«, hörte er jemanden seinen Namen rufen.

Pete legte seine Stirn in Falten. Skeptisch. Die Stimme des Mannes war ihm wohl vertraut, doch hätte auch er nicht hier sein dürfen.

Wie kann das sein?, fragte er sich. *Woher weiß der davon?*

Pete versuchte sich ruhig zu verhalten, wobei er feststellte, wie sein Herz immer schneller schlug und sein Atem lautstark zu röcheln begann. Es war das Heu, das ihm nicht gut bekam. Die Schritte kamen näher.

»Pete. Komm bitte da raus. Wir müssen reden.«

»Hey. Sch…schon … schon gut«, stotterte Pete, während er mit schützend vor seinen Körper gestreckten Armen, sein Versteck aufgab und aus der dunklen Ecke des Schuppens hervortrat. »Ich kann alles erklären.«

»Das musst du auch, mein Guter. Das musst du.«

»Woher wusstest du, wo ich bin?«

In rauem Ton antwortete sein Gegenüber: »Du bist ein elender Narr, Pete. Dachtest du etwa wirklich, deine Spielchen fallen niemandem auf. Die haben begonnen, Fragen zu stellen. Unangenehme Fragen. Dachtest du etwa, ich habe Thor ohne Grund mit dir losgeschickt? Er hat dich für mich beobachtet. War dir Schritt für Schritt gefolgt.«

»Thor? Wo ist diese Sau?«

»Du bist so blöd, dass man dem Gestank deines verrotteten Gehirns kilometerweit folgen kann.«

Pete schaute in den Lauf der Pistole. Es war eine andere als üblich. Er wusste, dass dies kein gutes Zeichen war.

»Du kannst alles haben.«

»Natürlich werde ich das alles behalten.« Der Mann vor ihm lachte gehässig. »Warum sonst hätte ich mir die Mühe machen sollen, zu kommen?«

»Echt. Die denken, es war Thor. Es hat niemand eine Spur zu mir. Ich war vorsichtig«, versuchte Pete sich zu erklären.

»Es ist mir egal. Das Vertrauen zu mir hat durch diesen ganzen Dreck einen ordentlichen Knacks bekommen. Jetzt muss ich dafür Sorge tragen, dass ich mir ihr Vertrauen wieder verdiene.« Er zog den Schlagbolzen der Pistole nach hinten.

»Nein. Nein. Das kannst du nicht tun«, mahnte Pete. Seine Stimme vibrierte wie ein Tremolo.

»Kann ich nicht? Wieso? Die Waffe ist nicht registriert und zudem war es ein Geschenk der Russen. Keiner hier wird je etwas davon erfahren. Und wen kümmert es, wenn ein abtrünniger Provinzbulle während seiner illegalen Drogengeschäfte erschossen wird? Denkst du, jemand würde nach deinem Mörder suchen? Denkst du, das würde ich zulassen?«

»Ich glaube … glaub mir doch … die haben Thor. Ich bin mir sicher. Die … die … haben ihn schon längst. Und die … die haben … Ronja«, stotterte Pete vor sich hin.

»Was sagst du da?« Sein Gegenüber führte den Schlagbolzen seiner Pistole wieder vorsichtig zurück.

Zumindest für diesen Moment schien Pete die immanente Gefahr für sein Leben abgewandt zu haben. Jetzt galt es, das Gespräch zu seinen Gunsten umzulenken.

»Unsere Probleme sind gelöst. Thor ist der ideale Sündenbock. Keiner wird uns irgendwelche Fragen stellen. Die machen doch gerade nur Druck, um zu sehen, ob wir nervös werden. Also müssen wir ruhig bleiben.«

»Hm. Das ändert vielleicht einiges.«

»Ich sagte doch. All unsere Probleme sind gelöst.«

»Weiß Thor etwas von all dem hier?«

»Nein. Nichts. Er weiß überhaupt nichts.« Immer noch mit erhobenen Händen begann Pete, sich dem rettenden Ausgang zu nähern. »Im Kofferraum habe ich den Rest des Geldes. Du kannst es haben.«

Es schien geschafft. Es waren nur noch wenige Schritte, die ihn von dem Ausgang trennten. Er begann sich umzudrehen. Konnte seinen Wagen durch das geöffnete Tor hindurch sehen.

Das war dann aber auch alles.

Das Projektil durchschlug erst die Knochen seines Hinterkopfes, von wo aus es das Kleinhirn in Fetzen riss. Weniger als eine Sekunde später, noch bevor sein Bewegungsapparat sowie sein Gleichgewichtssinn aussetzten und er in sich zusammenbrach, trat das Projektil in Petes Gesicht, in Höhe des Oberkiefers wieder aus. Ein Gemisch aus Zahnstücken, Knochen und Blut flog Meter weit durch das geöffnete Tor hindurch nach draußen. Gebremst wurde dieses klebrige Sekret durch Petes Wagen. Anhand der vollgespritzten Scheiben ließ sich erahnen, was gerade geschehen war. Auf dem Rest des Lackes, Ton in Ton, fielen die Blutflecken kaum auf. Der

Knall jagte dem Projektil hinterher. Wie ein Jäger seiner Beute. Schoss hinaus und über den Wagen hinweg. Verschwand im Dickicht des Waldes. Verstummte.

IN EINEM DRECKIGEN LOCH

Nahe Kirkenes, Norwegen. 23. Juni, 08:56 Uhr

Langsam kam ich wieder zu mir. Ich saß auf der Rücksitzbank des Wagens, in den diese Kerle mich gesteckt hatten. Sehen konnte ich keinen der Männer. Mein Kopf steckte in einem dreckigen Stoffsack, der kein Licht zu mir durchdringen ließ. Meine Hände hatte man mir unsanft hinter dem Rücken verschränkt. Zusammengebunden. Wieder mit Kabelbindern. Wieder hatte man sie viel zu fest zugezogen. Meine Handflächen kribbelten. Meine Finger schmerzten. Mit Tritten in den Unterleib hatte man mich gefügig gemacht. Noch immer krümmte ich mich vor Schmerzen. Presste meine Beine fest aneinander.

»*Chto eto byl za idiot?*«, fragte einer der beiden Männer, die offensichtlich vorne im Wagen saßen.

Dem Zittern seiner Stimme nach zu urteilen, handelte es sich dabei um Iwan, den Kerl, dem Kjell eine Kugel verpasst hatte. *Kjell? Was ist mit Kjell?* Ich wusste es nicht.

»*Ponyatiya ne imeyu*«, antwortete der andere. »*Zastav'te yeye govorit'. Ya kochhu znat', gde moi den'gi.*«

Geld und Drogen? Es geht um Geld und Drogen?, fragte ich mich verwundert. Das hat er also mit dem Brief sagen wollen. Er hat für die Bratwa gearbeitet. *Scheiße, Thor. Du Vollidiot!*

Der Wagen beschleunigte. Deutlich. Auch begann der Motor unter der Last zu vibrieren. In den Kurven schlug ich unsanft von einer Seite zur anderen. Schlug mit dem Kopf gegen die Seitenscheiben. Ich schrie auf. Kurz und intensiv. Niemand interessierte sich dafür.

Wenig später hielten wir an.

Abrupt.

Ich bekam es unsanft zu spüren. Nach den Gesetzen der Physik schlug ich gegen die Rückenlehne des Vordersitzes, der meinen Vortrieb, ohne nachzugeben, ebenso abrupt stoppte. Die Energie, die der Aufprall freisetzte, schoss durch meinen Körper. Ein Stöhnen zischte zwischen meinen zusammengepressten Lippen hervor.

»Halt's Maul«, schrie einer der beiden Männer und schlug nach mir.

Ich schreckte zurück. Nur knapp verfehlte er meinen Hinterkopf und streifte lediglich meine Schulter. Vorsichtig richtete ich mich wieder auf und presste meinen zitternden Körper fest gegen die Tür. Diese gab mir Halt. Versprach Sicherheit. Mein Atem war unkontrolliert. Glich in der einen Sekunde dem erschöpften Hecheln eines Hundes und in der nächsten schien er flach. Flach und kaum wahrnehmbar. Ich konnte hören, wie die vorderen Türen geöffnet wurden. Beide. Die Männer stiegen aus. Aufmerksam lauschte ich den Geräuschen meiner Umgebung.

Plötzlich.

Die Tür, an die ich mich lehnte, wurde aufgerissen. Ich spürte, wie der Halt schwand und mein Körper der Bewegung der sich öffnenden Tür folgte. Ungebremst fiel ich zu Boden. Versuchte noch, meine Arme nach oben zu ziehen. Doch wie hätte das gehen sollen? Die Kabelbinder ließen sich nicht überwinden. Dann schlug ich mit dem Kopf auf. Ich schrie nicht. Wimmerte stattdessen leise in mich hinein.

Der Typ neben mir, Iwan, lachte. Lachte, als sei er ein Kind, das gerade einem anderen ein Bein gestellt hatte. »Steh auf. Los, mach schon«, befahl er.

Ich folgte der Anweisung. Setzte mich auf die Knie. Spürte den Waldboden. Er war feucht. Dann setzte ich den ersten Fuß auf den Boden und versuchte mich aufzurichten. Ich hatte Schwierigkeiten damit, die Balance zu finden. Haderte damit, meinen Körper ins Gleichgewicht zu bringen. Unter Anstrengung spannte ich meine Muskulatur an, als würde ich Treppen steigen wollen. Versuchte , meinen Körper nach oben zu drücken und in den Stand zu kommen.

Vergebens.

Unvorbereitet traf mich der Tritt. Die Wut, die Iwans Verletzung durch Kjells Projektil ausgelöst haben musste, entlud sich.

Schlagartig.

Ich war nicht mehr als sein Ventil.

Der Tritt war hart. Traf mich mitten im Gesicht. Mein Nasenrücken brach. Zersprang förmlich unter der Wucht des Trittes. Ich spürte es. Ich hörte es. Und ich schmeckte das Blut zwischen meinen Lippen, das aus meiner Nase triefte. Ich hatte mir vorgenommen, nicht mehr zu schreien. Wollte diesen Schweinen ihre Freude an meinen Schmerzen nehmen. Doch konnte ich es nicht kontrollieren. Mein Schrei schnellte hinaus. Er zwängte sich vorbei an meinen Peinigern. Eilte hinaus in die Freiheit. Meine Tränen mischten sich mit dem Blut in meinem Gesicht und durchtränkten den Stoff, der noch immer meinen Kopf umhüllte. Erschöpft ging ich zu Boden. Ich schluchzte. Zitterte.

»Was habt ihr mit ihm gemacht?«, wollte Iwan wissen. »Los rede du Miststück.«

Wer? Was?

Wieder traf mich ein Tritt. Dieses Mal war es eine meiner Nieren, auf die er es abgesehen hatte. Wieder schrie ich laut auf. Spuckte Blut.

»Los. Rede schon. Oder soll ich weitermachen?«

Ich richtete meinen Körper auf.

Nur wenige Zentimeter. Mehr war mir schier unmöglich.

»Los, rede endlich!«, wiederholte er seine mit Nachdruck vorgetragene Bitte. Seine Stimme klang zunehmend bedrohlicher.

Ich atmete ein. Flach. Es schmerzte. Dann atmete ich wieder aus. Hielt einen Moment inne. Dann öffnete ich zaghaft meinen Mund. Mit letzter Kraft schaffte ich ihm zu sagen, was ich von ihm hielt: »F…fick … dich … du elendes Schwein!«

»Halt dein Maul! Ich werde dir schon noch Manieren beibringen.«

Er zog mir den Stoffsack vom Kopf ab. Damit ich ihn sehen konnte. Er stand genau vor mir. Bedrohlich wie ein Grizzly. Dann zog er energisch seinen Gürtel aus den Schlaufen seiner Hose. Es war einer dieser mit schweren Nieten besetzten Ledergürtel. Er packte dessen Enden mit der rechten Hand. Holte weit aus. Dann zog er die lederne Peitsche kraftvoll nach unten.

Getroffen von dem Schlag, bewegte sich mein Kopf zur Seite. Er hatte mein Ohr getroffen, das von der Wucht in Stücke gerissen wurde. Ich blutete und ein stechender Schmerz kroch meine Schädeldecke entlang.

Er holte wieder aus.

»Stop«, hielt ihn der andere Mann zurück. Er hatte hier das Sagen. Daran bestand kein Zweifel. *»By mozhete poveselit'sya s ney pozzhe.«*

Kopfschüttelnd, resignierend, kniete ich auf dem kalten Boden. Meine innere Stimme flehte um Gnade. *Bitte nicht. Bitte nicht.* Auch wenn die Worte des Mannes mir für den Moment Schutz gewährten, wusste ich, dass dies nicht lange andauern würde. Ich fürchtete das, was vor mir lag, mehr als die Schmerzen, die mir durch den Gürtel zugefügt werden konnten.

»Bring sie zu der kleinen Göre. Es wird der Moment kommen, in dem sie uns bereitwillig erzählt, was wir wissen wollen.«

Brutal packte dieser Iwan mich unter der Achsel. Drückte zu, kniff mir mit seinen kräftigen Fingern tief ins Fleisch und zwang mich aufzustehen. »Los! Steh auf und komm mit.«

Er zerrte mich hinter sich her. Ich versuchte, meinen geschwächten Körper aufzurichten, doch wäre ich ohne die stützende Hand meines Peinigers wie eine Marionette zusammengeklappt. Meine Schritte waren kaum als solche zu erkennen. Immer wieder stolperte ich, während er mich die Kellertreppe eines Hauses hinunterführte.

Ich versuchte, mich zu orientieren. Doch war es mir kaum möglich. Meine Sinne spielten verrückt. Die Schmerzimpulse, die mein geschundener Körper an mein Gehirn schickte, überwogen jeden meiner Gedanken. Dann blieben wir stehen. Ich hörte das Klirren eines Schlüsselbundes. Gefolgt vom Geräusch eines sich öffnenden Schlosses.

»Ruh dich ein wenig aus«, ertönte seine gehässige Stimme, gefolgt von einem kalten Lachen.

Dann stieß er mich wutschnaufend von sich weg. Hinein in den Raum. Ich fiel zu Boden. Wider Erwarten schlug ich jedoch nicht hart auf. Das Stroh, mit dem der Boden ausgelegt war, dämpfte die Wucht des Sturzes. Noch während ich versuchte mich aufzurichten, hörte ich, wie die Tür hinter mir verschlossen wurde.

Dunkelheit.

Es herrschte absolute Dunkelheit.

Seit Tagen hatte ich dieses Gefühl von Dunkelheit vermisst. Hätte mich gerne versteckt. In diesen Sekunden verfluchte ich diese elende Dunkelheit und wünschte mir das warme Licht der Sonne zurück. Flach atmend hockte ich auf dem Boden. Inmitten von feuchtem, klebrigem Stroh. Gelehnt an eine Wand. Ich rümpfte die Nase. In diesem Loch stank es bestialisch nach Scheiße und Urin.

Eine engelsgleiche, wenn auch gebrochene Stimme erklang: »Wer bist du?«, wollte sie in ebenso gebrochenem Englisch wissen.

Ich zuckte zusammen. Hatte die Anwesenheit des Mädchens nicht spüren können. Der Stimme nach zu urteilen, war sie jung. Vielleicht ein paar Jahre älter als Alva. Aber immer noch jung. Sehr jung. Ich antwortete: »Ronja. Mein … mein … Name ist Ronja. Ich bin … Poli…zistin.« Noch immer hatte ich mit den Schmerzen zu kämpfen, die meinen Körper durchzogen. »Wer bist du?«

»Darja. Ich heiße Darja.«

»Gut, Darja. Bist du verletzt?«

Das Mädchen zögerte. Dann antwortete sie: »Nein.«

»Gut. Das ist gut.« Ich seufzte. »Du musst mir jetzt genau zuhören.«

Das Stroh raschelte, als das Mädchen, Darja, sich mir Stück für Stück näherte. Dann setzt sie sich direkt neben mich. Ich spürte ihren kleinen Körper an den meinen gelehnt.

»Kannst du mir sagen, wo wir hier sind?«

»Ich weiß es nicht«, antwortete sie. Ihre Stimme klang bedrückt. Kraftlos.

»Sind wir noch in Norwegen?«

»Ich denke ja.«

»Wo kommst du her?«

»Aus Babajewo.«

Ich hatte keine Ahnung, wo dieser Ort lag, und fragte: »Kommst du aus Russland?«

»Ja.«

»Wie bist du hier hingekommen? Waren es diese Männer?«

»Ja. Hier bringen sie alle Mädchen hin, bevor … sie waren alle hier.«

»Wie viele seid ihr hier?«

»Ich weiß es nicht.«

»Versuch dich zu erinnern. Alles, was du weißt, kann uns helfen.«

Darja zögerte. Dachte nach. »Vielleicht waren es noch fünf andere.«

»Fünf«, wiederholte ich leise und fluchte innerlich. Diese elenden Hunde. »Fünf Mädchen.« Schon lange hatte ich versucht, diesen Ort zu finden. Jetzt hatte ich es geschafft. Allerdings nicht, wie ich es mir gewünscht hätte. Ich hatte gehofft, diesen Ort finden zu können, um dem Ganzen ein Ende zu bereiten. Jetzt bin ich ein Teil von diesem.

»Was ist passiert?«, fragte ich und bereute es wenig später, diese Frage überhaupt gestellt zu haben.

DARJAS ERINNERUNGEN

Die Dunkelheit, die in diesem gottlosen Loch herrschte, hatte mir jegliches Gefühl für Zeit genommen. Es müssen Tage vergangen sein, die ich bereits hier war. Gemeinsam mit den anderen Mädchen. Wir saßen gemeinsam in eine Ecke des Raumes gedrängt. Dicht an dicht. Hielten uns gegenseitig in den Armen. Wir zitterten und hofften, uns gegenseitig wärmen zu können. Zu trösten.

Es gelang uns nicht.

Die andere Ecke, die in der das Stroh besonders dick aufgehäuft schien, nutzten wir, um uns zu erleichtern. Der Gestank wurde schnell zur Nebensache.

Wir saßen einfach nur da. Redeten nicht viel. Wir hatten es versucht, um uns abzulenken, doch waren es unsere eigenen Tränen, die dies zu unterbinden wussten. Und dann waren da immer wieder diese Männer. Immer wieder holten sie eine von uns zu sich. Beliebig. Das Geräusch des sich öffnenden Schlosses wurde für uns zu einer Art Donnerschlag, der uns zusammenzucken ließ. Jede hoffte, es würde die andere treffen. Ich konnte ihre Schreie hören. Manche von ihnen kamen nie wieder. Ich wusste nicht, was mit ihnen geschah. Die, die wiederkamen, waren verstummt. Weinten unaufhörlich und reagierten nicht mehr.

Irgendwann waren es meine eigenen Schreie, die meine Sinne zu betäuben versuchten, um meine Seele zu schützen.

Es war dieser Bastard, er war brutaler als die anderen, der die Tür zu diesem Loch öffnete. Wir erstarrten. Das Licht fiel durch die geöffnete Tür auf unsere Gesichter.

»Kommt raus. Sofort. Alle!«

Verängstigt standen wir auf. Zwängten uns an ihm vorbei. Hielten uns in den Händen, als wir durch den Keller des Gebäudes geführt wurden. Es war das erste Mal, dass wir unsere Gesichter sahen. Gott hätte geweint, wenn er uns so hätte sehen müssen. Da es ihn nicht gab, mussten wir uns darüber keine Gedanken machen.

»Los. Geht nach oben.«

Er hatte ein Gewehr in der Hand. Ich glaube, es war eine Schrotflinte. Nur war sie deutlich kürzer. Vielleicht hatte er sie abgesägt. So wie man es oft in Filmen sehen konnte. Er schubste uns die Stufen hoch. Trieb uns wie eine Rinderherde ins Obergeschoss.

»Geht duschen«, befahl er. »Eure Klamotten liegen nebenan in dem Zimmer. Macht euch so richtig hübsch.« Er lachte. Lachte abscheulich.

Gemeinsam gingen wir in das kleine Bad. Es war ebenso dreckig, wie alles andere in dem Haus. Schon lange schien hier niemand mehr zu leben. Zumindest nicht richtig. Eine nach der anderen duschten wir uns den Dreck, diese Scham, von unseren Körpern. Ein jede von uns weinte. All das unter den lüsternen Blicken dieses Mannes, der uns keine Sekunde aus den Augen ließ.

Dann war ich an der Reihe. Trat unter die Dusche. Das Wasser war nur lauwarm. Fast kalt. Dennoch wärmer als das Stroh im Keller. Der Wasserstrahl fühlte sich hart an. Meine Haut brannte. Es fühlte sich an, als würde ich einen starken Sonnenbrand haben. Doch den hatte ich nicht. Es war die Reaktion meiner Haut auf all die Schläge, die ich hatte über mich ergehen lassen müssen. Ich duschte nur kurz. Eines der anderen Mädchen streckte mir das Handtuch entgegen. Es war das Handtuch, das sie alle schon benutzt hatten. Es war nass. Richtig abtrocknen konnte ich mich damit nicht.

»Los! Zieht euch an. Und beeilt euch.«

Dieser Typ drängte uns mit vorgehaltener Waffe in das Nebenzimmer. Dort lagen Kleider. Schöne Kleider.

Wir machten, was er von uns verlangte. Zogen uns an. Schminkten uns. Ich half den jüngeren unter den Mädchen. Sie weinten. Meine Tränen waren bereits versiegt.

Gemeinsam trieben sie uns aus dem Haus. Nicht mit lauten Schreien oder Schlägen, sondern mit herablassenden, teufelsgleichen Blicken. Direkt vor dem Haus, vor dieser Baracke, stand ein schwarzer Minivan. Die Scheiben dunkel wie die Nacht. Sie drängten uns hinein. Dann fuhren wir los.

Die Fahrt dauert nicht sonderlich lang. Durch die Frontscheibe hindurch konnte ich sehen, wie wir in eine Einfahrt fuhren. Vielleicht war es aber auch nur eine Art Sackgasse, der wir folgten. Jedenfalls muss es das letzte Haus in der Straße gewesen sein. Wir fuhren durch ein kleines Tor. Fuhren direkt in den Garten des Hauses.

Einer der Männer stieg aus. Ging um den Wagen herum und öffnete die Schiebetür an der Seite.

»Ich hole euch danach wieder ab. Denkt daran, dass es eure einzige Chance sein wird. Gibt es Beschwerden …« Er hob seine Hand. Ballte diese zur Faust und streckte langsam seinen Zeigefinger heraus. Mit diesem strich er sich breit grinsend über die Kehle. Von einer Seite zur anderen. Er wirkte, als würde er sich danach sehnen, uns endlich töten zu dürfen.

Im Inneren des Hauses spielte Musik. Laut. Viel zu laut. Eine Oper oder etwas in der Art. Ein Mann nahm uns in Empfang. Neben mir ging eines der anderen Mädchen. Wir umschlossen unsere Hände. Hielten diese fest ineinander verkeilt. Wir betraten eines der Zimmer. Es war das Kaminzimmer. In diesem waren weitere Männer. Unterhielten sich und schlürften genussvoll ihre Drinks. Einige standen einfach nur herum. Andere saßen in den ausladenden Ledersesseln direkt vor dem lodernden Kaminfeuer. Alle drehten sich zu uns um. Ihre Gespräche verstummten. Ihre Augen folgten ein jeder unserer Bewegungen. Sie trugen Masken. Bunte Masken. Doch wirkten diese kalt. Beängstigend. Einer der Männer kam auf uns zu. Bot uns etwas zu trinken an. Kein Wasser, sondern etwas Alkoholisches. Ich nahm es. Die Männer lachten. Ich trank mehr, als ich vertragen konnte. Nicht, weil ich durstig war. Ich trank, um meine Sinne zu betäuben.

Die Erzählungen des Mädchens, des Kindes, das neben mir saß, brachten mich den Tränen nahe. Ich schluchzte. Auch Darja schluchzte. Begann zu weinen. Die Tränen, die ihr Gesicht hinunterkullerten, konnte ich nicht sehen. Aber das änderte nichts. Sie waren da. Auf das, was sie mir erzählt hatte, reagierte ich mit Schweigen. Es zerriss mir das Herz. Man hatte ihr alles genommen. Sie misshandelt und um ihr Leben beraubt. Was hier in diesem Loch vor sich ging, war für die meisten Menschen unvorstellbar. Mutete an, wie aus einer düsteren, dystopischen Geschichte, in der Menschlichkeit nicht mehr existierte. Doch war es weder Film noch Buch. Es war Realität. Diese Dystopie war nicht weit von unser aller Leben, von der heilen Welt entfernt, in der wir jeden Tag aufwachten. Spielte sich im Verborgenen dessen ab, was wir alle vor Augen hatten. Entweder wussten wir es nicht, oder aber wollten es nicht sehen. Für Darja jedoch, war es abscheuliche Realität.

Drogen, Waffen, Menschen. Kinder. Vergewaltigung.

Ich schloss meine Augen. Faltete hinter meinem Rücken die Hände zusammen. Nicht, weil ich betete. Nein. Hier in diesem Loch hatte Gott bereits kapituliert. Gänzlich versagt. Doch wollte ich, dass er es zumindest erfuhr.

Gerne hätte ich das zitternde Mädchen in meine Arme genommen und einfach nur festgehalten, um ihr wenigstens für einen Moment das Gefühl von Geborgenheit zu geben. Doch konnte ich meine Arme nicht bewegen. Stattdessen legte auch ich meinen Kopf zur Seite. Berührte den ihren und küsste ihre Haare.

»Es wird alles wieder gut.« Ich glaubte nicht, was ich sagte. Mit etwas Glück würde aber all das hier schnell vorbei sein.

UNTER ZUGZWANG

Nahe Kirkenes, Norwegen. 23. Juni, 11:37 Uhr

Kurz vor ihrem Eintreffen bremsten die Fahrzeuge stark ab. Weder Martinshorn noch Blaulicht ließen darauf schließen, dass es sich bei den Männern im Inneren um Polizisten handelte. Das vorausfahrende Fahrzeug, eine schwere Limousine, scherte aus. Ließ die Wagen hinter sich passieren. Diese bogen kurz darauf rechts von der Straße ab. Folgten einem holprigen Waldweg, bis dieser von einem darauf abgestellten Minivan blockiert wurde. Dahinter stand ein Kühltransporter. Hinter diesem wiederum, lag ein altes Haus, das bereits seit einigen Jahren unbewohnt war.

Zumindest offiziell.

Die Fenster waren von Brettern bedeckt. Die obersten Schichten der roten Farbe, die einst die Holzfassade geziert hatte, lag bereits in Fetzen. Wirkte wie das durchlöcherte Wollkleid eines Schafes in Zeiten des Fellwechsels. Mit jedem Regenschauer wurde mehr der drunterliegenden Farbschichten freigelegt. Ursprünglich war das Haus wohl einmal blau gewesen.

Bedacht darauf, möglichst nicht aufzufallen, schalteten die Beamten die Motoren ihrer Fahrzeuge aus. Nahezu geräuschlos öffneten sie die Türen und stiegen aus. Allesamt trugen sie kugelsichere Westen, schwarze Sturmhauben und ihre Waffen. Einige trugen die klassische 9mm. Andere hielten schwere Maschinenpistolen im Anschlag. Ein jeder entsicherte seine Waffe. In nach vorn gebeugter Haltung schlichen die Männer hinüber zu dem Minivan. Dort blieben sie stehen und konnten dadurch vermeiden, frühzeitig gesehen zu werden.

»Wir müssen davon ausgehen, dass sich neben den Mädchen drei weitere Personen in dem Gebäude befinden. Jeder von ihnen wird bewaffnet sein.

Es ist mit einer äußerst hohen Gewaltbereitschaft zu rechnen«, sagte einer der Männer, dem offensichtlich die Einsatzleitung oblag. »Sobald Kontakt besteht, gilt es, das Feuer zu eröffnen. Es muss unter allen Umständen sichergestellt sein, dass keiner von denen reagieren kann. Verstanden?«

»Verstanden«, erwiderten einige der Polizisten um ihn herum. Andere nickten nur zustimmend.

»Wissen wir, wo sie ist?«

»Vermutlich irgendwo im Keller. Aber sicher ist das nicht.«

Kurz darauf teilte sich das Einsatzteam in kleinere Zweiergruppen auf und schwärmte aus. Nur einer der Männer, er hatte mit seinem Fahrzeug das Schlusslicht gebildet, blieb zurück. Es war Marius.

Mit lautem Getöse stürmte das erste Team durch den Vordereingang des Gebäudes. »Polizei! Sofort auf den Boden«, schrie einer der Männer, noch während die Tür von der Wucht des Rammbocks aus den Scharnieren gerissen wurde.

Gleiches geschah hinter dem Haus, wo zwei der Beamten in die Küche stürmten. Dort saß eine der Zielpersonen. Iwan. Seine Schrotflinte stand neben ihm. Erschrocken blickte er in Richtung der hereinstürmenden Polizisten.

»Hinlegen. Sofort hinlegen!«, forderten diese ihn auf.

»Heuchlerische Hurensöhne«, fluchte Iwan und spuckte in Richtung der Männer. Statt sich hinzulegen, griff er nach seiner Waffe.

Zu spät.

Der erste Schuss fiel. Der zweite folgte sogleich. Ein weiterer ebenso. Iwan zuckte wie elektrisiert, als die Projektile seine Brust durchbohrten. Schlagartig, unkontrolliert, riss er seinen Kopf in den Nacken. Blut spritzte. Eines der Projektile durchbohrte seine linke Herzkammer, wodurch sein Blutdruck binnen Sekunden in den Keller sackte. Die beiden anderen Projektile zerfetzten seinen linken Lungenflügel. Auch dieser fiel abrupt in sich zusammen. Das Gurgeln, das Iwan mit seinem letzten Atemzug von sich gab, ging im lauten Geschrei der Polizisten unter.

Leblos sackte sein Körper in sich zusammen. Fiel zu Boden.

Einen weiteren Mann, es war der Kopf der Bande, stellten die Polizisten im Schlafzimmer. Im Obergeschoss des Hauses. Auf seinem Bett. Auch hier fielen Schüsse. Ohne überhaupt reagiert haben zu können, fiel der getroffene Russe vorne über. Unter sich begrub er den entblößten Körper eines Mädchens.

Darja. Sie schrie. Laut. So laut sie nur konnte. Ihre angsterfüllten Schreie gesellten sich untrennbar zu dem Lärm, der das Haus erfüllte.

Ein Schuss.

Dann verstummte auch Darjas kindliche, in Leid getränkte Stimme. Gott hatte sich ihrer gnädig erwiesen und ihre Qualen beendet.

TEIL 7

Wann ist der Moment gekommen, an dem wir uns eingestehen müssen, dass selbst Hoffnung nur eine Illusion ist?

ERKENNTNIS

Hesseng, Norwegen. 24. Juni, 08:56 Uhr

Zunächst hatte man mich ins Krankenhaus gebracht. Dort versorgt. Ich hatte eine gebrochene Nase, mir fehlte ein Stück meines linken Ohres und ich hatte innere Verletzungen. Doch wollte ich nicht alleine sein. Nicht länger als zwingend notwendig. Eine Nacht hatte also reichen müssen.

Marius stützte mich, als er mit mir sein Haus betrat. Während der Fahrt hatten wir kein Wort miteinander gewechselt. Er brachte mich ins Kaminzimmer. Dort half er mir dabei, in einem der Sessel Platz zu nehmen. Ich zitterte.

»Ich mache uns einen Tee.«

»Danke.« Ich verkroch mich mit angezogenen Beinen in dem Sessel, auf dem ich saß.

Marius war zwischenzeitlich in der Küche verschwunden. Mit dem, zuvor versprochenen Tee, gesellte er sich wenig später wieder zu mir. Setzte sich in den freien Sessel. So wie auch schon einige Abende zuvor, wie ich mich erinnerte.

»Hast du etwas von Kjell gehört?«

»Kjell?«

»Offensichtlich nicht«, musste ich mir bedrückt eingestehen. »Was wissen wir über Bugøynes?«, wollte ich in Erfahrung bringen, während ich einen Schluck des bereits abgekühlten Tees zu mir nahm.

»Nicht viel mehr. Es scheint ruhiger geworden zu sein.«

»Das ist gut. Oder etwa nicht?«, entgegnete ich mit kraftloser Stimme.

»Nein. Ist es nicht.« Marius stockte. »Unter den Toten sind auch Jonas und seine Frau.«

»Was?« Ich war geschockt, als ich dies hörte. *Jonas und seine Frau. Thors Eltern? Was denn noch alles?* Ich schüttelte zaghaft meinen Kopf von einer Seite zur anderen. »Wie geht es Sofie?«

»Seitdem man sie ins Krankenhaus nach Tromsø gebracht hat, habe ich nichts mehr von ihr gehört.« Marius seufzte.

Ich versuchte, ihm Hoffnung zu geben: »Sofie ist stark. Sie wird es schaffen.«

»Das hoffe ich auch. Mit Jonas hat Gott mir schon meinen Bruder genommen. Er soll mir doch wenigstens meine Tochter lassen.«

Ich schaute zu Marius hinüber. So, gebrochen, hatte ich ihn noch nie zuvor erlebt. Ich fühlte mit ihm. Eine Träne kullerte meine Wange hinunter. Sie stoppte kurz an meinem Kinn, als würde sie nachdenken. Dann trat sie ihren Fall ins Nichts an.

Ich schwieg. Ließ meinen Blick an Marius vorbeiwandern. Blieb an dem verkohlten Holz hängen, das vor mir im Kamin lag. Es schien nur darauf zu warten, endlich wieder zum Leben erweckt zu werden, um dann ebenso seinen endgültigen Weg ins Nichts antreten zu können. Das Nichts. Das Ende. Der Tod. Ich lebte. Doch war ich innerlich leer. Ich knabberte angespannt auf meiner Unterlippe herum.

»Mir ist kalt«, seufzte ich und zog meine Knie noch fester an meine Brust heran.

»Warte. Ich mache uns den Kamin an.«

Marius stand auf. Kniete sich vor dem Kamin auf den Boden. Er griff einen der danebenliegenden Holzscheite und legte ihn zu den anderen. Dann holte er den Kaminanzünder aus der Verpackung. Legte diesen ebenfalls dazu und entfachte mit einem langen Streichholz das Feuer. Lodernd zuckten die Flammen in die Höhe. Der Rauch wurde in den Kaminschacht hineingezogen.

Verschwand.

Im Nichts.

Wieder war es eine bedrückende Stille, die den Raum für sich einnahm. Nur das Knistern des Kaminfeuers war zu hören. Irgendwann konnte Marius die Stille offensichtlich nicht mehr ertragen. Stand auf und ging hinüber zu seinem CD-Spieler. Er schaltete ihn ein. Sogleich erschien dieser wundervolle, von Trauer erfüllte Gesang. Es war *O Mio babbino caro* aus Puccinis Gianni Schicchi.

Scheiße!

Die Härchen auf meinen Armen stellten sich auf. Ein Schauer lief mir den Nacken hinunter. Ich schaute ins Feuer. Dann ließ ich meinen Blick über die einzelnen Fotos gleiten, die aufgereiht auf dem Kaminsims thronten. Dann fand ich, wonach ich gesucht hatte. Eines der Fotos zeigte Marius auf einer seiner Reisen nach Venedig.

Stand die immer dort? Nein! Nicht bei meinem letzten Besuch. Neben dem Foto stand eine Maske. Schmuckvoll gestaltet. Es war eine venezianische Maske. Es fühlte sich an, wie einer der Tritte dieser perversen Schweine. Mein Magen krampfte zusammen. Ich atmete hektisch und sogleich flach. Dann sprang ich auf.

»Wo ist Darja?«

»Darja?«

»Das Mädchen?«

Marius schien überrascht. Drehte sich zu mir um. »Wen meinst du?«

»In dem Haus. Da war ein Mädchen in dem Haus. Darja. Sie heißt Darja. Ein junges Mädchen. Ein Kind. Wo ist sie?«

»Ich weiß nicht, wen du meinst, Ronja.« Sichtlich irritiert stand er auf. Kam auf mich zu. »Außer den beiden Männern und dir war dort niemand.« Er schaute mich an, als wenn ich verrückt geworden sei.

»Doch, Marius. Ich weiß es. Ich habe mit ihr geredet. Sie war dort.«

»Beruhig dich. Vermutlich spielt dir deine Fantasie einen Streich.« Er griff meine Hand. Nicht feste. Vorsichtig.

Ekel durchfuhr meinen Körper. Ich wusste es. Das Mädchen. Darja. Sie war nicht das Produkt meiner Fantasie. Sie war real gewesen. Ich schreckte zurück. Stolperte über den Sessel und fiel zu Boden.

Marius stand über mir. Streckte mir seine Hand entgegen. Doch ich nahm diese nicht. Wich weiter zurück. Richtete mich wieder auf.

»Die Musik, Marius. Die Maske. Das Zimmer.« *Du elendes Schwein.* »Sie hat mir alles erzählt. Wie … wie konntest du … ihr elenden … du Mistkerl. Sie waren Kinder.«

Marius' Bewegung erstarrte. Ich rannte los. An ihm vorbei in den Flur des Hauses. Immer weiter. Ich stürmte hinaus.

Schreiend stand ich draußen in der Kälte der taghell erleuchteten Nacht. Meine Schreie mischten sich zu der lauter werdenden Musik, die aus dem Haus heraus ertönte.

DAS BÖSE GEHT

Hesseng, Norwegen. 24. Juni, 10:04 Uhr

Marius blickte in die Flammen des lodernden Kaminfeuers. Hörte Ronjas langanhaltenden Schrei, der von draußen zu ihm vordrang. Er schaute hinab auf seine Hand. Stutzig betrachtete er die kleinen Eiterbläschen. Seine Haut juckte. Hatte er seine Hand zuvor ausgestreckt, um sie Ronja zu reichen, hielt er nun seine Pistole in derselben. Vorsichtig richtete er deren Lauf nach oben. Feste drückte er das kalte Metall zwischen Kehlkopf und Kinn. Er bereute es nicht, was er getan hatte. Dazu war ein Mensch, wie er, nicht in der Lage. Dennoch. Er wollte sich seiner Verantwortung entziehen.

Er schloss seine Augen. Nahm die Musik in sich auf, die er so sehr liebte. Dann drückte er ab. Das Projektil verrichtete seine Arbeit. Wie erwartet. Mühelos durchschlug es Marius' Schädeldecke. Mit sich riss es unzählige Blutspritzer. Diese verteilten sich auf der weißen Decke des Kaminzimmers. Hirnmasse und Knochenfragmente rieselten wie ein sommerlicher Regenschauer zu Boden. Bedeckten den kopflosen Körper, der auf demselben lag.

WENN NICHTS MEHR BLEIBT

Kjell war tot.
Getötet von Kinderschändern.

Thor?
Vermutlich war auch er tot.
Nur war seine Leiche noch nicht gefunden worden.

Alva?
Tot?
Nein!
Tief in mir spürte ich es. Sie lebte!
Doch fehlte von ihr jede Spur.

Es zerriss mir das Herz, zu wissen, dass ich ihr nicht helfen konnte. Ich hätte mein Leben gelassen, um das ihre zu beschützen. Doch sollte ich diese Chance nicht bekommen. Musste fortan mit den Qualen der Ungewissheit leben, die über die letzten Wochen ein Teil von mir geworden waren. Ich war am Ende meiner selbst angelangt. Hatte all das verloren, was mir wichtig war.

– E N D E –

LUZIFER
VERLAG

Printed in Poland
by Amazon Fulfillment
Poland Sp. z o.o., Wrocław

35199791R00208